CEREBRO ÓPTIMO, ÁGIL Y SIN PÉRDIDA DE MEMORIA

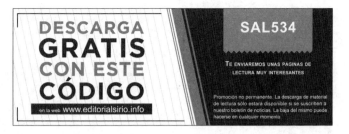

Título original: The Better Brain Solution
Traducido del inglés por Alicia Sánchez
Diseño de portada: Editorial Sirio, S.A.
Diseño y maquetación de interior: Toñi F. Castellón

© de la edición original
2018 de Steven Masley, M.D.

Publicado con autorización de Alfred A. Knopf, un sello de The Knopf Doubleday Group,
una división de Penguin Random House, LLC.

© de la presente edición
EDITORIAL SIRIO, S.A.
C/ Rosa de los Vientos, 64
Pol. Ind. El Viso
29006-Málaga
España

www.editorialsirio.com
sirio@editorialsirio.com

I.S.B.N.: 978-84-18000-03-4
Depósito Legal: MA-1374-2019

Impreso en Imagraf Impresores, S. A.
c/ Nabucco, 14 D - Pol. Alameda
29006 - Málaga

Impreso en España

Puedes seguirnos en Facebook, Twitter, YouTube e Instagram.

Dr. STEVEN MASLEY

CEREBRO ÓPTIMO,
ÁGIL Y SIN PÉRDIDA
DE MEMORIA

Cómo revertir la resistencia a la insulina del cerebro,
mejorar la función cognitiva y prevenir
la pérdida de memoria a cualquier edad

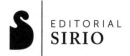

EDITORIAL
SIRIO

Dedico este libro a mis pacientes del Centro para la Salud Óptima Masley, por enseñarme todos los días que la mejor forma de prevenir la pérdida de memoria es realizando cambios en el estilo de vida que mejoren la función cognitiva y enriquecen la calidad de vida.

Índice

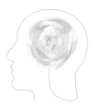

Introducción

Si pudieras protegerte de la enfermedad que más temes, ¿cuál sería? ¿El cáncer? ¿La enfermedad cardiovascular? Cuando les hago a mis pacientes esta pregunta, casi siempre obtengo la misma respuesta: la pérdida de memoria.

El cerebro es la propia esencia de tu existencia. Todos los días activa tus sentidos, te aporta placer (y sufrimiento), ordena toda una vida de recuerdos, resuelve multitud de problemas y te conecta con el mundo que te rodea. Te hace humano. Puedes vivir con una prótesis articular; sin riñones, gracias a la diálisis; con un trasplante de corazón, de hígado o de cualquier otro órgano; pero nada puede sustituir a un cerebro sano. Sin memoria necesitamos los cuidados constantes de nuestra familia, de amigos o de completos desconocidos, y nos convertimos en una carga para las personas que más amamos. Como muchos otros médicos, la pérdida de memoria es la primera en mi lista de enfermedades que desearía poder vencer definitivamente.

A pesar de los miles de millones de dólares que se invierten en investigación, no tenemos tratamientos eficaces para problemas como la demencia y el alzhéimer (las formas más comunes de pérdida de memoria). En Estados Unidos, actualmente contamos con seis millones de personas a las que se les ha diagnosticado alzhéimer y un gasto anual para la demencia que asciende a doscientos quince mil millones de dólares, más de lo que se gasta para el cáncer o las enfermedades cardiovasculares. Se prevé que el número de pacientes habrá aumentado en un 200 % en el 2030 y en un 400 %, en el 2050 (eso supone que veinticuatro millones de estadounidenses padecerán demencia), y el alzhéimer supondrá un gasto público que excederá el billón y medio de dólares anuales. A nivel global, las cifras son todavía más impactantes. En el año 2010, había treinta y seis millones de personas con alzhéimer; en 2050, al ritmo actual, habrá ciento quince millones de hombres y mujeres en todo el mundo que sufrirán una pérdida de memoria discapacitante; esto equivale a un aumento del 320 %.

En el aspecto personal, si tienes algún ser querido que padezca alguna de estas enfermedades, estoy seguro de que estarás de acuerdo en que destroza la vida del que la sufre y, también, trastoca las vidas de sus familiares y amigos. El coste va más allá del económico, y puede durar años. En el caso de la enfermedad de Alzheimer, que supone casi el 70 % de todas las demencias, el resultado es el mismo. Hasta ahora, siempre ha sido letal, dado que no tenemos ningún tratamiento o cura eficaz.

En realidad, en estos momentos nos estamos enfrentando a dos epidemias urgentes: el incremento del índice de personas con pérdida de memoria discapacitante y el rápido aumento de los índices de diabetes y prediabetes. Tal como nos han demostrado las investigaciones, estas patologías están íntimamente relacionadas. Pero hay un hecho que puede cambiarnos la vida: *la diabetes y la pérdida de memoria se pueden evitar en su mayor parte*.

Antes de seguir adelante, te voy a explicar cómo fue que mi trabajo, como especialista del corazón, me condujo a centrarme en el cerebro. Personalmente, no me considero un experto en dicho

órgano, pero puesto que soy conocido por mi trabajo para prevenir y revertir las enfermedades cardiovasculares, algunas personas
consideran que sí lo soy. (Soy autor de *The 30-Day Heart Tune-Up*
[Puesta a punto del corazón en 30 días] y el creador de uno de
los programas de salud más populares de todos los tiempos para
la cadena de televisión estadounidense PBS, *30 Days to a Younger
Heart* [30 días para conseguir un corazón más joven]). Es cierto que
como médico y nutricionista, he dedicado gran parte de mi vida
profesional a enseñar a la gente a frenar y a invertir el proceso de
las enfermedades cardiovasculares. Ahora quiero ayudar a prevenir
otra crisis sanitaria que supone una amenaza inminente.

Hace treinta años, cuando era médico residente, me centré
en la investigación de las enfermedades cardiovasculares, aunque
acabé ejerciendo de médico de familia. Quería ayudar a curar a la
persona en su totalidad, no solo su corazón, y me interesaba más ayudar a prevenir el desarrollo de la enfermedad cardiaca que tratar
la propia enfermedad. Al cabo de unas décadas, cuando diseñé mi
propia clínica, el Centro para la Salud Óptima Masley, para evaluar
y mejorar el envejecimiento, me di cuenta de que las enfermedades cardiovasculares eran —y siguen siendo— la principal causa
de muerte para los estadounidenses. Deseaba crear tratamientos
que ayudaran a prevenirlas y, en algunos casos, a revertirlas por
completo.

Hemos avanzado mucho en nuestra lucha contra las enfermedades cardiovasculares y, hoy, ya se pueden prevenir el 90 % de todos los ataques al corazón e ictus, si se sigue un sencillo programa
como el mío. Si viene a mi consulta alguna persona con una enfermedad cardiaca ya existente, la ayudo a reducir la placa arterial, la
peligrosa sustancia inflamatoria que se acumula en las arterias, gracias a la dieta y a otros factores de estilo de vida, y, al mismo tiempo,
prevenimos la pérdida de memoria.

He estudiado la formación de placa arterial y su relación con
diversos factores de estilo de vida, que pueden acelerar o revertir

esta condición mortal. He presentado mis datos en la Asociación Estadounidense del Corazón, el Colegio Estadounidense de Nutrición y la Academia Estadounidense de Médicos de Familia, y mi libro y mi programa para la PBS se basan en mis descubrimientos.

En resumen, el desarrollo de placa arterial provoca ataques al corazón, ictus y muerte súbita. Sabemos que genera enfermedades cardiovasculares, pero la incluyo en esta exposición sobre el cerebro porque se ha convertido en uno de los mejores indicativos de la pérdida de memoria y función cognitiva, incluido el alzhéimer. Los datos longitudinales recopilados en mi clínica ilustran categóricamente esta conexión entre la formación de placa arterial y la pérdida de función cognitiva y agilidad mental.

Aquí tienes otra coincidencia fundamental entre la formación de placa arterial y el declive de la salud cerebral: ambos están íntimamente relacionados con un mal control del azúcar en la sangre, que no solo se debe a una mala dieta, sino a las diversas decisiones que tomamos condicionadas por nuestro estilo de vida. El exceso de azúcar en la sangre no solo es un problema para los pacientes a los que les han diagnosticado diabetes. Muchas personas con niveles anormales de azúcar en la sangre, incluidas las que tienen resistencia a la insulina y son prediabéticas, solo acuden al médico cuando padecen una crisis. (La resistencia a la insulina es la incapacidad de nuestro cuerpo de responder a la insulina, la hormona que regula los niveles de azúcar en la sangre). Pero hay decenas de millones de estadounidenses que desconocen por completo que tienen niveles altos de azúcar en la sangre, provocados por su dieta y por su estilo de vida, y corren un riesgo mucho más alto de padecer pérdida de memoria avanzada.

El riesgo de demencia aumenta a un ritmo epidémico, justamente, por la resistencia a la insulina, la prediabetes y la diabetes, que se originan por la falta de control del nivel de azúcar en la sangre, provocada por la dieta estadounidense estándar (conocida por sus siglas en inglés SAD,* rica en azúcares y grasas malas, que hacen que realmente sea triste). Casi treinta millones de estadounidenses son diabéticos (un millón doscientos mil tienen diabetes de tipo 1, que es un trastorno autoinmune); la descomunal cifra de ochenta y seis millones corresponde a los que tienen prediabetes, es decir, que están en riesgo de padecer diabetes (además de una pérdida acelerada de la memoria y enfermedades cardiovasculares), a menos que sigan dietas y estilos de vida más saludables. Por si fuera poco, es probable que un tercio de la población adulta de Estados Unidos padezca resistencia a la insulina no diagnosticada, y si perteneces a la generación del *baby boom*, existe un 50 % de probabilidades de que seas uno de ellos.

Nuestra función cerebral depende de la actividad normal de la insulina, pero cuando nuestra dieta y nuestro estilo de vida impiden que esta regule el azúcar en la sangre, dañamos gravemente nuestra función cognitiva y matamos de hambre a nuestras células nerviosas. En realidad, a medida que estas se encogen y mueren, estamos exterminando una parte de nuestro cerebro. Así es como la falta de control del azúcar puede conducir a la pérdida de memoria y a la demencia. Actualmente, la relación entre estos dos estados es incuestionable. Existen pruebas irrefutables de que, para evitar la pérdida de memoria y la discapacidad, hemos de controlar el azúcar.

La resistencia a la insulina o la prediabetes pueden aumentar hasta en un 60 % tus probabilidades de desarrollar alzhéimer –la causa más común de demencia– respecto a otras personas con niveles normales de azúcar e insulina. El sistema estadounidense de salud actual está preparado para intervenir solo en aquellos que ya padecen demencia en fase avanzada y «ayudarlos»; los tratamientos, en su mayor parte, se limitan a medicamentos que han demostrado no ser especialmente eficaces.

---

* Estas siglas forman la palabra inglesa *sad* que significa 'triste' (N. de la T.).

Por desgracia, ninguno de los fármacos actuales, que se utilizan para tratar la pérdida de memoria avanzada, frena el avance de la enfermedad. (En el momento en que escribí este libro, unos doscientos medicamentos para la pérdida de memoria contaban con la aprobación de la Agencia de Alimentos y Medicamentos de Estados Unidos, pero ninguno parece ser demasiado eficaz). Por consiguiente, la única solución es concentrarnos en métodos que puedan mejorar nuestro rendimiento cognitivo *ahora* y detener o retrasar el declive cognitivo, antes de que sea demasiado tarde. Esta es la razón por la que los resultados que he obtenido con los pacientes de mi clínica son una buena noticia para *cualquiera* que tenga cerebro.

En mi clínica, llevo más de una década evaluando la función cerebral y más de cien aspectos del envejecimiento; además, puedo atestiguar que miles de pacientes que siguen mi programa han experimentado mejoría en su lucidez y agilidad mental, y han conseguido retrasar el reloj del envejecimiento. He publicado los resultados para probarlo: los hombres y mujeres que siguen la Solución Óptimo Cerebro* —el programa que voy a compartir contigo— experimentan como promedio una mejoría de hasta un 25 % en su función ejecutiva cerebral, mejoran su salud cardiaca, reducen la placa arterial, controlan su azúcar en la sangre y tienen mucha más energía que antes. En muchos casos, adelgazar es un saludable efecto secundario. Y estos resultados no son pasajeros. En los pacientes que he seguido visitando durante años, los cambios han sido duraderos.

El quid está en identificar la pérdida de memoria con diez, veinte o, incluso, treinta años de antelación, mucho antes de que te des cuenta de que te has olvidado de para qué has ido al comedor, cómo se llama tu vecino o dónde has aparcado el coche. Con mi intervención prematura para retrasar y prevenir la pérdida de

---

* *Better Brain Solution* en el original. Es el nombre del exitoso programa de prevención creado por el autor (posiblemente, una marca registrada), que se irá exponiendo a lo largo del libro.

memoria y el declive cognitivo, tú también podrás experimentar un gran impulso en tu función cerebral, salud cardiaca, energía y una amplia gama de beneficios adicionales.

QUÉ PODEMOS ESPERAR: EL CEREBRO Y EL RESTO DEL CUERPO

Mi programa aporta todos los medios necesarios para proteger tu cerebro, pero de ti depende utilizarlos. Si lo haces, puedes esperar fantásticos resultados, entre los que se incluyen una mente más lúcida, mejor forma física y una drástica reducción del riesgo de perder la memoria y de padecer enfermedades cardiovasculares. Te voy a pedir que te muevas un poco más y que te despidas de la SAD, la dieta estadounidense estándar (cargada de alimentos cotidianos, como zumos, cereales y tostadas para desayunar; sándwiches y patatas *chips* o comida rápida para almorzar; dulces o refrescos como tentempiés; *pizza* o hamburguesa y patatas fritas para cenar). Tanto si nos estamos refiriendo a la dieta como al estilo de vida, si tus alimentos habituales y viejos hábitos te hacen candidato a tener problemas de salud graves y contribuyen a que disminuya tu rendimiento en el trabajo y en el ocio (incluido el dormitorio), ha llegado el momento de buscar otro camino. Puede que tengas que suprimir algunos alimentos de tu plato, pero añadirás otras deliciosas alternativas, entre las que se incluyen algunos nutrientes específicos que impulsarán tu salud y tu rendimiento.

Todo se reduce al cambio. Quiero ayudarte a cambiar para que te sientas mejor. Me he propuesto transformar el sistema sanitario estadounidense, para que en lugar de centrarse tanto en las enfermedades en fase terminal lo haga en su prevención. Asimismo, quiero cambiar nuestra forma de pensar, como sociedad, sobre la comida y la salud.

La información que contiene este libro se basa en las investigaciones más recientes, así como en los contundentes datos de mi propia práctica clínica, e incluye cincuenta nutritivas recetas. (Si te preocupa que estas comidas saludables para el cerebro y el corazón sepan a cartón, no temas. Como médico, nutricionista y alguien que ha sido aprendiz de chef en el restaurante Four Seasons de Seattle, te garantizo que estos platos son fáciles de preparar y deliciosos; a tu familia y amigos les encantarán).

No importa tu edad ni tu estado de salud, pregúntate: ¿quién no se beneficiaría de gozar de un 25 % más de lucidez y agilidad mental? Si sigues la Solución Óptimo Cerebro, puedes esperar mayor concentración y poder realizar más trabajo en menos tiempo, estar más esbelto y en forma, a la vez que prevendrás las enfermedades cardiovasculares y estarás más protegido contra la pérdida de memoria. Aumentará tu resistencia y te divertirás más, incluso funcionarás mejor en el aspecto romántico. Puedes esperar gozar de los placeres de una vida larga y fructífera, gracias a un cerebro sano y un cuerpo fuerte.

En cuanto a la salud cerebral, no es demasiado tarde para corregir el deterioro, y mucho menos para prevenirlo. (Y lo mismo sucede con la salud cardiaca).

PROMESAS

Esto es lo que te prometo. Te ofrezco:

- Una explicación fácilmente comprensible de la relación entre el control del azúcar en la sangre, las enfermedades cardiovasculares y la pérdida de memoria.
- Una forma práctica de evaluar la función cognitiva.
- Una lista de factores que aumentan el riesgo de perder la memoria y consejos para ponerles freno desde sus inicios.
- Un programa médicamente fiable para mejorar tu función cerebral.
- Un plan científicamente probado para ayudar a prevenir la pérdida de memoria.

- Recetas fáciles de preparar, con alimentos altamente recomendables para tu cerebro y el resto de tu cuerpo, y que a tu familia y amigos les encantarán.
- Actividades que pondrán a punto tu cerebro, acelerarán tu metabolismo y te ayudarán a estar más esbelto y sexi.
- Un programa que podrás compartir con tu pareja, cónyuge, hijos e hijas y progenitores, que es apto para cualquier edad.
- Un plan realista si tienes una agenda apretada.
- Resultados que podrás sentir y comprobar en treinta días.

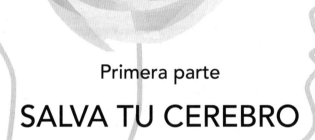

Primera parte

SALVA TU CEREBRO

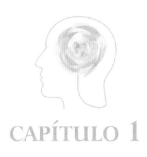

Las causas de la pérdida de memoria: la conexión cerebro-azúcar en la sangre-corazón

El corazón se encarga de la circulación y del flujo sanguíneo, es el que da vida al cuerpo físico.

El cerebro nos aporta cognición mediante la activación de nuestra mente y nuestro espíritu.

La cognición es el acto de conocer o pensar, y gozar de una función cerebral óptima significa ser capaz de registrar la información adecuadamente, procesarla, responder a ella de manera apropiada y a tiempo, y recordar esa actividad. Pero si el corazón falla, el cerebro también puede perder facultades. Y mientras el corazón, a veces, se puede reparar, el cerebro, en muchas ocasiones, no se recupera.

Debido a mi profesión he conocido a muchas familias que han vivido la lucha de algún pariente cercano contra la pérdida de memoria, pero yo también la he sufrido en primera persona y sé lo tremendamente doloroso que puede ser.

Conocí a Chuck Odegaard, el hombre que llegaría a ser mi padrastro, cuando estudiaba en el instituto, después del divorcio de mis padres. Recuerdo que animé a mi madre a que se casara con ese hombre encantador, que era muy amable conmigo y que tanto la amaba y apoyaba. Y lo hizo. Su matrimonio fue fantástico, y Chuck, que siempre estuvo presente cuando lo necesité, iba a ser un abuelo extraordinario para mis dos hijos.

Había sido director del parque nacional regional y estatal de Washington. A los pocos días de haberse jubilado, cuando caminaba por la calle para asistir a una reunión de voluntarios de la ciudad de Seattle, empezó a notar fuertes dolores en el pecho. Lo llevaron al hospital, el tratamiento cardiaco que le realizaron le ocasionó el desprendimiento de una sección de placa arterial y sufrió un accidente cerebrovascular grave que le provocó una demencia súbita y profunda.

Fue entonces cuando me tocó vivir en primera persona lo que realmente significa la demencia y cómo afecta a los seres queridos. Chuck no se podía vestir, ni duchar, ni afeitar, ni prepararse algo para comer, ni siquiera una taza de café. No recordaba lo que había comido veinte minutos antes. A diferencia de lo que sucede con la enfermedad de Alzheimer, reconocía a las personas que conocía, pero no podía aprender nada nuevo. Vagaba por el apartamento en el que vivía con mi madre, como si estuviera en una nube, desconcertado y perdido. Ese hombre que había tenido tanta energía, sido tan inteligente y amable, tenido tanto éxito en su vida profesional, y que esperaba gozar de una feliz jubilación junto a mi madre, lo perdió todo en un momento. Al cabo de unos siete años, cuando su estado de confusión iba en aumento, se cayó y se rompió la cadera. Padecía unos dolores terribles, que hicieron que dejara de comer y de beber. Chuck se moría, y yo regresé a casa para despedirme de él.

A mi llegada, los presentes me dijeron que probablemente había llegado demasiado tarde; no había abierto los ojos en todo el día y ya no hablaba. Pero al oír mi voz, se incorporó en la cama y me agarró la mano. «No dejes que les pase a otros lo que me ha pasado a mí», me pidió. Entre sollozos le dije que haría todo lo posible.

Eso fue hace veinte años. Más recientemente, mi esposa, Nicole, se enfrentó a una situación similar con su madre. Joy, ya fallecida, a la que conocía hacía tres décadas, siempre había sido una persona alegre y rara vez estaba enferma, hasta que sufrió una grave crisis de salud que acabó convirtiéndose en demencia. Tenía antecedentes familiares de alzhéimer precoz (su madre lo había padecido y, ahora, dos de sus hermanos menores también lo tienen). Mi suegra, que no siempre había comido de manera saludable, acabó sufriendo problemas de corazón; por ese motivo, tuvo que someterse a ciertos procedimientos que le provocaron lesiones cerebrales. De hecho, un escáner del cerebro, que le habían realizado algunos años antes, revelaba reducción del volumen cerebral (debido al alzhéimer), así como lesiones vasculares (signos de microinfartos); padecía una mezcla de enfermedad de Alzheimer y demencia vascular.

Cuando empezó a perder la memoria, se ponía muy nerviosa y furiosa; era evidente que le frustraba la pérdida de su función cognitiva normal y la independencia que ello conllevaba. Con el tiempo, a medida que iba perdiendo más memoria, se iba volviendo más pasiva. La triste realidad es que perdimos a Joy hace muchos años, bastante antes de que nos dejara físicamente, pues ya no sabía ni quién era ni quién estaba con ella. A pesar de haber sido una suegra, esposa, madre y abuela excelente, esa persona había desaparecido.

Fui testigo de los esfuerzos de mi madre para ayudar a Chuck, que le pasaron factura acelerando su envejecimiento, aunque en los años que han transcurrido desde su muerte, se ha recuperado bastante y ha recobrado gran parte de su salud y su vitalidad. Ahora, sé por experiencia propia lo que supone cuidar a un ser querido que tiene alzhéimer, después de haber visto a mi esposa, sus hermanos y su padre hacer todo lo que podían por Joy. Ha sido hermoso contemplar tanto amor en acción, pero, al mismo tiempo, ha sido profundamente doloroso ser testigo de lo dura que es esta enfermedad para todos los implicados. He compartido todos sus miedos y lágrimas, especialmente el precio que ha pagado mi suegro, Jean, a medida que el estrés de la situación también arruinaba su propia salud. Por eso, pienso en lo que me dijo Chuck: «No dejes que les pase a otros lo que me ha pasado a mí».

No tiene por qué pasarte a ti o a ninguno de tus seres queridos. Lo cierto es que, ahora, ya podemos prevenir la mayor parte de las demencias, incluido el alzhéimer, y no hemos de esperar rezando para que alguien descubra un medicamento nuevo u algún otro remedio. Podemos empezar por tomar las decisiones adecuadas en nuestra vida cotidiana, y cuando tengamos clara la conexión entre el cerebro, el azúcar en la sangre y el corazón, nos resultará más fácil realizar esos cambios.

EL CAMINO HACIA UNA MEJOR FUNCIÓN CEREBRAL

Cuando hablo de la cognición, me centro en dos ideas principales: la memoria y el procesamiento. La memoria es nuestra capacidad para codificar, guardar, retener y recordar información y experiencias del pasado. Procesar es hacer las cosas, concentrarse y manejar la información. Aunque la memoria y el procesamiento son dos funciones cognitivas separadas, necesitamos ambas para que el cerebro funcione correctamente. Es como un ordenador. Puedes tener un modelo con una gran capacidad de memoria, pero si el procesador interno es lento o defectuoso, te resultará cada vez más difícil acceder a la información y utilizarla.

La función ejecutiva es la parte del procesamiento que nos ayuda a planificar y a alcanzar metas, a concentrarnos y a realizar nuestras tareas. Si estás familiarizado con el desarrollo del cerebro de los bebés y los niños, a medida que se van haciendo adultos, sabrás que bajo circunstancias normales, la función ejecutiva sigue madurando y mejorando durante la adolescencia y la juventud. Para mí la función ejecutiva y la lucidez mental son lo mismo, y utilizo estos términos indistintamente. Cuando gozamos de una buena lucidez mental, es decir, cuando nuestra función ejecutiva es óptima, podemos pasar de una tarea a otra rápidamente. Podemos redirigir nuestra atención y recordar la información sin problemas.

Cuando la función ejecutiva es defectuosa o se está deteriorando, disminuye la memoria, como un ordenador que va lento cuando el chip del procesador no trabaja a la velocidad que debería. Si has de sustituir un ordenador viejo o estropeado, eso no supone un gran problema. Pero si el cerebro se vuelve lento o se «rompe», no puedes encargar otro nuevo.

CÓMO PUEDE PREVENIR LA SOLUCIÓN ÓPTIMO CEREBRO LA PÉRDIDA DE MEMORIA: LA PRUEBA

Cambiar tu estilo de vida, probablemente, no tendrá ningún efecto sobre tu inteligencia o tu cociente intelectual. Pero hacer los cambios correctos en tu estilo de vida (en aspectos como la dieta y hacer ejercicio, incluso en cómo pasas tu tiempo libre) mejorará tu lucidez mental y tu función ejecutiva general, y, en última instancia, estos mismos cambios te ayudarán a prevenir la pérdida de memoria. He leído miles de artículos médicos y revisado cientos de ensayos clínicos que lo demuestran; también he dirigido y publicado mi propia investigación, previamente sometida a una revisión por pares.[*]

La idea de mejorar la función cerebral realizando cambios en el estilo de vida no es solo teórica. En la vida real funciona, y a ti te funcionará. Como médico, todos los días, me esfuerzo por optimizar la función cognitiva de mis pacientes, como parte de su proceso para mejorar su salud general y reducir su riesgo de desarrollar enfermedades. Como investigador, he medido estos avances cognitivos, y sé que *este programa funciona*. La prueba existe: puedes mejorar tu función cerebral, si haces los cambios adecuados.

---

[*] Revisión de un trabajo científico por otros expertos sobre el tema, antes de su publicación (N. de la T.).

En mi clínica, trabajamos con los pacientes para detener el envejecimiento prematuro desde sus inicios y detectar los signos tempranos de la enfermedad, antes de que aparezcan los problemas. Nuestra meta es educar y responsabilizar a las personas normales y corrientes para que realicen cambios en su estilo de vida que les sirvan para optimizar su salud de manera permanente. En quince años, hemos sido testigos de asombrosos e inspiradores resultados, entre los que se incluyen restablecimientos completos de enfermedades cardiovasculares y de otras patologías. Empezamos haciendo una evaluación física básica, de pies a cabeza, uno de cuyos elementos principales es la medición de la cognición.

Los pacientes han de realizar siete test por ordenador, que duran treinta minutos y generan diez puntuaciones independientes. Por ejemplo, han de recordar formas y palabras, en tan solo un minuto o hasta en treinta minutos. Procesan colores, dígitos y símbolos, efectuando diversas tareas sencillas, diseñadas para evaluar la cognición y la memoria visual y verbal. Al final, obtenemos puntuaciones del procesamiento de la información compleja en general, la memoria, la atención, la velocidad motora y la de procesamiento, es decir, datos de la función ejecutiva que tan importantes son para predecir la salud del cerebro. (Proporcionaré más información sobre esta prueba, conocida como Evaluación de las Constantes Vitales del Sistema Nervioso Central, en el capítulo dos, donde explico las pruebas cognitivas e incluyo un sencillo test para que puedas valorar tu propio rendimiento).

Cuando los pacientes entran en nuestro programa y siguen nuestras recomendaciones, no solo mejoran la salud de su corazón, sino la del resto de sus órganos (incluido el cerebro), que dependen de una buena función cardiovascular. El resultado es que mejora su función cerebral. Nuestro paciente medio pierde peso y experimenta una mejoría en su presión arterial, colesterol y nivel de azúcar en la sangre. Su placa arterial (según mi investigación, un poderoso indicativo de la pérdida de memoria) se reduce, en lugar de aumentar, y mejora su lucidez mental.

En vez de recetar a mis pacientes nuevos medicamentos, muchas veces, termino retirándoles los que ya no necesitan. Hay infinidad de fármacos que tienen efectos secundarios perjudiciales. Por ejemplo, las estatinas suelen ser el medicamento estrella para prevenir las enfermedades cardiovasculares, y de hecho lo son para algunas personas. (Nadie debe dejar una medicación sin la autorización de su médico). Pero también producen un aumento en los niveles de azúcar en la sangre (moderado, pero aumento a fin de cuentas), así como pérdida de memoria. El incremento del azúcar en la sangre es uno de los principales factores de riesgo para la demencia. Sin embargo, si haces los cambios adecuados en tu estilo de vida para mejorar tu función ejecutiva, también mejorarán espontáneamente tus valores de colesterol, al reducir tu placa arterial, y quizás ya no necesites una medicación que puede disminuir tu memoria y tu rendimiento cognitivo.

Sabía que la mejoría que observaba en mis pacientes habituales era real; no obstante, quería obtener la prueba científica de que mi programa podía serle útil a cualquier persona, incluido tú. El comité de investigación del hospital de mi zona me autorizó a realizar un ensayo clínico para probar mis recomendaciones, con un grupo de intervención asignado aleatoriamente para seguir mi plan y un grupo de control que seguía con su mismo estilo de vida sin realizar ningún cambio.

El sujeto medio que entraba a formar parte del estudio tenía un estilo de vida estadounidense bastante típico: hacía ejercicio, como mucho, una vez a la semana; seguía una dieta pobre en fibra con demasiados hidratos de carbono refinados y presentaba un sobrepeso moderado. Medimos su cognición, condición física, ingesta de nutrientes y composición corporal antes y después del estudio. Mi programa de diez semanas conllevaba, principalmente, realizar sencillos cambios en la dieta (comer más fibra procedente de verduras, frutas, legumbres y frutos secos, además de comer más grasas inteligentes); aumentar el tiempo semanal que dedicaban a hacer ejercicio y aprender a manejar el estrés.

A las diez semanas, repetimos las pruebas: el grupo de control no presentó ninguna mejoría. El grupo de intervención,[1] sin embargo, mejoró su procesamiento de la información compleja, en general, y su función ejecutiva en un 25 %, un avance extraordinario que supuso una mejoría de su lucidez mental y su rendimiento diario. Su atención y su capacidad de concentración mejoraron un 40 %. Asimismo, sus integrantes estaban más delgados (habían perdido cuatro kilos y medio de grasa corporal en diez semanas) y más en forma, y decían que se encontraban mejor.

Actualmente, ya he publicado casi una docena de estudios realizados en mi clínica, que reflejan resultados positivos similares. Si sigues el mismo camino que mis pacientes y las personas que han participado en estos estudios, no hay razón para que no experimentes los mismos resultados impresionantes: en tu cerebro y en el resto de tu cuerpo.

Es innegable que la pérdida de memoria se puede prevenir. El primer paso es mejorar la lucidez mental y la función ejecutiva. De esto trata este libro.

COMPRENDER LA PÉRDIDA DE MEMORIA: DEL DETERIORO COGNITIVO LEVE A LA DEMENCIA Y EL ALZHÉIMER

Uno de los primeros signos de que, con el paso del tiempo, estás perdiendo la memoria, *no es* que esta te falle.

Por ejemplo, supongamos que vas a una reunión de trabajo y que estás sentado delante de una socia comercial que ya te habían presentado, pero te has olvidado totalmente de su nombre, y en el ámbito profesional, realmente, deberías recordar esa información. Consigues terminar la reunión sin tener que nombrarla o presentarla a un compañero (afortunadamente). Luego, mientras vas caminando de regreso a la oficina, de pronto, recuerdas su nombre, así como su número de teléfono y a la universidad a la que va su hijo. Normalmente, eres muy bueno con los nombres y las caras. «¿Es este el comienzo de un problema grave?», te preguntas. Probablemente, no.

Esto es lo que te ha sucedido: tu procesador interno –tu función ejecutiva– iba lento. Has podido acceder a tu memoria, pero no con la rapidez deseada. Quizás habías dormido poco, comido mal o estabas estresado. Este tipo de fallo de memoria es habitual, y no significa que te estés encaminando hacia una pérdida grave de la memoria. (No obstante, sí significa que deberías hacer algunos cambios para impedir que tu función ejecutiva siga deteriorándose).

El primer signo verdadero de pérdida de memoria es que la lucidez y la función ejecutiva se pierden *gradualmente*. Parte de ese declive puede deberse al envejecimiento normal, pero incluso ese proceso se puede retrasar. Ahora, en lugar de olvidar, de vez en cuando, uno o dos nombres en una reunión, experimentas regularmente un claro declive en tu capacidad para retener información importante. (No puedes recordar el nombre de un compañero, tampoco eres capaz de concentrarte en el tema de la reunión y no te aclaras con las tareas que se supone que has de realizar a raíz de esta). Ese patrón de pérdida de memoria es más preocupante, pero, una vez más, con los cambios adecuados en tu forma de vida, puedes dar marcha atrás a tu deterioro o retrasarlo significativamente.

El espectro de función cerebral es muy extenso: puede abarcar desde óptimo, normal, lento o deterioro cognitivo leve, hasta llegar a la discapacitación y la dependencia de los demás en la vida diaria, que es lo que llamamos demencia. El 70 % de las demencias las origina el alzhéimer, un estado en que las células del cerebro mueren gradualmente y se va reduciendo su volumen general (con la formación de proteínas cerebrales atípicas, denominadas beta-amiloides, y los ovillos neurofibrilares). La mayoría de las personas, cuando hablamos de la pérdida extrema de la memoria y de la demencia, pensamos en la enfermedad de Alzheimer, pero esta no es la única causa.

Cuando el cerebro alcanza el grado de demencia declarada –de ser una uva rolliza pasa a ser una marchita uva pasa– y el paciente ya está totalmente discapacitado, es probable que el deterioro sea permanente. En estos momentos, no conozco ningún tratamiento o cambio de forma de vida que pueda remediar la muerte de células del cerebro sanas, y esta es la razón por la que hemos de aplicarlo con tiempo, para prevenirla por completo.

He dicho que los cambios en el estilo de vida son esenciales, y los veremos en profundidad; no obstante, hay un factor de estilo de vida en particular que merece tu especial atención en estos momentos: se trata de tu siguiente comida o tentempié. Si sigues la dieta estadounidense estándar (con su *sad* [triste] carencia de fibra saludable y sus abundantes grasas nocivas e hidratos de carbono refinados), es muy probable que estés reduciendo tu rendimiento cerebral. Enseguida te explico la razón, pero, primero, veamos cómo afecta gradualmente dicha dieta a la memoria y al procesamiento.

Cuando comes al estilo SAD, en lugar de gozar de una función cerebral óptima, tu procesamiento mental se vuelve un poco lento. Con el tiempo, a medida que las células del cerebro dan muestras de disfunción y empiezan a morir, puede que sientas lo que llamamos «confusión mental». Te vuelves olvidadizo, y tus amigos, familia y compañeros de trabajo te consideran despistado. Siempre pierdes las llaves, el móvil y las gafas. En tu trabajo, te olvidas de las reuniones y de las fechas de entrega, y pierdes correos electrónicos o archivos importantes en tu ordenador. Te pierdes hasta en los lugares conocidos y te olvidas de los nombres. Este estado de despiste se denomina deterioro cognitivo subjetivo (DCS). Si sigue empeorando y tu rendimiento empieza a disminuir de manera detectable, se te diagnostica un deterioro cognitivo leve (DCL).

No estás discapacitado cuando padeces DCL, y puedes seguir realizando tus actividades cotidianas, sin riesgo alguno, pero te falla la memoria y te cuesta procesar la información; es probable que tu familia y amistades hayan notado que esto se está convirtiendo en un problema. Quizás sigas trabajando a diario en tu puesto a tiempo completo, pero ya no rindes como antes. Una vez que se detecta un DCL, la mayoría de las personas evolucionan hacia la demencia y la discapacidad en un plazo de unos cinco a ocho años; posteriormente, se va transformando en alzhéimer, a un ritmo del 15 o 20 % anual. El DCL asusta, y por desgracia es muy común en las personas mayores. Mi objetivo es ayudar a evitar que se llegue a ese diagnóstico y que se evolucione hacia la demencia.

Por suerte, el alzhéimer no se produce de la noche a la mañana. Pensemos que tiene una evolución de unos veinte años. Lo más habitual es que pases cinco años con declive cognitivo prematuro asintomático, a continuación diez años de DCS, seguido de cinco años de DCL y, por último, evoluciones hacia la discapacitación de la demencia. Cuanto más esperes, más difícil será frenar el declive y revertir los síntomas.

Existen varios tipos de demencia (muchas de las cuales se superponen con otras). Del 60 al 70 % de las demencias están relacionadas con el alzhéimer. El 15 % se atribuye a la demencia vascular, que se debe al ictus o a la insuficiencia de riego sanguíneo en el cerebro; la demencia vascular progresa de manera escalonada, ya que se van produciendo pequeños ictus uno tras otro, en lugar de presentar una evolución gradual. Otras demencias menos comunes son la demencia frontotemporal, la demencia con cuerpos de Lewy y las relacionadas con otras enfermedades neurológicas, como las enfermedades de Parkinson, Huntington y Creutzfeldt-Jakob.

En última instancia, no tiene tanta importancia cómo se dividen, clasifican o etiquetan los distintos tipos de demencias. Esto se debe a que, en su mayoría, incluido el alzhéimer, se pueden retrasar o prevenir con un estilo de vida saludable que reduce su causa principal: el azúcar en la sangre descontrolado. Veamos con mayor detenimiento por qué este factor desempeña un papel primordial en la salud del cerebro.

El verdadero coste de la enfermedad de Alzheimer

El alzhéimer es una enfermedad progresiva y devastadora, cuyo desenlace siempre es la muerte. Suele ser más duro para los parientes y cuidadores que para el propio paciente. En la primera fase del proceso, la pérdida de memoria puede hacer que los pacientes se pongan nerviosos e, incluso, se vuelvan agresivos, pero, con el tiempo, se suelen volver más pasivos e introvertidos. Dejan de hablar y muchos de ellos de tener actividad física; incluso pueden acabar en una silla de ruedas o en la cama. El efecto que tiene en su familia puede ser demoledor y agotador.

Técnicamente, el diagnóstico de alzhéimer solo se confirma tras la muerte del paciente, en la autopsia, cuando se le hace una biopsia del cerebro. Los signos clásicos de la enfermedad incluyen la formación de proteínas beta-amiloides (una sustancia proteica inflamatoria) y de ovillos neurofibrilares. Sin embargo, para los médicos y pacientes, no es práctico esperar a que muera el enfermo para confirmar la enfermedad, así que diagnosticamos basándonos en los signos clínicos. En primer lugar, y lo más importante, es que diagnosticamos alzhéimer cuando alguien da muestras de un declive gradual en la función cerebral que lo ha llevado a la discapacitación mental. Después, lo confirmamos analizando si existe un aumento de la proteína beta-amiloide en el líquido cefalorraquídeo o en los depósitos cerebrales, mediante sofisticados estudios con escáneres. También se puede detectar la reducción del volumen del cerebro. (En la comunidad científica existe un intenso debate respecto a si la beta-amiloide es la causa o es un subproducto del alzhéimer. Hasta el momento, no hay ningún dato definitivo que pruebe una u otra teoría). En 2014, el coste directo del tratamiento del alzhéimer en Estados Unidos fue de doscientos catorce mil millones de dólares, y la mayor parte de dicho gasto no fue en medicamentos o visitas médicas, sino en residencias de ancianos y en cuidados domésticos. Si a ello le sumamos el coste indirecto asociado a la familia y a los cuidadores que se encargan de los pacientes, el gasto se duplica. En 2050, se espera que el gasto total empleado en los cuidados de los pacientes de alzhéimer exceda el billón y medio de dólares anuales. Esta enfermedad tiene el potencial de hundir el sistema sanitario y las arcas del gobierno estadounidense, si no ponemos más empeño en prevenirla.

El impacto emocional en los seres queridos de las personas con demencia supera de largo el coste económico. La pareja y los hijos e hijas acaban agotados al cuidar, día y noche, a sus seres queridos discapacitados. Los pacientes con demencia pierden la noción del tiempo, no duermen por la noche, andan desorientados y necesitan asistencia constante. He visto a esposos, esposas, hijos, hijas, y a otros familiares cercanos, arruinar su salud por cuidar a un familiar con demencia. No solo hemos de prevenir la pérdida de memoria por nosotros, sino que hemos de tener una profunda motivación para evitar que afecte a nuestros seres más queridos.

LO QUE REALMENTE PROVOCA LA DEMENCIA

En mis treinta años de práctica médica, he visto a muchos pacientes con demencia. Hace años, nos dijeron que no podíamos hacer nada para prevenirla, pero ahora sabemos más. En realidad, podemos prevenir casi dos tercios de todas las demencias. Mejor aún, podemos hacerlo a través de las sencillas decisiones que tomamos todos los días, mientras seguimos con nuestra vida: no hemos de esperar a que salga el fármaco milagroso o a que alguien descubra un complicado tratamiento. Pero la clave está en hacer algo ahora, antes de que sea demasiado tarde.

Empezaremos por revisar diez factores que pueden reducir nuestra función cognitiva y acelerar el riesgo de perder la memoria.

En este capítulo, vamos a prestar especial atención al primero, y hablaremos del resto en los otros capítulos.

1. La resistencia a la insulina y niveles altos de azúcar en la sangre.
2. Las enfermedades cardiovasculares.
3. La inactividad.
4. Las deficiencias nutricionales.
5. Las toxinas.
6. No saber manejar el estrés.
7. La inflamación.
8. Los desequilibrios hormonales (a raíz de la menopausia y la andropausia).
9. La depresión y la ansiedad.
10. La genética.

Con la Solución Óptimo Cerebro puedes modificar estos diez factores de riesgo. (Para las personas que estén especialmente preocupadas por el décimo punto —la genética— hay un factor clave que se debe tener en cuenta: aunque hay ciertos genes que pueden aumentar el riesgo de pérdida de memoria, estos no tienen la última palabra. Puedes influir en el resultado a través de tu forma de vida. En el capítulo dos, hablaré más sobre el papel de los genes y algunas pruebas genéticas útiles).

El factor de riesgo más importante es el primero de la lista, y te beneficiarás más corrigiendo este que preocupándote de los demás: controlar el azúcar en la sangre y la resistencia a la insulina. Aunque es el objetivo principal de nuestra lista de enemigos, verás que está muy relacionado con el siguiente: las enfermedades cardiovasculares. Cuando entiendas el papel que desempeña el azúcar, abordaremos el tema de cómo afectan dichas enfermedades a la función cerebral.

Siete mitos sobre la pérdida de memoria y el alzhéimer

1. Solo les sucede a las personas mayores. El alzhéimer puede afectar a individuos de treinta, cuarenta y cincuenta años. En Estados Unidos hay doscientas mil personas de menos de sesenta y cinco años con «inicio precoz» de enfermedad de Alzheimer.

2. La pérdida de memoria forma parte del proceso natural de envejecimiento. En realidad, a medida que envejecemos, olvidarnos, de vez en cuando, de un nombre o de algo que ha sucedido es bastante normal, pero estar discapacitado por la pérdida de memoria no lo es. Perderte en tu apartamento, ser incapaz de valerte por ti mismo y no recordar los nombres de tus seres queridos no es normal. Esto es una enfermedad que hemos de prevenir.

3. La pérdida de memoria se debe a las vacunas y a los brotes de gripe. Los estudios han demostrado que las personas que están vacunadas[?] contra enfermedades como la difteria, el tétanos o la gripe, tienen menos riesgo de desarrollar alzhéimer que las que no están vacunadas.

4. La pérdida de memoria se debe a la utilización de menaje de cocina de aluminio. Desaconsejo utilizar menaje de cocina de aluminio, puesto que este metal, que se sepa, no aporta nada bueno y puede estar relacionado con algunos problemas de salud. Pero la idea que surgió en la pasada década de los setenta de que era lo que provocaba el alzhéimer nunca prosperó. No existen pruebas contundentes al respecto.

5. No puedes mejorar tu rendimiento mental o prevenir la pérdida de memoria, así que no te molestes en intentarlo. Las células del cerebro no se pueden reparar. Afortunadamente, hay cientos de estudios científicos que demuestran que puedes mejorar el rendimiento cognitivo y la memoria, y en algunos casos, prevenir o retrasar la pérdida de memoria. La Solución Óptimo Cerebro te aporta estrategias para conseguirlo.

6. El alzhéimer no te matará. Esta enfermedad destruye las células cerebrales, y en su fase avanzada, siempre es mortal. Es una enfermedad progresiva que conduce a una profunda pérdida de memoria, conducta disruptiva y pérdida de las funciones corporales, como el control de la vejiga y del intestino.

7. Existen tratamientos para el alzhéimer. Actualmente, no existen tratamientos médicos para curar o frenar el avance de esta enfermedad. Las personas a las que se les ha diagnosticado alzhéimer avanzado perderán la habilidad de comer, hablar y caminar. No se podrán vestir solas, tendrán incontinencia y se verán obligadas a usar pañales. Con el tiempo, morirán. Los fármacos aprobados por la Agencia de Alimentos y Medicamentos retrasan temporalmente algunos de los síntomas, como la ansiedad, pero solo durante un breve periodo de seis a doce meses. Además, solo la mitad de los sujetos que toman esta medicación notan su limitado efecto. De momento, no existe ningún tratamiento eficaz para el alzhéimer, así que hemos de concentrarnos en evitarlo.

EL AZÚCAR EN LA SANGRE Y EL CEREBRO

Hubo una época en que las personas no se controlaban el azúcar en la sangre, a menos que fueran diabéticas. Ahora, sabemos que es algo que todos, independientemente de nuestro estado de salud, deberíamos controlar.

La regulación del azúcar en la sangre es un aspecto esencial de la salud y el bienestar general, y puede suponer la diferencia entre estar gordo o delgado, o entre la vida o la muerte. Un mal control del azúcar en la sangre, además de que acaba conduciendo a la diabetes, también es el principal factor de riesgo para desarrollar demencia y enfermedades cardiovasculares. Los niveles altos de azúcar provocan obesidad, hígado graso no alcohólico, enfermedad renal y cáncer. Es evidente que existen muchas razones para evitar que se descontrole nuestro azúcar, pero hay casi cien millones de estadounidenses y millones de personas en todo el mundo que no lo controlan, aunque los hayan advertido de los riesgos.

No considero que un nivel anormal de azúcar en la sangre sea una enfermedad en y por sí misma, porque no lo es. Sin embargo, sí se debe a una combinación de estilos de vida inapropiados que chocan con nuestra constitución genética. Hay muchas personas que tienen mayor riesgo genético que otras de desarrollar diabetes de tipo 2, si siguen la dieta estadounidense estándar, que se caracteriza por su capacidad para acumular azúcar en la sangre, aunque, irónicamente, sean esos mismos genes los que puede que los ayuden a sobrevivir en periodos de escasez.

Antiguamente, la forma de vida de los seres humanos era darse atracones o pasar hambre. En los buenos tiempos, comían bien y engordaban. En las malas rachas, conservaban su energía física moviéndose menos y procuraban no morir de hambre utilizando las reservas de grasa almacenada en su cuerpo. Su genética les permitía atravesar este ciclo de altibajos: pasar de comer mucho a una etapa de inactividad relativa (para ellos). Los nómadas caminaban hasta treinta kilómetros diarios, se alimentaban principalmente de plantas (frutas, frutos secos, semillas) y solo comían carne en raras ocasiones. Sus alimentos eran limpios y no estaban procesados. Volvamos rápidamente a nuestro tiempo, en el que la mayoría de las personas no pasamos hambre ni necesitamos recurrir a nuestros genes de almacenamiento de energía (almacenamiento de grasa), que nos ayudan a enfrentarnos a la hambruna. Cuando comemos al estilo SAD, estamos consumiendo demasiado azúcar y grasa nociva; luego, nos pasamos todo el día sentados en nuestro despacho, así que esta misma «ventaja» genética acabará matándonos.

Otra razón por la que muchos no nos preocupamos de ser más estrictos en el control del azúcar en la sangre es porque pensamos que solo concierne a los diabéticos. Muchos de mis pacientes, al principio, piensan en el control del azúcar de una forma radical: sí o no. O tienen diabetes, o no la tienen, y, por consiguiente, les toca controlarse el azúcar o no. Pero el azúcar en la sangre debe considerarse como un continuo, donde colocaríamos los niveles normales en un extremo y la diabetes en el otro.

Lo que la mayoría de la gente no sabe es que la resistencia a la insulina empieza años antes de que los niveles de azúcar comiencen a estar un poco elevados.

LA RESISTENCIA A LA INSULINA: ALIMENTAR EL CUERPO, PRIVANDO AL CEREBRO

Para entender la conexión entre el azúcar en la sangre y el cerebro, es importante que tengamos una breve idea de cómo funciona la insulina y de qué sucede cuando sobrecargamos y dañamos su mecanismo a través de la dieta.

Cuando comemos hidratos de carbono de *cualquier* tipo, tanto si es a través de los cereales y tostadas del desayuno como de un *donut* glaseado o incluso del brócoli biológico salteado que te comes al mediodía, nuestro cuerpo transforma espontáneamente los hidratos de carbono de estos alimentos en glucosa (una forma simple del azúcar), que pasa del tracto intestinal al torrente sanguíneo. La glucosa es una fuente de energía que pueden usar todas las células del cuerpo, incluidas las cerebrales. La insulina es la hormona que regula el nivel de azúcar en la sangre (es decir, la glucosa). Una de sus principales funciones es conducir la glucosa a las células, ya sea para ser almacenada como energía o para ser utilizada como combustible. Cuantos más hidratos de carbono consumes, más insulina produces.

En una situación normal, nuestras células musculares, que son muy sensibles al mensaje de la insulina, almacenan la glucosa en largas cadenas moleculares, denominadas glucógeno. Entretanto, nuestras células adiposas convierten toda la glucosa extra en grasa. En los periodos de actividad, las células musculares queman el glucógeno para conseguir combustible, y a medida que las reservas de glucógeno se van agotando, se empieza a quemar grasa para obtener energía. Este mecanismo compensatorio hace que los niveles de glucosa permanezcan estables dentro del torrente sanguíneo. Los problemas empiezan cuando ingerimos más calorías, especialmente de hidratos de carbono refinados, de las que quemamos y más de las que pueden almacenar nuestras células musculares.

Cuando comemos demasiados hidratos de carbono refinados, concretamente del azúcar y de la harina, experimentamos una rápida entrada de glucosa en la sangre; a continuación, se disparan los niveles de glucosa y la insulina se desboca para inyectar más glucosa en las células. Pero llega un momento en que las células musculares se saturan, el cuerpo ya no puede seguir almacenando glucosa en forma de glucógeno y las células musculares dejan de escuchar el mensaje de la insulina de almacenar más glucosa.

Es como un hotel que está al completo y el teléfono no deja de sonar (el séquito de la glucosa ha vuelto a la ciudad y necesita muchas habitaciones), pero el personal de recepción no responde a las llamadas de los huéspedes que intentan alojarse en él. Las primeras células que dejan de responder a esas llamadas son las musculares. Si estas no hacen demasiado ejercicio (debido a un estilo de vida sedentario) y, por consiguiente, no necesitan energía utilizable, el exceso de glucosa acabará convirtiéndose en grasa y se almacenará como tal. No hay razón para preocuparse, si esto no es habitual, como darse un banquete después de un ayuno, pero si estos picos se producen a diario (en cada comida), no serán solo las células musculares, sino las de todo el cuerpo, las que irán oponiendo resistencia al mensaje de la insulina de almacenar la glucosa como fuente de energía utilizable.

A la insulina se la conoce también como la hormona del «engorde», porque te ayuda a retener la grasa corporal, para estar preparado ante una posible etapa de escasez. Por desgracia, la mayoría ingerimos más calorías en nuestra dieta de las que necesitamos, con lo cual fabricamos más insulina de la cuenta. Las células ya no obedecen las indicaciones de la insulina, y esto genera una condición que se conoce como resistencia a la insulina.[3] Con el paso de los años, a medida que la respuesta a la insulina se vuelve menos eficaz, los niveles de azúcar en la sangre serán moderadamente elevados, y si esto no se corrige, seguirán subiendo hasta que te conviertas en un paciente diabético. El promedio de tiempo para pasar de la resistencia a la insulina a la diabetes es de diez años.

Por qué la insulina mata el cerebro

Cuando las células cerebrales se vuelven resistentes a la insulina, no pueden absorber la glucosa del torrente sanguíneo ni usar sus propias reservas de glucosa como energía. Un estudio reciente realizado con adultos, de poco más de sesenta años, que padecían resistencia a la insulina, confirmó que aquellos con los niveles más altos de resistencia,[4] también tenían los niveles más bajos de metabolismo de la glucosa en las células cerebrales. La resistencia a la insulina impide, literalmente, que uses tu cerebro. Imagina que el cerebro es un motor que requiere combustible. La resistencia a la insulina es como si alguien hubiera ensuciado el combustible; por consiguiente, el motor de las células cerebrales para quemar energía no funciona.

La actividad normal de la insulina es esencial para la salud de las células nerviosas, especialmente en el cerebro, pero la actividad anómala de la insulina genera un aluvión de problemas relacionados con las enfermedades neurodegenerativas, incluidos la inflamación de los nervios, el estrés oxidativo (que explicaré un poco más adelante) y el deterioro de las células nerviosas, que acaban muriendo. Cuando el azúcar en la sangre está descontrolado y la insulina es incapaz de hacer su trabajo, las células nerviosas del cerebro tienen «sed» de la energía correcta y empiezan a mostrar una amplia gama de disfunciones que provocan declive cognitivo. Lo más irónico de esta situación es que en los momentos de exceso de glucosa, las células del cerebro no reciben suficiente de esta sustancia y debido a la resistencia a la insulina no pueden utilizar la que tienen. Con el transcurso del tiempo, esto conduce a la muerte de la célula cerebral, a la reducción del volumen del cerebro y a la demencia. Esto explica, parcialmente, por qué cuando el azúcar en la sangre no está controlado[5] favorece la pérdida de la memoria y la demencia.

Esta es otra forma de ver este proceso. Pensemos que cada célula del cerebro recurre a una fábrica de producción de energía llamada mitocondria. Las mitocondrias son como unas diminutas bacterias especiales, que viven en el interior de cada una de nuestras células y generan energía para cada una de ellas, más o menos, como lo hace una central eléctrica para abastecer a una ciudad, quemando energía y produciendo algunas fugas en el proceso. Ahora, imaginemos un barco de vapor del siglo XIX. La zona de producción de energía del barco era la caldera. En su interior había un marinero encargado de echarle carbón para crear la energía que necesitaba la embarcación para navegar. En este caso, el marinero sería la mitocondria, que genera energía para el barco, como la mitocondria lo hace para las células.

Si no puedes conseguir comida (energía) para el marinero que echa el carbón, se debilitará y disminuirá la producción energética para todo el barco. El problema es que la energía de la caldera también alimenta los ventiladores que renuevan el aire de la sala de calderas, y a medida que desciende la energía, aumentan los gases de la combustión y la sala se llena de humo. El marinero tose y esputa cuanto más disminuye su alimento más se debilita. El humo es más denso, no llega ningún tipo de alimento, el marinero enferma y, al final, muere. Luego, en la fase más avanzada, el barco se incendia, se quema y se hunde. No obstante, incluso en fases avanzadas, esto se podía haber evitado. Podíamos haber alimentado al marinero, restaurado el flujo de energía, ventilado la sala de calderas, apagado el fuego y evitado que el barco se hundiera.

Cuando existe resistencia a la insulina, las células cerebrales no obtienen la energía que necesitan, no funcionan correctamente;

y el mal funcionamiento de las mitocondrias produce una cantidad anormal de radicales libres y compuestos inflamatorios (gases y humo). Esto es lo que significa el estrés oxidativo, la disfunción que tiene lugar en el interior de la célula, a raíz de la producción de energía sucia. Cuanto más persista esta condición, más probable será que disminuya la función de las células cerebrales, hasta que, al final, terminen pereciendo. Sin embargo, se puede revertir la resistencia a la insulina, restaurar el flujo de energía en el cerebro y recobrar una función cognitiva óptima.

La resistencia a la insulina y la enfermedad de Alzheimer

Más de la mitad de todos los casos de alzhéimer diagnosticados podrían estar directamente relacionados con la resistencia a la insulina. Esta condición no solo afecta a nuestra utilización de la energía, sino que, según parece, los niveles altos de insulina provocan un problema totalmente distinto. Recuerda: nuestro cuerpo fabrica más insulina para compensar la resistencia a esta, lo cual significa que quienes la padecen tienen valores altos de esta hormona. En una persona con una sensibilidad normal a la insulina, su nivel de insulina basal habitualmente será inferior a 5 μUI/ml (microunidades por mililitro). Cuando padece resistencia a la insulina, su nivel de insulina basal suele estar por encima de 10, y a veces por encima de 20 μUI/ml. Las fluctuaciones de los niveles de glucosa también hacen fluctuar la insulina; por este motivo, no nos interesa que el exceso de insulina fuerce la energía hacia el interior de las células cuando estamos bajos de azúcar, porque corremos el riesgo de desmayarnos y de padecer convulsiones debido a la hipoglucemia. Por lo tanto, mantener el equilibrio de los niveles de insulina es una prioridad absoluta.

Melissa Schilling,[6] profesora de la Universidad de Nueva York, observó que la misma enzima (enzima degradadora de insulina) que rompe la insulina también es necesaria para romper la betaamiloide, la proteína inflamatoria que se encuentra en los pacientes

necesario tener el diagnóstico de diabetes para que nos
s primeros signos de una regulación anormal del azúcar
e trate de hiperglucemia leve) están implicados en el pro-
sta enfermedad. Existen pruebas contundentes de que, si
s prevenir la pérdida de memoria y la discapacidad, hemos
uir controlar mejor el azúcar en la sangre.

lvidar lo que acabo de decir, pensemos que del 30 al 50 %
ultos de la generación del *baby boom* padece resistencia a
a. Este alarmante hecho significa que existe una enorme
ón de la población estadounidense que corre un riesgo
mayor de desarrollar el problema que más nos aterra: la
dad de Alzheimer.

ROME METABÓLICO: CUANDO LA RESISTENCIA
ULINA GOBIERNA EL CUERPO

mo puedes averiguar si estás desarrollando resistencia a la
Mientras la resistencia a la insulina en el cerebro ocasiona
n en las células cerebrales y su posterior muerte, la de *todo*
presenta otros síntomas de disfunción, y se suele llamar
metabólico. Básicamente, es el envejecimiento prematuro
o, en particular del corazón y del cerebro. El síndrome
co, igualmente conocido como síndrome X y prediabetes,
nera causa de las enfermedades cardiovasculares, a la vez
icia el aumento de peso, la diabetes y el cáncer.

índrome metabólico refleja[9] la utilización anómala de la
el malfuncionamiento del metabolismo. Estas disfuncio-
nas pueden ser visibles externamente cuando te miras al
uesto que el primer signo suele ser el aumento de peso.
de la pérdida de la cintura, puede que se eleve tu presión
que empeoren tus valores de colesterol. Al cabo de va-
, el síndrome metabólico, gracias a la resistencia a la in-
voluciona hacia la hiperglucemia (nivel de glucosa basal
ng/dl o más, o sea, miligramos de glucosa por decilitro de

de alzhéimer (en el líquido cefalorraquídeo o en los depósitos del cerebro). En la investigación que realizó en 2016, planteó la hipótesis de que cuando los niveles de insulina son elevados, gran parte de la actividad enzimática, que podría evitar la acumulación de amiloide, es utilizada para eliminar la insulina. Cuando las personas segregan demasiada insulina debido a una mala dieta, a la obesidad y a la diabetes (un estado que supone una triple amenaza llamada hiperinsulinemia), las enzimas están demasiado ocupadas rompiendo la insulina como para dedicarse a romper la beta-amiloide, lo cual provoca la acumulación de esta última.

El trabajo de Schilling ha revelado un hecho increíble: más de la mitad de todos los casos de alzhéimer en Estados Unidos, probablemente, se deban a la resistencia a la insulina y a la hiperinsulinemia. Afortunadamente, ambos son evitables y tratables, si se realizan los sencillos cambios de estilo de vida que forman parte de la Solución Óptimo Cerebro. Y esto nos da esperanzas: si pudiéramos frenar la resistencia a la insulina y los problemas de regulación del azúcar en la sangre, seríamos capaces de solucionar simultáneamente el 60 % de todos los casos de alzhéimer.

Los problemas que he mencionado aquí ni son genéticos ni incurables, aunque he de admitir que algunas personas tienen mayor riesgo de padecer resistencia a la insulina que otras. Más bien, están relacionados con nuestra forma de vida, de alimentarnos y de dormir; hay docenas de estudios que ponen de relieve la relación entre la resistencia a la insulina, la prediabetes, la diabetes y la demencia.

El Estudio de Maastricht sobre el Envejecimiento,[7] en el que participaron casi mil trescientas personas, de cuarenta años o más, aportó una prueba inesperada de esta conexión entre la falta de control del azúcar en la sangre y la demencia. A lo largo de sus doce años de duración, los científicos analizaron tres veces las funciones cognitivas de los participantes (al comienzo, a los seis años y a los doce años). Aquellos con diabetes de tipo 2 al comienzo del estudio experimentaron una asombrosa disminución del 300 %, en su velocidad de procesamiento de la información, en comparación con los que no eran diabéticos. Los que eran diabéticos insulino-dependientes sacaron peores resultados: su disminución fue del 400 %.

La diabetes de tipo 1 (o «diabetes infantil y juvenil») es la que se desarrolla, con más frecuencia en los niños o los adolescentes, cuando una respuesta autoinmune afecta a las células que fabrican la insulina. Estos niños desarrollan rápidamente enfermedades que pueden poner su vida en peligro, necesitan hospitalización y han de ser tratados con insulina durante el resto de su vida. El 95 % de los diabéticos padecen lo que solemos llamar «diabetes de inicio adulto», porque se presentaba en adultos que comían demasiados hidratos de carbono refinados y azúcar, engordaban y desarrolla-ban resistencia a la insulina, pero ahora este problema también se produce en la niñez. Hemos observado un aumento epidémico de la resistencia a la insulina en los niños, así que empezamos a llamar-la «diabetes de tipo 2».

En la diabetes de tipo 2, a medida que va fallando el control del azúcar en la sangre, los pacientes empiezan a recibir medicación oral para potenciar la sensibilidad a la insulina, pero estos medica-mentos solo son eficaces a corto plazo, quizás durante uno o tres años. Por este motivo, y debido a que el sistema sanitario estadou-nidense no suele abordar el aspecto subyacente del estilo de vida que origina el problema, la mayoría de los pacientes empeora con el tiempo. En última instancia, la combinación de distintas medi-caciones orales no facilitará el control adecuado y conducirá a los pacientes a tener que recurrir a la terapia de insulina inyectable. Muchos de esos pacientes desarrollarán las complicaciones de la última etapa de la diabetes, entre las que se incluyen demencia, am-putaciones, insuficiencia renal, ceguera y ataques al corazón e ictus.

Estos extremos no son inevitables. He ayudado a miles de pacientes con diabetes de tipo 2 a realizar cambios en su estilo de vida, para restaurar sus niveles normales de azúcar en la sangre,

controlar su insulina y lograr que dejen
la hipertensión, la diabetes y el colest
perjudiciales en sí mismos, pues aporta
ventajas a las personas con un alto ries
tornos. No obstante, a medida que me
tes, los riesgos y los efectos secundarios
medicamentos terminarán superando a
nifica que ya no los necesitarán. A mis p
do les digo que dejen de tomar algún m
les hace falta.

Recientemente, una científica ha
enfermedad de Alzheimer como la «dial
investigadora Suzanne de la Monte, doc
ca de la Universidad Brown, la que ha ac
equipo descubrieron que el alzhéimer e
te metabólico, en el que el cerebro no p
lo cual es un problema relacionado con
En estudios con animales,[8] pudieron de
pleaba un fármaco para bloquear la activ
en el cerebro, enseguida desarrollaban
utilizaron se parecía a las nitrosaminas,
suelen estar presentes en los alimentos p
dos y beicon (que veremos en el capítu
de las toxinas del cerebro). El trabajo
confirma mi idea de que si queremos pr
de mejorar la calidad de nuestra alimen
de nuestra dieta.

Hay muchos otros estudios que ha
que los diabéticos (de tipo 1 y 2) tienen
des de desarrollar demencia, especialm
zheimer y la demencia vascular. Actualm
resistencia a la insulina y el exceso de az
lacionados con la pérdida de memoria y

sangre) y posteriormente hacia el diagnóstico de diabetes de tipo 2 (nivel de glucosa basal de 126 mg/dl o más).

Para que te diagnostiquen síndrome metabólico, tal como especifiqué en mi libro *Ten Years Younger* [Diez años más joven], en Estados Unidos, has de cumplir tres de los cinco criterios de las pautas nacionales que indica la comunidad médica. En mi clínica, incluyo un sexto criterio: la inflamación, que mido mediante un análisis de sangre para la proteína C-reactiva de alta sensibilidad (PCR de alta sensibilidad), y creo que basta con tres de las seis condiciones de la siguiente lista. Si cumples una o dos, puede que no tengas síndrome metabólico, pero deberías considerarlas como los primeros signos de advertencia. Podrían indicar que tienes un riesgo alto de perder la memoria y de desarrollar enfermedades cardiovasculares. Aquí tienes los seis criterios:

1. Pérdida de la circunferencia de la cintura (más de 101 cm en el hombre y de 89 en la mujer).
2. Presión arterial alta (más de 140/90 mm Hg).
3. Triglicéridos altos (igual o superior a 150 mg/dl).
4. Colesterol HDL bajo (menos de 40 mg/dl en los hombres e inferior a 50 mg/dl en las mujeres).
5. Niveles altos de glucemia basal (igual o superior a 100 mg/dl; ten en cuenta que este suele ser el último signo en presentarse).
6. Inflamación alta (PCR de alta sensibilidad superior a 1), detectada mediante análisis sanguíneo de la proteína C-reactiva.

Miles de personas con síndrome metabólico han podido revertirlo permanentemente. No solo se han publicado los resultados de ensayos clínicos que demuestran que es posible conseguirlo, sino que tengo pacientes que pueden probarlo. La Solución Óptimo Cerebro te aporta las estrategias para que puedas hacer lo mismo que ellos.

Ahora que ya conoces la conexión entre el control del azúcar en la sangre y la función cerebral, todavía nos queda un vínculo primordial de la cadena que hemos de revisar: la salud cardiovascular.

LA CONEXIÓN CORAZÓN-CEREBRO

Un mal control del azúcar en la sangre desencadena una serie de acontecimientos que, con el tiempo, pueden desembocar en un síndrome metabólico, con su subsiguiente efecto perjudicial y de amplio alcance para el cuerpo. Las anomalías en la regulación del azúcar en la sangre, que tienen el potencial de desencadenar desde resistencia a la insulina hasta niveles moderadamente altos de azúcar en la sangre y diabetes, son la principal causa de la pérdida de la memoria. Asimismo, pueden provocar obesidad, hipertensión arterial, proliferación de placa arterial, inflamación y otras condiciones que sobrecargan peligrosamente el sistema cardiovascular y generan enfermedades cardiovasculares, ictus y muerte súbita.

Según se ha demostrado en múltiples estudios, los pacientes de enfermedades cardiacas y cardiovasculares tienen muchas más probabilidades de desarrollar demencia y alzhéimer que los que no sufren esas patologías. Por ejemplo, entre las personas que han padecido un accidente cerebrovascular, al cabo de un año el 7 % desarrolla demencia; a los tres años, la cifra asciende al 21 %, y a los cinco, al 32 %.

La hipertensión (140/90 mm Hg), un evidente factor de riesgo de enfermedad cardiaca, incrementa el riesgo de alzhéimer. En 2005, un estudio de Kaiser Permanente[10] demostró que las personas con hipertensión, en la mitad de la vida, tenían más riesgo —el 24 % más— de desarrollar alzhéimer. El Estudio de Honolulu-Asia sobre el Envejecimiento,[11] realizado en el año 2000, reveló que incluso con hipertensión mínima, los participantes triplicaban su riesgo de padecer alzhéimer.

Contamos con pruebas irrefutables que nos dan a entender que existe una estrecha relación entre las enfermedades cardiovasculares y la demencia, pero igualmente existen pruebas suficientes que nos indican que podemos cambiar esa relación. Sí, son dos enfermedades distintas, pero tienen la misma causa y solución.

En el famoso Estudio de Rotterdam,[12] se analizaron los factores de riesgo en más de diez mil personas, mayores de cincuenta y cinco años, durante más de dos décadas. Los investigadores midieron y analizaron los niveles de factores de enfermedad cardiovascular de cada persona, entre los que se incluían la obesidad, la hipertensión, la diabetes, el colesterol, el tabaco y la educación. Los resultados, incluidos los de los estudios de seguimiento[13] y los de docenas de estudios menores, fueron concluyentes: corregir los factores de riesgo de estas patologías (que incluyen todo tipo de enfermedades cardiacas y el ictus), realizando cambios en el estilo de vida, reduce drásticamente la propensión de una persona a desarrollar demencia. Solo un ejemplo: cuando aumentas el riego sanguíneo del cerebro haciendo ejercicio, produces más factores neurotróficos derivados del cerebro o compuestos que ayudan a regenerar las células cerebrales.

Los investigadores de este estudio llegaron a la conclusión de que, modificando algunos factores de riesgo de las enfermedades cardiovasculares, se podían prevenir del 25 al 33 % de las demencias, con unos cambios parecidos a los que verás en la Solución Óptimo Cerebro. Como he dicho anteriormente, a los médicos como yo se nos dijo, tiempo atrás, que no podíamos hacer mucho para prevenir o retrasar la demencia, pero ahora sabemos que no es cierto.

ENFERMEDADES DISTINTAS, PERO LOS MISMOS FACTORES DE RIESGO

Una de las razones por las que podemos trazar una línea recta entre la demencia y las enfermedades cardiacas es porque sus factores de riesgo se superponen. Si tienes algunos de los siguientes, puede que tu riesgo de padecer ambos problemas sea alto:

- Resistencia a la insulina, síndrome metabólico y diabetes.
- Tabaquismo.
- Inactividad (menos de treinta minutos de actividad aeróbica diaria, como ir a dar un paseo caminando rápido).
- Hipertensión.
- Valores altos de LDL/HDL.
- Obesidad.
- Genotipo ApoE4 (que se suele asociar con el alzhéimer y con las enfermedades cardiacas).

En mi clínica, explico que los factores de riesgo cardiovascular y de función cognitiva están relacionados con la formación de placa arterial. La placa arterial es un importante indicador de la pérdida de memoria. Cuando se forma, estrecha el diámetro de las arterias y reduce el flujo saludable de sangre. Más peligroso todavía, hay tipos más blandos de placa que se adhieren a las paredes de las arterias formando protuberancias, lo que crea lesiones llamadas ateromas, que pueden explotar y facilitar la formación de coágulos sanguíneos, que, a su vez, pueden provocar ataques al corazón, ictus y muerte súbita.

Nuestra base de datos clínicos[14] contiene resultados de laboratorio de casi mil pacientes, que realizaron pruebas cognitivas. Al mismo tiempo, medimos su formación de placa arterial, ingesta de nutrientes, forma física, composición corporal (proporción de grasa-músculo y porcentaje de grasa corporal) y otros factores. Analizamos más de un centenar de marcadores de salud y envejecimiento en total, para compararlos con la cognición.

Para medir la formación de placa arterial, realizamos una prueba del grosor de la íntima-media carotídea o GIMC. Esta técnica ecográfica de alta resolución permite medir el engrosamiento de la pared arterial carotídea, el canal vital de sangre entre el corazón y el cerebro. Efectuamos, al menos, diez tomas de las arterias carótidas, derecha e izquierda, con planos anterior, lateral y posterior, en cada sujeto. A continuación, calificamos los resultados de estas pruebas de imagen exhaustivas, basándonos en el grosor arterial medio. (Las pruebas del GIMC no son tan habituales como los cateterismos cardiacos, que implican la inserción de un catéter y la inyección de un contraste para revisar si existen obstrucciones de placa. Sin embargo, los estudios han revelado que los pacientes que fueron sometidos a una cateterización y a una prueba del GIMC no invasiva, el mismo día, obtuvieron los mismos resultados, al menos en un 95 % de los casos).

De cien mediciones del envejecimiento, la puntuación del GIMC resultó ser uno de los *mejores* indicadores del procesamiento de información compleja. Es evidente que a menor formación de placa arterial mejor función cognitiva, mientras que a mayor cantidad de placa mayor disfunción. (Más adelante, hablaré más de los otros factores que nos ayudan a predecir la mejor función cognitiva, como una condición física excelente y la ingesta de nutrientes superiores, especialmente fibra, aceite de pescado [ácidos grasos omega 3 de cadena larga] y vitaminas B).

Antes de que empieces con la Solución Óptimo Cerebro, veamos cómo estás de lucidez mental en estos momentos. No me cabe la menor duda de que querrás evaluar tu rendimiento mental y tu riesgo de pérdida de memoria, para diferenciar entre lo que es envejecimiento normal del cerebro y una pérdida anormal del rendimiento mental. Aunque te encuentres en este último caso, recuerda este hecho reconfortante: los cambios realistas que te voy a pedir que hagas mejorarán tu función cerebral y te ayudarán a reducir el riesgo de perder la memoria y padecer enfermedades cardiovasculares.

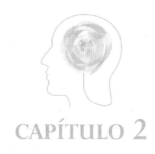

CAPÍTULO 2

¿Cómo estás de lucidez mental?

El cerebro solo pesa como promedio casi 1400 g; no obstante, controla todos los sentidos y funciones de nuestro organismo. Tiene una capacidad de memoria que puede albergar más información que todo el material bibliográfico de la biblioteca de tu vecindario: un logro verdaderamente asombroso para algo que pesa lo mismo que unos pocos libros. Puede contener un inmenso tesoro de conocimiento.

A fin de entender cómo mejorar la función cerebral —incluida la lucidez—, veremos con más detalle la estructura de este sofisticado órgano y su funcionamiento en relación con el resto del cuerpo. A continuación, revisaremos cómo se maneja tu cerebro con una o dos sencillas pruebas que puedes hacerte tú mismo y qué otras pruebas cognitivas y evaluaciones pueden ser de tu interés, especialmente si estás intentando averiguar si lo que experimentas, en lo que respecta al cerebro, es envejecimiento normal o algo más.

EL PODER DEL CEREBRO: DE DÓNDE PROCEDE

Es muy probable que hayas visto parodias sobre el cerebro; por ejemplo, en *Frankenstein*, o en otras películas, donde se puede ver el peculiar, redondeado y ondulado órgano flotando en un frasco gigante lleno de líquido. O quizás has visto algún documental científico o imágenes de alta resolución de un cerebro humano real (que, a fin de cuentas, se parece al de Frankenstein). ¿Qué *es* esa masa sinuosa y arrugada, y cuál es su función? Vamos a recorrer el cerebro para responder a estas preguntas, así que te recomiendo que dejes a un lado las imágenes, las que has almacenado en tu cerebro, por supuesto.

El cerebro está compuesto por una compleja red de más de cien mil millones de neuronas (o células nerviosas). Entre cada par de neuronas existe un punto de conexión, llamado sinapsis. La información se transmite de una sinapsis a otra, a través de los neurotransmisores químicos, es decir, las sustancias químicas que segregamos naturalmente y que ejercen de mensajeras del sistema nervioso, como la dopamina (la sustancia química del bienestar que liberamos en los momentos de placer) y la serotonina (que lo controla todo, desde el apetito hasta el estado de ánimo). Cada neurotransmisor procede de la síntesis de un aminoácido específico, que tiene lugar a través de una serie de pasos para los que se necesitan determinados nutrientes, denominados cofactores. En el cerebro existen millones de billones de sinapsis, y su rapidez y su lucidez dependen de estas conexiones bioquímicas. Los mensajes que se transmiten a través de ellas pueden ser de cualquier tipo, desde «deja de comer, ya estás lleno» hasta «pisa el freno» o «recuerda que has de llamar al fontanero». Prácticamente, todos nuestros pensamientos y acciones viajan a través de estos canales. Puesto que nuestra bioquímica corporal, la cual podemos modificar a través de la dieta, mantiene la cadena de montaje neurona-sinapsis-neurona en movimiento, no debería extrañarnos que la nutrición desempeñe un papel primordial en la actividad cerebral.

El cerebro humano experimenta la mayor parte de su crecimiento después del nacimiento, y alcanza el 80 % de su tamaño de adulto, aproximadamente, a los dos años. Pero, aunque su crecimiento físico se estabilice pronto, su función cognitiva sigue desarrollándose y mejorando durante la infancia, hasta bien entrada la edad adulta. (Un chimpancé, por el contrario, suele alcanzar su función cognitiva a los tres o cuatro años, que coincide con el momento en que se vuelve autosuficiente). Nuestra habilidad para procesar información con rapidez y recordar los hechos mejora gradualmente, desde que nacemos hasta que cumplimos los treinta.

En nuestro momento álgido, nuestra capacidad de memoria cerebral es extraordinaria y excede a la de un ordenador. Después de los treinta, la mayoría de las personas experimentan, cada año, un descenso natural y gradual de la rapidez mental. Aunque este proceso es normal, no siempre podemos percibirlo, porque al adquirir más experiencia y retener más recuerdos, lo compensamos con conocimiento. A medida que vamos cumpliendo años (especialmente a partir de los cuarenta), es casi como si tuviéramos que trabajar con un ordenador algo más lento, pero gracias a la experiencia, no necesitamos confiar tanto en él.

La memoria y la atención también disminuyen con el tiempo, pero la disminución de estas funciones debería ser más lenta que la de la velocidad de procesamiento. Hay muchas personas que pueden conservar su memoria y su atención hasta los ochenta y los noventa años, a pesar de que les cueste más acceder a la información. El conocimiento todavía se encuentra en su cerebro, pero necesitan algo más de tiempo para sacar el libro de la estantería y consultar el hecho, por así decirlo. La pérdida de memoria no es un proceso uniforme: lo más habitual es que perdamos la capacidad de recordar un nombre o un hecho antes de perder la habilidad de reconocer. De ahí que, probablemente, olvidemos el nombre de una persona antes de olvidarnos de quién es.

La función ejecutiva o lucidez mental, diferente de la memoria, es la habilidad de resolver problemas y de pasar de una tarea a otra. Cuanto mejor sea dicha función, mayor cantidad de trabajo complejo podrás realizar en determinada cantidad de tiempo. (Para los pacientes de mi clínica, esta función parece ser el aspecto más importante de la función cognitiva, el que les hace tener éxito en su trabajo y en su vida privada. En breve, veremos qué efecto tiene en la productividad). Sin embargo, si tu función ejecutiva es lenta o se está deteriorando, el rendimiento de tu memoria será bajo.

CONCEPTOS BÁSICOS SOBRE LA ESTRUCTURA DEL CEREBRO

El cerebro y sus funciones se pueden dividir en tres partes principales: el cerebro anterior, medio y posterior.

El posterior, que algunos científicos llaman reptiliano, es la parte primitiva encargada de controlar las funciones corporales «automáticas» básicas, en las que no pensamos cada vez que tienen lugar: el ritmo cardiaco, la respiración y la circulación sanguínea. El cerebro posterior, que poseen todos los animales, evolucionó de los cerebros de nuestros primeros antepasados reptilianos, de ahí su nombre.

Un poco más arriba, en el árbol de la evolución, se encuentra el cerebro medio, que se encarga de regular lo que sentimos y de controlar nuestros instintos básicos, como buscar comida y reproducirnos: aspectos relacionados con la supervivencia básica. Tiene una extensa gama de funciones, pues regula el control motor, el oído, la vista, la temperatura corporal, la glándula tiroides y la función adrenal, la fertilidad, la libido y nuestros ciclos de sueño y vigilia. Controla procesos involuntarios, como la tos, la deglución, el ronquido y el vómito. Un cocodrilo solo tiene cerebro medio y posterior (aunque, al menos, ha trascendido su cerebro reptiliano original). Cuando ve comida, se la come. Cuando percibe el peligro, huye.

El cerebro medio no te incita a reflexionar sobre si es alimento saludable o comida basura (el cocodrilo, indudablemente, no se detendrá a pensar), solo quiere que comas para evitar que mueras de inanición. El cerebro medio tiene otra importante responsabilidad: activa el modo supervivencia. Cuando estamos sometidos a situaciones de estrés, esta es la parte del cerebro que toma el mando, tanto si tenemos que huir de un edificio en llamas como si hemos de trabajar por la noche para terminar a tiempo nuestro trabajo.

El cerebro anterior (conocido igualmente como neocórtex) es el que nos diferencia de los animales. Es el encargado de procesar la información sensorial: la vista (ojos), el olfato (nariz), el sonido (oídos), el gusto (lengua) y el tacto (piel). Los lóbulos frontales del cerebro anterior son los que nos permiten procesar información compleja y resolver problemas, mientras que los lóbulos temporales son los que guardan los recuerdos y procesan el lenguaje.

Acción cerebral → Reacción corporal

El neocórtex te permite inhibir tus impulsos. Cuando alguien te pone comida delante, esta es la parte del cerebro que puede decir: «Para. Ahora no necesitas comer, y, desde luego, no comida basura». Esto es lo que sucede bajo circunstancias normales. Pero cuando se suma el estrés, el cerebro reacciona como corresponde. Cuando estás estresado, es como si se disparara una alarma interior: la sangre se retira del neocórtex inhibidor y se dirige hacia el cerebro medio para que active el modo «supervivencia». Por ejemplo, si te persigue un león, lo que necesitas es más aporte de sangre y energía hacia los cerebros medio y posterior, que son los que te ayudarán a huir.

Desviar el suministro de sangre del neocórtex activa el centro del apetito, que se encuentra en el cerebro medio. Si hay comida cerca, a menos que estés huyendo de una fiera, te la comerás. Así es como el estrés crónico conduce a comer de manera impulsiva y prolongada. La fuerza de voluntad reside en el cerebro anterior, y necesitas paz y tranquilidad para que te ayuden a superar el modo supervivencia.

Cuando estamos muy estresados, es fácil que optemos por una solución rápida y sencilla, especialmente si no nos concedemos un respiro y sufrimos una crisis tras otra. Es en esos momentos cuando caemos en la tentación de acabar en la cola para coches de un restaurante de comida rápida o recurrimos a los dulces, al *bretzel* o incluso a una «saludable» barrita de cereales y frutos secos (que lo más probable es que sea como una barrita de caramelo con un envoltorio que parece más saludable).

Por cada acción alimentaria hay una reacción cerebral. Cuando comemos los alimentos inadecuados, los cambios hormonales reducen nuestra sensación de saciedad —esa importante sensación de estar satisfecho y lleno que nos hace soltar el tenedor— y las hormonas reguladoras (como la leptina y la grelina) acaban deteriorándose, y la consecuencia es que volvamos a tener hambre al instante. Este poderoso mensaje de hambre, inducido por las hormonas, envía una alerta al cerebro medio («¡evita la hambruna, guarda calorías!»), y este, a su vez, crea los antojos, cuando la sangre se va del cerebro anterior para dirigirse hacia el medio y el posterior.

Los antojos son más fuertes que nuestra fuerza de voluntad. Esta es una de las razones por las que contar calorías da tan pocos resultados. Al final, cuanto más tiempo estemos estresados, más dominará el cerebro medio al anterior, y el hambre será insoportable. Ahora que ya sabes lo que una cantidad anormal de azúcar en la sangre puede llegar a hacerle al cerebro, puedes comprender la importancia que tiene controlar el estrés. (Cuando hablemos de los alimentos que se deben comer y los que se deben evitar, me centraré en prevenir esas fluctuaciones hormonales, en proporcionar saciedad y en eludir el hambre, incluso cuando hagas un ayuno parcial).

Por qué hemos de eliminar el estrés: la bomba del cerebro

Cuando manda la sensatez de nuestro cerebro anterior, tomamos decisiones más saludables (no solo respecto a lo que comemos) y estamos menos estresados. Por ejemplo, cuando los investigadores toman imágenes del cerebro en estado de meditación mediante resonancia magnética (IRM), observan un aumento de la circulación sanguínea en el neocórtex, un patrón saludable de circulación que hace que seamos menos impulsivos. Cuando somos menos impulsivos, pensamos antes de actuar y elegimos mejor el trato que le damos a nuestro cuerpo. Se crea un bucle de *feedback* positivo. Por consiguiente, reducir el estrés y aprender a manejarlo con eficacia, con algún tipo de meditación diaria, es un aspecto importante de la Solución Óptimo Cerebro.

El cerebro masculino y el femenino son prácticamente idénticos en cuanto a su estructura, pero hay ciertas hormonas que pueden influir en la conducta e, incluso, en la función cognitiva. (Hablaré de esto con más detenimiento en el capítulo nueve). Hay una diferencia interesante en el cerebro medio del hombre y el de la mujer, que afecta a las decisiones que tomamos en situación de estrés. Cuando los hombres se estresan, el cerebro medio asume el mando para «alimentar y criar». Aun cuando les aceche el desastre, ellos comerán y tendrán relaciones sexuales. Eso es porque los hombres no tienen la preocupación de quedarse embarazados, dar a luz y amamantar. Cuando las mujeres se estresan, se preocupan de alimentar, pero no de procrear. Si se acerca una hambruna, la mujer no quiere quedarse embarazada. Este antiguo mecanismo de supervivencia tiene una aplicación en la vida moderna, que se manifiesta como el claro incentivo que tienen los hombres de mantener satisfecha a su pareja, en lugar de estresada.

De dónde proceden los recuerdos y adónde van

Los recuerdos empiezan cuando se graba una experiencia en el cerebro. Esa experiencia puede ser desde aprender a cocinar o a conducir hasta leer un periódico o un libro, pasando por conocer a alguien y aprenderte su nombre, o ir de vacaciones e interiorizar las vistas. Todas estas experiencias, grandes y pequeñas, son las que acaban guardándose en nuestro cerebro en forma de recuerdos, información a la que podemos acceder cuando nuestra función ejecutiva trabaja adecuadamente.

Los recuerdos están repartidos por distintas zonas del cerebro. Los hechos memorizados, primero, se suelen procesar en la corteza del lóbulo frontal y, a continuación, se codifican en una región del lóbulo temporal denominada hipocampo, al que normalmente nos referimos como el centro de la memoria. La palabra *hipocampo* procede del griego y significa 'caballo de mar' (recibe este nombre porque su forma recuerda a la del caballito de mar).

Los hábitos y las habilidades motoras, como ir en bicicleta, se almacenan en los ganglios basales y el putamen del cerebro medio. Los recuerdos emocionales, como el miedo a un perro que gruñe o la alegría de celebrar una fiesta especial, se almacenan en la amígdala, igualmente, en el lóbulo temporal y cerca del hipocampo. La amígdala también actúa como el centro de la lucha o huida y, al responder a un nivel alto de miedo, puede generar respuestas inmediatas incontroladas. (*Amígdala* significa 'almendra' en griego; esta parte del cerebro tiene forma de almendra). Por consiguiente, si sufrimos un accidente cerebrovascular o un golpe en la cabeza, podemos conservar o perder distintos tipos de recuerdos, según la zona donde se localice la lesión.

Cuando ves una palabra (recuerda cuando aprendiste a leer la palabra *gato*), visualizas la imagen en el fondo del ojo a lo largo de la retina. Posteriormente, se transmite al cerebro medio, se procesa en los lóbulos frontales y por último se almacena en el centro de la memoria del lóbulo temporal. En esta sencilla tarea participan miles de neuronas.

Imagina cuántas veces ha sucedido esto, cada segundo de una vida, en un órgano que apenas pesa mil cuatrocientos gramos. Ahora, piensa en el increíble grado de actividad neuronal y sináptica que tiene lugar en tu cerebro, cuando estás realizando complicadas tareas de resolución de problemas, gracias a tu función ejecutiva. ¿Te extraña que nuestro cerebro necesite el 20 % del total de la energía que obtenemos de los alimentos que consumimos? (Razón de más para comer los alimentos correctos).

Se han escrito muchos libros sobre su estructura; los neurólogos y otros especialistas del cerebro se forman durante años, para conocer cada uno de los recovecos de este complejo órgano repleto de matices. El cerebro y sus múltiples funciones constituyen un tema fascinante, y si te atrae, te recomiendo encarecidamente que profundices más en ello. Los investigadores siempre están descubriendo nuevos hechos sobre su estructura neurológica y su funcionamiento.

Lo que acabas de leer no es, en modo alguno, una guía detallada. Lo he escrito para ofrecerte algunos conocimientos básicos sobre el cerebro, a fin de que puedas entender mejor cómo influye, positiva o negativamente, el estilo de vida en tu función cognitiva. Ahora, que ya tienes una idea sobre qué partes del cerebro controlan diversos aspectos de la función cognitiva, revisaremos algunas formas de medir su rendimiento.

LA EVALUACIÓN DE LA LUCIDEZ MENTAL

Sería estupendo que bastara con una sola prueba para evaluar con precisión la salud de nuestro cerebro y su función cognitiva, que tuviera en consideración factores como la edad y el nivel de bienestar general, que predijera problemas y riesgos, y que nos indicara las áreas en las que hemos de mejorar. Podemos hacer análisis de sangre, auscultar el corazón, realizar IRM y otras pruebas de diagnóstico y exploración preventiva, pero, por desgracia, no existe una única forma infalible de medir con precisión la función cerebral normal.

Esto se debe, en parte, a que los instrumentos de medición más comunes para el cerebro se centran en la fase final de la pérdida de la memoria, cuando ya es demasiado tarde para revertir el deterioro y reforzar la cognición. La tecnología que puede evaluar más niveles de funcionamiento está menos extendida y es menos utilizada. Los expertos no se ponen de acuerdo respecto a cuál es la mejor forma de medir el funcionamiento cerebral. Esto se agrava por el hecho de que el sistema sanitario actual estadounidense se centra en el diagnóstico y el tratamiento de las enfermedades, en lugar de concentrarse en mejorar la función y el rendimiento cerebral o tomar medidas preventivas contra la pérdida de memoria. Además, los seguros médicos no suelen cubrir una serie de pruebas que evalúan dicha función.

En la actualidad, la herramienta más utilizada para detectar la pérdida de memoria es el Miniexamen del Estado Mental (MMSE, por sus siglas en inglés).

EL MMSE: LA PRUEBA PARA EVALUAR LA DEMENCIA

El MMSE se utiliza mucho en clínicas y hospitales. Básicamente, es un cuestionario con treinta puntos. Su uso está tan extendido que casi todos los profesionales del campo de la salud entienden su sistema de puntuación. Se tarda solo de cinco a diez minutos en completarlo, y no se necesita ningún equipo sofisticado.

La principal función del MMSE es detectar la demencia, lo cual resulta ser una desventaja para algunas personas. No está diseñado para distinguir entre la lucidez o la torpeza mental, y es más que probable que no sea capaz de identificar los primeros signos de pérdida cognitiva. Algunas de las preguntas que incluye son:[1]

- ¿En qué año estamos? ¿Estación? ¿Fecha? ¿Día de la semana? ¿Mes?

- ¿Dónde estamos ahora? ¿País? ¿Provincia? ¿Ciudad o pueblo? ¿Hospital? ¿Planta?
- Cuente hacia atrás desde 100 de siete en siete (93, 86, 79, 72, 65...).
- Repita la frase: «Ni sí, ni no, ni pero».*

Si tienes algún familiar o amigo anciano con demencia y lo has acompañado a una visita con su médico, quizás hayas estado presente cuando le han hecho este tipo de prueba. Visto el tipo de preguntas, es evidente que es más útil para detectar la demencia. De hecho, cuando algunos pacientes lo hacen (y tristemente fallan), ya suelen padecer algún grado de deterioro mental y están en situación de dependencia.

En la escala de los 30 puntos del MMSE, una puntuación superior a 27 se suele considerar normal, aunque pueda reflejar deterioro cognitivo subjetivo. Según su formación, muchos científicos considerarían una puntuación inferior a 26 o a 27 como un deterioro cognitivo leve, y una puntuación inferior a 23 o 25 como demencia.

Existe otro inconveniente respecto a la utilización del MMSE. Es posible que una persona que padezca pérdida auditiva o alguna otra discapacidad física saque una puntuación más baja en esta prueba, aunque su función cognitiva sea correcta. El MMSE no está diseñado para tener en cuenta estas variables, solo sirve de guía para el diagnóstico de la demencia. Ha de ir acompañado de la experiencia clínica. El profesional de la salud no debería hacer un diagnóstico de demencia basándose únicamente en este examen.

Aunque se utiliza bastante —y es muy probable que sea la prueba que te realice tu médico cuando acudas a él porque te preocupa tu pérdida de memoria—, el MMSE no tiene mucho valor para la persona que está experimentando el inicio de una pérdida de

---

* Esta es la frase que se utiliza en la versión oficial en castellano del MMSE. (Fuente: www.neuropsicol.org).

memoria reversible, o que simplemente desea saber cómo está su lucidez mental.

LA VALORACIÓN DE LOS SÍNTOMAS DEL CEREBRO: EVALUACIÓN DE LOS PRIMEROS SIGNOS DE PÉRDIDA DE MEMORIA

Durante la última década, si alguno de los pacientes que vienen a mi clínica presenta síntomas tempranos de disfunción cognitiva, utilizamos nuestro propio cuestionario de Valoración de los Síntomas del Cerebro. Es una herramienta mucho menos popular (no ha sido utilizada en cientos de miles de pacientes por miles de médicos, como el MMSE). No está diseñada para evaluar si una persona sufre demencia o deterioro cognitivo leve, sino disfunción cognitiva en una fase bastante prematura del proceso. Para hacer nuestra prueba, hazte las siguientes preguntas:

1. ¿Pierdo cosas (llaves, bolígrafos, el móvil, las gafas) más a menudo?
2. ¿Me cuesta más recordar dónde he dejado el coche en un aparcamiento grande?
3. ¿Me cuesta recordar la contraseña de la tarjeta bancaria y teclearla, o un número de teléfono de siete cifras y marcarlo?
4. ¿Escribo más listas que antes para ayudarme a recordar las cosas?
5. ¿Me olvido de los títulos de las películas y de los nombres de las estrellas del deporte u otros personajes famosos que antes conocía perfectamente?
6. ¿Me resulta más fácil recordar algo que pasó hace veinte años que hace dos días?
7. ¿Me cuesta resolver los problemas matemáticos cotidianos, como revisar mis cuentas personales, trabajar con números en mi trabajo, calcular porcentajes para dar propina y tomar medidas en casa?

8. ¿Supone un reto para mí cuando tengo que aprender un nuevo programa de *software* o montar algún mueble?
9. Si estoy en una reunión en el trabajo o escuchando una ponencia especializada, ¿empiezo a distraerme antes de lo acostumbrado?
10. Cuando trabajo en un proyecto, ¿me cuesta volver a lo que estaba haciendo si sufro la interrupción de una llamada, mensaje de texto, correo o visita?

¿Cómo te ha ido? Puntúa tus respuestas basándote en el número de preguntas a las que has respondido sí.

- **0 preguntas:** ¡estás de maravilla! Te sugiero que te hagas estas preguntas cada año.
- **1-2 preguntas:** probablemente estás bien, pero deberías observar si sufres alguna pérdida cognitiva más. Algunas personas nunca han sido buenas con los nombres o recordando dónde han dejado su coche. Otras puede que trabajen en un entorno caótico incontrolable. Si tu empresa está a punto de ser absorbida, y todo el mundo te está interrumpiendo constantemente para contarte el último cotilleo, es probable que te cueste volver a concentrarte en lo que estabas haciendo. No poder recordar nombres, encontrar objetos o volver a concentrarte en una tarea no es motivo de preocupación, salvo que el problema sea nuevo para ti y notes que empeora con el tiempo.
- **3-4 preguntas:** deberías preocuparte. Habla con tu médico.
- **5 o más preguntas:** te recomiendo claramente que acudas a tu médico para que te realice más pruebas de función mental.

No te desanimes si has obtenido una puntuación más alta de lo que esperabas. Este libro puede ayudarte a mejorar tus resultados con el tiempo. Si tu puntuación es cero, ¡es una razón perfecta para conservar tu función cognitiva!

En mi clínica, además del cuestionario de Valoración de los Síntomas del Cerebro, también utilizamos una prueba denominada Evaluación de las Constantes Vitales del Sistema Nervioso Central (CNS VS, por sus siglas en inglés). Se realiza mediante ordenador para evaluar la memoria, la agilidad mental, la atención y la función ejecutiva. Dura unos treinta minutos. La empleo con mis pacientes, cada año o cada dos años, para revisar la evolución de su función cognitiva con el paso del tiempo. Algunas veces, cuando el paciente saca una mala puntuación y padece algún problema médico importante, como la desestabilización del azúcar en sangre, le pido que la repita al cabo de cuatro o seis semanas.

Hay otro sistema de prueba cognitiva que incluye un entrenamiento mental, llamado HQ. Este sistema se utiliza en todo el mundo y sus creadores han publicado resultados que muestran que, con el tiempo, se produce una mejoría en la función cognitiva.

Mi objetivo con mis pacientes, y ahora contigo, es identificar la disminución en el rendimiento cognitivo, diez o veinte años antes de que se agudice, e intentar una serie de intervenciones para evitar ese declive. A algunos de mis pacientes les gusta el reto de someterse a esta prueba, y, a decir verdad, algunos lo temen y prefieren evitarlo. A veces, he de recordarles que la finalidad es identificar y prevenir el declive cognitivo, puesto que cada vez resulta más difícil revertir la pérdida, y cuanto antes se descubre, más fácil es mejorar y prevenir futuras pérdidas.

Pregúntale a tu médico sobre la prueba de CNS VS, especialmente si te preocupa la puntuación que has sacado en ella. Las aseguradoras médicas no suelen sufragar los gastos de las pruebas que evalúan el rendimiento cognitivo óptimo; sin embargo, la ironía es que pagan los test, como los que realizo en mi clínica, pero *solo* si el paciente presenta síntomas reales de pérdida de memoria, y le diagnostican que sufre algún tipo de disfunción cognitiva. La prueba CNS VS proporciona una información detallada de la función cognitiva y es infinitamente más útil que la del MMSE.

Recordatorios inútiles

Para las personas con demencia diagnosticada y avanzada, una prueba cognitiva difícil, como la del CNS VS, es demasiado complicada. Puede que al paciente le salten las lágrimas y suponga un frustrante recordatorio de su declive mental. No tiene sentido someter a una prueba tan exhaustiva a una persona a la que ya le han diagnosticado una pérdida de memoria discapacitante.

Esto nos lleva a otro punto. Alguien con demencia no quiere o no necesita que le digan que no puede recordar las cosas. Esos recordatorios por parte de las amistades, la familia o los cuidadores pueden tener la mejor intención, pero decirle a una persona «ya me has hecho esta pregunta, ¿no te acuerdas de lo que te he respondido?» o «ya te lo he dicho cuatro veces» roza la crueldad. Si realmente le han diagnosticado deterioro cognitivo, no procede responder de este modo a su estado. Quizás ya no pueda recordar las cosas, pero en algún nivel, de alguna manera, sabe que su función cerebral está sufriendo un grave deterioro, y para ella es extremadamente doloroso. Como dijo Joy, mi adorada madre política, una vez: «Sé que estoy perdiendo la memoria, pero quiero conservar mi dignidad. Por favor, no me digáis que se me olvidan las cosas, porque es humillante».

¿SIGNOS NORMALES DE ENVEJECIMIENTO DEL CEREBRO O PÉRDIDA COGNITIVA ACELERADA?

Las pruebas cognitivas revelan que después de los cuarenta, la agilidad mental y el tiempo de reacción disminuyen gradualmente. La atención y la memoria también suelen disminuir, pero a un ritmo más lento. En parte, este enlentecimiento es normal dentro del proceso de envejecer, como lo es la aparición de canas o la pérdida de visión. La pérdida cognitiva *acelerada*, sin embargo, es otra cosa.

Uno de los primeros síntomas de pérdida cognitiva acelerada o avanzada es la disminución de la memoria a corto plazo. Recuerdas claramente hechos que sucedieron hace años, pero no te puedes acordar de lo que ha sucedido en la reunión que has tenido hace una hora. «Tenía que hacer tres cosas al salir de la sala de juntas —piensas—. Primero, llamar a John... pero ¿cuáles eran las otras dos?». ¿Te suena? Quizás no habías dormido bien por la noche, o estuviste distraído durante la reunión, pero si estos episodios empiezan a ser habituales, es motivo de preocupación.

Otros signos de pérdida cognitiva acelerada es que tardas más tiempo en reaccionar y en procesar la información, porque ha disminuido tu agilidad mental. Imaginemos que estás conduciendo por la autopista y que miras por el retrovisor. Ves un camión que viene detrás de ti a toda velocidad. Si tu cerebro funciona con normalidad, al momento te darás cuenta de que has de cambiar de carril. Pero si sufres pérdida cognitiva, tardarás más tiempo en ser consciente de la necesidad de pasar a la acción inmediatamente y de cambiar de carril, y eso es un problema. En una situación más cotidiana, quizás te des cuenta de que debes releer varias veces una información hasta que llegas a comprenderla. Además, eres más lento para pasar de una tarea a otra, una de las habilidades que caracterizan a la función ejecutiva. Si trabajas en un entorno donde solo se te exige que uses dicha función, la pérdida cognitiva acelerada te apartará del juego.

Cuando ser más lento en el trabajo no es intencionado

La pérdida cognitiva acelerada puede repercutir en el rendimiento laboral de un modo significativo y cuantificable. Por ejemplo, una profesional, que normalmente tiene un alto rendimiento, sufre la interrupción de un pensamiento al azar, de una llamada de teléfono o de un compañero de trabajo, hasta 120 veces al día. Cada vez que la interrumpen, puede tardar un promedio de unos 15 segundos más en volver a su trabajo y a concentrarse en sus tareas. Esto equivale a 15 segundos x 120 interrupciones = 1.800 segundos, o 30 minutos al día, potencialmente perdidos. Ahora, supongamos que también padece una pérdida cognitiva acelerada y que funciona a la mitad de velocidad durante el primer minuto después de la interrupción y, por consiguiente, pierde otros 30 segundos. Eso supone 30 segundos más x 120 interrupciones = 3.600 segundos, o 60 minutos al día. Pierde hasta 90 minutos de trabajo diarios; en una semana, suma prácticamente una jornada laboral de ocho horas. Vamos a asegurarnos de que esto no te pase a ti.

Con el declive cognitivo a largo plazo, las células cerebrales no solo funcionan más despacio, sino que se mueren. Con el tiempo, el cerebro pierde volumen. Cuando se ha reducido notablemente, no conozco ninguna fórmula realista que pueda devolverle su tamaño. Esta es la razón por la que la Solución Óptimo Cerebro es tan importante, porque te ofrece los medios para mejorar tu rendimiento actual y retrasar o prevenir un mayor declive cognitivo.

¿QUÉ TIPO DE PRUEBA DEBERÍAS HACERTE SI OBSERVAS QUE TIENES UN DECLIVE COGNITIVO?

Empieza por pedir hora a tu médico, que ya te conoce y tiene tu historial. Este libro no puede ni debe sustituir esa relación, pero veamos las áreas de prueba que tú y tu médico deberíais tener en cuenta.

Muchos profesionales revisarán los factores estándar que pondrán de manifiesto tu riesgo de desarrollar la enfermedad de Alzheimer. La tabla que viene a continuación te servirá para revisar si tienes algunas de las condiciones listadas y comprobar en qué medida estas aumentan tu riesgo, a fin de que puedas comentarlo con tu médico.

Observa que uno de los principales factores de riesgo —la diabetes— es fácil de prevenir, concretamente si sigues la Solución Óptimo Cerebro.

CONDICIÓN	AUMENTO DEL RIESGO EN COMPARACIÓN CON PERSONAS SANAS
Edad	A los 65 años, el 7-10% de las personas tienen demencia Con más de 65, el 13% tiene alzhéimer A los 80, el 17-25% tiene demencia Con más de 85, el 40% tiene alzhéimer
Glucosa basal alta (≥100 mg/dl)	Hasta un 60% más de riesgo (que ahora supone un 30% de la población adulta y un 50% de los *baby boomers*)
Diabetes no insulinodependiente	300% más de riesgo
Diabetes insulinodependiente	400% más de riesgo
Hipertensión (≥ de 140/90 mm Hg)	24% en la mitad de la vida, hasta un 300% más de riesgo en la etapa final de la vida
Tabaquismo	50% más de riesgo de alzhéimer
Obesidad	70-100% más de riesgo

CONDICIÓN	AUMENTO DEL RIESGO EN COMPARACIÓN CON PERSONAS SANAS
Antecedentes de depresión	Aumenta el riesgo de demencia un 200% en las mujeres Aumenta el riesgo de demencia un 400% en los hombres
Grave lesión en la cabeza	450% más de riesgo
Genotipo ApoE4	• 1 o 2 alelos triplican el riesgo de alzhéimer (300%) • 2 de 2 alelos multiplica por 15 el riesgo de alzhéimer (1500% más)

Si no tienes ninguno de estos factores de riesgo o signos de declive cognitivo y no necesitas o no quieres hacerte pruebas, pasa directamente a la segunda parte y empieza con el programa.

Si tienes alguno de estos factores de riesgo, sigue leyendo para ver el tipo de pruebas que tu médico y tú deberíais tener en cuenta.

UNA EXPLORACIÓN FÍSICA

Cuando empecé mi formación médica, en la década de los setenta, la técnica de los escánceres cerebrales todavía no estaba muy perfeccionada. Teníamos que realizar una exploración física para determinar la existencia de diversas enfermedades neurológicas. Lo cierto es que todavía podemos identificar una serie de problemas neurológicos con una simple exploración detallada. La evaluación del equilibrio, la sensibilidad táctil superficial, la sensibilidad vibratoria, el movimiento leve y los temblores, la fuerza y la agilidad ofrece mucha información a un médico experimentado. Este examen médico muchas veces puede identificar alguna deficiencia nutricional: una pérdida de la sensibilidad vibratoria, por ejemplo, es un signo de deficiencia de vitamina B_{12}, que puede provocar una lesión nerviosa irreversible y pérdida de memoria. Una charla minuciosa (el médico pregunta y escucha las respuestas del paciente, desde respuestas de «sí o no» hasta los matices) también puede aportar mucha información útil.

Por desgracia, la industria de las aseguradoras en Estados Unidos y en muchos otros países, obliga a los médicos a visitar cada vez más pacientes al día, y estas conversaciones sobre el historial médico del paciente y su estado actual de salud mental se está convirtiendo en un arte en desuso. Mi preferencia es visitar solo uno o dos pacientes al día, tener tiempo para hablar con ellos y conocer más sobre su vida. Esto es imposible cuando el profesional ha de visitar de treinta a cincuenta pacientes diarios. Se podría decir que, en muchos aspectos, soy de la vieja escuela. Todavía me gusta intentar averiguar qué le está sucediendo al paciente, a través de un historial detallado y de una exploración física completa, antes de pasar a las pruebas por imagen y a los análisis clínicos.

EVALUACIÓN DE LA DEPRESIÓN

La depresión es uno de los problemas de salud más comunes con los que se encuentran los médicos de atención primaria. El alto grado de estrés crónico, la actividad reducida, una dieta baja en grasas y la falta de nutrientes son la combinación perfecta para provocar depresión en la función cerebral, que conducirá a la depresión clínica. (Sí, he dicho «dieta baja en grasas»; lo explicaré en el capítulo tres).

La depresión puede imitar los signos y los síntomas de la pérdida de memoria y el declive cognitivo, y es uno de los principales factores de riesgo para la pérdida de memoria: aumenta el riesgo de demencia en un 200 % en las mujeres y un 400 % en los hombres.

Algunas herramientas de evaluación son muy útiles, como el Inventario de Depresión de Beck, que le puedes pedir a tu médico. Preguntas básicas, como las siguientes, pueden indicar una forma de depresión real, con una depresión de las sustancias químicas cerebrales. Si varias de estas condiciones se producen todos los días, durante, al menos, entre dos y cuatro semanas, podría ser un indicio de depresión.

- ¿Te cuesta dormir? ¿No puedes dormir o siempre tienes sueño y no te puedes despertar?
- ¿Te cuesta concentrarte?
- ¿Tienes menos energía, menos ganas de hacer ejercicio, tener relaciones sexuales y trabajar?
- ¿Estás triste y sufres dolor?
- ¿No disfrutas? ¿Realizas tus actividades cotidianas y haces cosas con los demás por obligación, no por gusto?

Es fácil confundir la depresión con la pérdida de memoria, pero no es lo mismo. De todos modos, si no se identifica y trata adecuadamente, se convierte en un riesgo para la demencia. (En el capítulo nueve, hago recomendaciones para evitar y revertir la depresión).

Traumatismos craneales y riesgo de demencia

Basta con un incidente de traumatismo craneal grave para incrementar el riesgo de alzhéimer en un 450 %. A medida que las personas vamos envejeciendo, hasta un pequeño traumatismo cerebral puede ser motivo de preocupación. En un estudio, los investigadores compararon datos de pacientes de entre setenta y ochenta años[2] que habían sufrido algún traumatismo craneal con los de otros que habían sufrido alguna lesión (fractura de una pierna) a consecuencia de una caída, un desafortunado pero común accidente entre las personas mayores, que tienen problemas de equilibrio. Los que tuvieron un traumatismo craneal presentaban un 26 % más de riesgo de demencia que los que habían experimentado otras lesiones relacionadas con caídas. Una rotura de cadera, brazo o pierna es complicada, pero darse en la cabeza es especialmente peligroso y pone en riesgo la función cognitiva. Esta es una razón de peso para mantenernos en buena forma física y conservar el equilibrio, especialmente en la etapa final de la vida.

La encefalopatía traumática crónica (ETC) es una enfermedad degenerativa del cerebro que acaba transformándose en demencia y, al final, es letal. Se manifiesta en personas que cuentan con un largo historial de traumatismos craneales repetitivos, como conmociones cerebrales, que hayan cursado con o sin síntomas. Los deportistas de disciplinas de contacto, que reciben golpes en la cabeza, como los boxeadores, así como los jugadores de fútbol y de *hockey*, son los más propensos para sufrir una ETC, pero no los únicos. Cualquier persona que sufra habitualmente traumatismos craneales corre el riesgo de desarrollar esta enfermedad. Basta con un golpe en la cabeza para provocar una conmoción cerebral, que también se ha relacionado con la demencia.

Si has padecido uno o más traumatismos craneales graves, es imprescindible que des los pasos necesarios para protegerte y nutrir tu cerebro. Cuando hables de tus preocupaciones respecto a la memoria y la función cognitiva con tu médico, no te olvides de mencionarle esos traumatismos, aunque sucedieran hace muchos años.

ANÁLISIS CLÍNICOS

Si no estás deprimido pero tienes problemas de memoria y función cognitiva, hay algunos análisis clínicos que pueden ayudar a identificar problemas que normalmente pueden tratarse. Si no se descubren a tiempo, algunos de ellos pueden provocar pérdida irreversible de la memoria.

Un **análisis de sangre completo (conocido igualmente como perfil metabólico completo)** es un buen comienzo. Si se realiza en ayunas, conocerás tu **nivel de azúcar (glucosa) basal,** un dato absolutamente imprescindible. Dada la conexión entre una cantidad anormal de azúcar en la sangre y la demencia, deberías conocer tu nivel de glucosa basal, y espero que sea inferior a 95 mg/dl. En este análisis, también se puede averiguar si estás bajo de sodio, que tiene un efecto sobre la memoria, el hígado, las enfermedades renales y otras afecciones básicas que afectan a la cognición.

Además del azúcar basal, si estoy haciendo una evaluación del declive cognitivo o de los niveles altos de azúcar, mediré el **nivel de insulina basal**, para identificar si el paciente padece resistencia a la insulina, aunque su azúcar en sangre sea normal. Un valor de insulina superior a 5 μUI/ml indica los primeros signos de resistencia a la insulina, y superior a 10 μUI/ml la confirma. Algunos laboratorios no consideran alto un valor de insulina hasta que alcanza las 20 μUI/ml, pero eso es para diagnosticar la enfermedad de la diabetes, en lugar de los signos de resistencia a la insulina.

El **análisis de la glándula tiroides** es esencial para identificar una de las causas de disfunción cognitiva tratables, pues el funcionamiento lento de dicha glándula puede mejorar eficazmente con medicación. La mayoría de los endocrinólogos aconsejan un análisis simple de la hormona estimulante de la tiroides (TSH) para evaluar su funcionamiento básico, pero me preocupa que el 20 % de las personas con un funcionamiento lento de esta glándula queden sin diagnosticar. Cuando visito a algún paciente con disfunción cognitiva en mi clínica siempre incluyo, además de la prueba de la TSH, la de los niveles de la hormona tiroidea T3 y T4 libres, así como, en algunas ocasiones, de anticuerpos tiroideos.

Siempre me interesa saber si hay inflamación, y para ello la prueba más sencilla es el análisis de la **proteína C-reactiva de alta sensibilidad (PCR de alta sensibilidad)**, un marcador de la inflamación sistémica. Un grave inconveniente para la realización de esta prueba es que si te has lesionado o has estado enfermo treinta días antes de llevarla a cabo, los resultados no serán válidos, dado que la PCR de alta sensibilidad todavía estará alta. Para realizar esta prueba tienes que estar bien y totalmente recuperado, al menos treinta días antes de efectuarla, para obtener resultados fiables.

Un buen **nivel de nutrientes** es esencial para proteger la salud del cerebro, pero en una exploración física habitual, no se suelen tener en cuenta las necesidades nutricionales y no se miden los valores de nutrientes. En el capítulo cinco, hablaré con detalle de estos nutrientes específicos, pero recuerda que el déficit de vitamina D aumenta el riesgo de pérdida de memoria. La deficiencia de la vitamina B_{12} puede ocasionar demencia grave e irreversible, así como problemas neurológicos. Los ácidos grasos omega 3 son esenciales para una buena función cerebral. Y la homocisteína es un marcador para las deficiencias de vitamina B y predice el aumento de riesgo de demencia.

La **prueba de las toxinas** es una parte fundamental de la evaluación de la función cognitiva, concretamente la del **plomo** y del **mercurio**, que pueden afectar a la función cerebral.

Los trágicos acontecimientos acaecidos en Flint (Michigan), hicieron que la intoxicación por plomo, no solo de niños, sino de toda la población, se convirtiera en una emergencia de nivel nacional en Estados Unidos. El plomo es una toxina para el cerebro, aunque sea en ínfimas cantidades, que provoca daños irreversibles. Si vives en una casa o trabajas en un lugar que fue construido antes de 1978, puede que usaran pintura con base de plomo que podría estar contaminando el edificio. Las cañerías de plomo, son otra fuente habitual de exposición a dicho metal, que se utilizaron en la década de los sesenta. Recomiendo un análisis de plomo a todos los niños y adultos que viven en una casa o trabajan en un despacho construido antes de 1978, especialmente a los que no tienen ningún síntoma de disfunción cognitiva. Tu nivel de plomo debería ser cero. (Veremos esto con más detalle en el capítulo ocho).

La intoxicación por mercurio es mucho más común y se asocia con la ingesta de peces de boca grande. Si ascendemos por la cadena alimentaria desde el plancton, los diminutos copépodos, las gambas y los pececillos hasta los peces de boca grande (como el atún, el mero, la lubina, la caballa, la corvina y el pez espada), los niveles de mercurio aumentan exponencialmente. Cuanto más grande y viejo sea el pez, mayor cantidad de mercurio contendrá. Aun así, el pescado, consumido con medidas de seguridad, es una excelente fuente de nutrientes saludables para tu cerebro, especialmente de ácidos grasos omega 3, y deberías incluirlo en la dieta. Si comes más de tres o cuatro raciones de pescado de boca grande al mes, pídele a tu médico que te mida tu nivel de mercurio, con un análisis de mercurio en la sangre, no solo en suero. En el capítulo ocho, explico la relación entre el consumo de pescado, los niveles de mercurio y la función cognitiva, y te explico cómo puedes reducir el riesgo de exposición al mercurio.

La última prueba de laboratorio que pido a las personas con disfunción cognitiva es la de las **hormonas sexuales, la DHEA-S y la testosterona libre y total en los hombres y la testosterona total, el estradiol, la progesterona y la DHEA en las mujeres.** Las mujeres en plena menopausia es fácil que padezcan confusión mental en bastante grado, aunque cada mujer sufre un proceso distinto. Los hombres que están pasando la andropausia pueden padecer depresión, cuando bajan sus niveles de testosterona, y cada hombre lo experimenta de un modo muy distinto. En el capítulo nueve, explicaré la evaluación y el tratamiento para la menopausia y la andropausia detalladamente.

PRUEBA DE LA PLACA ARTERIAL (GROSOR DE LA ÍNTIMA-MEDIA CAROTÍDEA O GIMC)

Ahora ya sabes que la salud del cerebro y la del sistema cardiovascular están íntimamente relacionadas. Si se está formando placa en tus arterias, es probable que tu cerebro se esté encogiendo. En 2014, publiqué un trabajo conjunto,[3] en el *Journal of the American College of Nutrition*, basado en los datos de mis pacientes, para demostrar que los factores de riesgo cardiovascular influyen en la función cognitiva. Los coautores de ese trabajo y yo observamos que había varios factores de riesgo cardiovascular —incluida la condición física, la ingesta de fibra en la dieta, las vitaminas B y el aceite de pescado— que influían en los resultados cognitivos. Sin lugar a dudas, el indicador de la función cognitiva más convincente fue el grosor de la íntima-media carotídea, que se determina mediante la prueba del GIMC (ver el capítulo uno). Si se está formando placa en tus arterias, tu función cognitiva se está deteriorando.

Esta prueba no es como la típica ecografía de las carótidas que se realiza en la mayor parte de los hospitales y clínicas. Un *doppler* mide el flujo sanguíneo a través de las carótidas; si la sangre circula muy rápido, significa que existe bloqueo arterial y que esa persona necesita una intervención quirúrgica. Mucho antes de que podamos detectar dicho estado con el *doppler*, es posible medir el grosor de la pared arterial con una simple ecografía. Es una prueba sin radiación ni agujas y solo se tardan diez minutos en medir la edad de las arterias. El problema es que este tipo de prueba se considera que es para controlar el envejecimiento, no para evaluar una enfermedad; por consiguiente, los seguros médicos no suelen cubrirla. La inmensa mayoría de los centros médicos no ofrecen esta prueba, pero puedes entrar en www.DrMasley.com/resources para obtener más información sobre los centros donde realizan la prueba del GIMC.

LA PRUEBA DE ESFUERZO

La prueba de esfuerzo es uno de los mejores indicativos de un mejor rendimiento cerebral y función ejecutiva. La regla de oro para la prueba de esfuerzo es medir la cantidad máxima de oxígeno que puedes quemar haciendo ejercicio hasta la extenuación, generalmente sobre una cinta de andar o bicicleta estática. El resultado recibe el nombre de VO_2max, volumen máximo de oxígeno quemado por minuto por tu peso en kilos.

Es mucho más sencillo y práctico utilizar una cinta de andar o una bicicleta elíptica de un gimnasio para medir tu nivel equivalente metabólico (MET, por sus siglas en inglés). Si vas al gimnasio, busca a algún monitor para que te haga la prueba de esfuerzo y pídele que te evalúe tu nivel máximo de MET alcanzado. La mayoría de las personas, con el entrenamiento adecuado, pueden aumentar su nivel de MET en uno o dos puntos, lo cual reducirá su riesgo de muerte por problemas cardiovasculares del 12,5 hasta el 25 %. El entrenamiento también te ayudará a mejorar tu lucidez mental y tu función cognitiva general.

En el capítulo seis, revisaré las actividades más indicadas para mejorar tu rendimiento mental, esas que realmente pueden hacer que aumente en tu cerebro el área de la memoria.

EL ESTUDIO DEL SUEÑO

A medida que te vas haciendo mayor, probablemente empieces a notar que no tienes la mente muy clara después de haber dormido poco. Sin embargo, hay otros aspectos del sueño que afectan a tu rendimiento mental, incluido cuánto tiempo pasas en el restaurador sueño profundo, como el sueño REM, y si la apnea del sueño hace que bajen tus niveles de oxígeno durante la noche. La falta de oxígeno en el cerebro puede provocar la muerte de las células cerebrales. Toda persona que se despierte durante la noche jadeando, que tenga dolor de cabeza por la mañana y que duerma durante el día necesita hacerse una **prueba de la apnea de sueño**. Pero la mayoría de los casos no son tan extremos. Los signos típicos de la apnea del sueño son tener sueño después de comer o que tu pareja te diga que dejas de respirar durante la noche. (Algunas personas con apnea del sueño roncan mucho, porque se les obstruye la respiración).

Cuando quienes no duermen bien, sea cual fuere la causa, mejoran la calidad de su sueño, experimentan una gran mejoría en su rendimiento cognitivo. Veremos mejor los temas relacionados con el sueño en el capítulo siete. Si estás pensando en hacerte algún tipo de estudio del sueño y tienes dudas, ten en cuenta que muchos de mis pacientes, antes de las pruebas, ¡ni siquiera eran conscientes de que dormían fatal!

No hace mucho, para obtener una valoración del sueño y comprobar si tenías apnea nocturna, era necesario pasar una noche en el hospital monitorizado y en observación. Pero ahora puedes utilizar un sencillo instrumento en tu propia casa. Se trata de una banda que se pone en la cabeza que puede registrar datos. (En mi clínica lo utilizamos). Si padeces apnea leve, puedes usar un dispositivo de avance mandibular —básicamente, una sofisticada férula bucal— para mantener abiertas las vías de entrada del aire durante la noche. En casos más graves, recomendamos el tratamiento con máquina de presión continua positiva en las vías respiratorias, que inyecta aire presurizado por la boca o por la nariz para mantener las vías respiratorias abiertas. Este último requiere pasar una noche en el hospital para ajustar la máquina cuidadosamente y que los niveles de presión garanticen que se mantengan abiertas las vías respiratorias.

LA PRUEBA COGNITIVA

La prueba cognitiva computarizada fue diseñada originalmente para estudios farmacéuticos que trataban casos como lesiones craneales, trastorno por déficit de atención e hiperactividad (TDAH), pérdida de memoria o párkinson. Con el aumento de las bases de datos, ahora, es posible darle muchas más aplicaciones para evaluar la función cognitiva. Podemos usar estas pruebas para evaluar la respuesta a un tratamiento y confirmar si el procesamiento mental o la memoria han mejorado. Hay muchas herramientas de este tipo: la CNS VS (página 68 y siguientes) es un ejemplo de ellas. Las clínicas especializadas en pruebas neurocognitivas suelen ofrecer este tipo de test, pero no sucede lo mismo en los centros de atención primaria. El sitio web www.brainHQ.com también ofrece pruebas cognitivas y entrenamiento cognitivo.

IMÁGENES DE LA ESTRUCTURA DEL CEREBRO

Un sencillo **escáner cerebral**, como una tomografía computarizada (TC) o una imagen por resonancia magnética (IRM), contempla su estructura, no su funcionamiento. Las imágenes obtenidas mediante estas técnicas pueden detectar coágulos en el cerebro, acumulación de líquido cefalorraquídeo y otros problemas que se pueden tratar. Estas pruebas son caras, pero si el paciente experimenta una verdadera pérdida de memoria, el precio del tratamiento y de los cuidados es tan astronómico que la mayoría de las aseguradoras cubrirán algún tipo de escáner cerebral.

Los **escáneres de la placa de amiloide** se usan principalmente para evaluar la formación de placa de beta-amiloide, que, como hemos visto, es un indicativo bastante preciso de la enfermedad de Alzheimer. Estos escáneres (que las aseguradoras no suelen pagar) se realizan desde 2013 en Estados Unidos. Intentar sacar conclusiones de una exploración de este tipo tiene sus limitaciones. Hasta la fecha, los medicamentos que bloquean la producción de amiloides no están funcionando tan bien como cabía esperar, y en algunos casos incluso son perjudiciales. La producción de amiloides para proteger el cerebro contra las infecciones se puede considerar un marcador del alzhéimer, pero no la causa de la pérdida de la memoria. Esta, incluso, puede ser una adaptación de un mecanismo de defensa del cerebro, para evitar la pérdida de su volumen y su deterioro.

IMÁGENES DE LA FUNCIÓN CEREBRAL

Las imágenes de la función cerebral revelan cómo es el funcionamiento de las neuronas del cerebro en sus diferentes regiones. Lo hacen mostrando activamente de qué forma usan la glucosa o el oxígeno. Entre estas pruebas se encuentra la tomografía por emisión de positrones (TEP) y la IRM funcional (IRMF), que pueden medir la utilización de la glucosa en regiones específicas. Asimismo, se usan radiotrazadores para detectar los cambios celulares y químicos relacionados con enfermedades específicas, como en la tomografía computarizada por emisión de fotón único (TCEFU).

La mayor parte de la comunidad médica no está dispuesta a aconsejar estos tipos de pruebas funcionales del cerebro a los pacientes que no presentan ningún problema cognitivo y las aseguradoras no suelen incluirlos en sus prestaciones. Pero hay muchas clínicas que ofrecen estos servicios, y algunas personas obtienen grandes beneficios de haber realizado esta clase de evaluaciones.

LA PRUEBA GENÉTICA

Los factores genéticos pueden aumentar el riesgo de pérdida de memoria, pero no determinan cuándo se va a producir. La mayoría de los genes son pleomórficos, es decir, los estilos de vida pueden modificar cómo llegarán a expresarse estas tendencias genéticas, si es que llegan a hacerlo. Si tu cerebro es el objetivo y tus genes el arma, tu estilo de vida es el gatillo que puede dispararla o no. Algunas pruebas genéticas no cambiarán los resultados, como la prueba para la temida enfermedad de Huntington, que no tiene cura y, por ahora, no hay una vía clara para su prevención. Pero hay otras pruebas genéticas más comunes que pueden ayudarte y existen planes de acción que deberían reducir tu riesgo.

Si tienes antecedentes familiares de demencia o estás preocupado porque notas que te está fallando la función cognitiva, deberías revisar, al menos, un par de genes. El primero es el ApoE; el segundo es el gen que se asocia a la conversión del ácido fólico en formas biológicamente activas de folato.

El ApoE

La apolipoproteína E (ApoE) es un gen que se ha asociado habitualmente a la longevidad. Es una proteína compleja del plasma que desempeña un papel importante en el metabolismo del colesterol y la inflamación. En los seres humanos hay tres formas principales de ApoE: ApoE2, ApoE3 y ApoE4. Los primeros humanos y los primates tenían todos el gen ApoE4. Hace doscientos veinte mil años se produjo una mutación y apareció el gen ApoE3, y hace ochenta mil años apareció el ApoE2. Ahora, solo un 20 % de las personas cuentan con el gen ApoE4.

Todos tenemos dos de estos genes, ya sea dos E2, E3 o E4 o una combinación de E2, E3 o E4. De los tres, actualmente el más común es el ApoE3. El genotipo ApoE2[4] se asocia a las personas que viven hasta los cien años, y el ApoE4 a las enfermedades relacionadas con la edad, incluidas las enfermedades cardiovasculares y el alzhéimer. Para aclarar los diferentes riesgos de alzhéimer basándonos en el ApoE4, habrá que tener en cuenta lo siguiente:

- Del 80 % de la población que tiene el genotipo ApoE2 o el ApoE3, el 9 % desarrolla alzhéimer.
- De los setenta y cinco millones de estadounidenses (el 20 % de la población) que tienen un gen único ApoE4 (heterocigoto para un gen), el 30 % desarrolla alzhéimer.
- De los siete millones de estadounidenses (2 o 3 % de la población) que tiene dos genes ApoE4 (homocigotos para un gen), el 90 % desarrolla alzhéimer.

Si te encuentras en el grupo del 20 % que tiene un gen ApoE4, se triplica tu riesgo de desarrollar alzhéimer. Si tienes dos genes ApoE4, tu riesgo se multiplica por quince en comparación con las personas que tienen el ApoE2 o el ApoE3. Un solo gen ApoE4 aumenta en un 42 % el riesgo de padecer enfermedades cardiovasculares, respecto a quienes no lo tienen.

Las personas con un único gen ApoE4 han aumentado sus vías inflamatorias para combatir las infecciones, pero tienen menos mecanismos de defensa para el cerebro y las arterias, así como menos mecanismos de reparación para el primero; por consiguiente, es absolutamente imprescindible que sigan un estilo de vida sano, como el que te indico aquí. (Para aquellos con el gen ApoE4, ver el capítulo diez, donde encontrarán los consejos para reducir el riesgo de declive cognitivo).

El análisis de metilación genética

La metilación es un proceso que ayuda a reparar el ADN deteriorado. Si no puedes proteger tu ADN a través de la metilación, tienes más riesgo de perder la memoria y de desarrollar cáncer y enfermedades cardiovasculares.

La enzima metilentetrahidrofolato reductasa (MTHFR) es muy importante para nuestro organismo, ya que es la responsable de la conversión del ácido fólico básico de nuestra dieta en una forma utilizable de folato denominado 5-metilentetrahidrofolato (5-MTHF). Si careces de esta enzima, tienes tendencia a producir un compuesto tóxico, la homocisteína, que es un indicador de que no tienes una buena metilación.

Hay muchos alimentos, como la harina, que están enriquecidos con ácido fólico básico, y también hay muchos suplementos. El problema es que casi el 40 % de quienes tienen un error genético y les falta justamente esta enzima especial no pueden hacer esta conversión.

El análisis genético puede aclarar si una persona tiene la capacidad de realizar esta conversión del folato. A mis pacientes siempre les recomiendo que tomen complejos vitamínicos que contengan formas activadas de folato (incluido el 5-MTHF adecuado), en lugar del ácido fólico barato. El análisis genético no parece tan importante cuando uno ya se está tratando para este problema. Si estás tomando un complejo vitamínico estándar y barato de la farmacia o del supermercado, ve con cuidado si tienes antecedentes familiares de demencia o si te estás preguntando si una mala metilación podría tener consecuencias graves para ti. Deberías hablar con tu médico sobre este análisis y sus opciones de tratamiento. (En el capítulo cinco, te explicaré cómo encontrar un complejo vitamínico con la mejor forma de folato).

Es importante que te informes sobre estas pruebas. Por lo menos, empieza por una exploración física básica, y después, según tu historial, pregúntale a tu médico si vale la pena realizar alguna de ellas.

Cualesquiera que sean los resultados que obtengas de todos esos análisis clínicos, hechos y valores, lo más importante que has de recordar es esto: controlar tu azúcar en la sangre,[5] seguir activo o empezar a estarlo, dejar de fumar, controlar el estrés, solucionar las deficiencias nutricionales y comer los alimentos adecuados, para prevenir hasta el 60 % de todas las demencias. Y como no podemos prevenir la demencia por completo —esta suele manifestarse al final de la vida—, retrasar su inicio,[6] aunque solo sea cinco años, podría reducir su prevalencia hasta casi el 50 %.

Empecemos con mi sencillo programa, la Solución Óptimo Cerebro, el plan que mejorará tu función cognitiva y evitará la pérdida de memoria en el futuro.

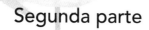

Segunda parte

LA SOLUCIÓN
ÓPTIMO CEREBRO

En la segunda parte, explicaré la Solución Óptimo Cerebro:

- Una dieta rica en alimentos que refuerzan la función cerebral.
- Nutrientes que alimentan la función cognitiva.
- Actividad física para combatir la resistencia a la insulina y aportar energía a la mente y al cuerpo.
- Controlar el estrés para calmar la mente y favorecer la concentración.

A simple vista, cada uno de estos cuatro pilares, sobre los que se basa la Solución Óptimo Cerebro, podría parecer que ya es, por sí solo, una solución inteligente para el bienestar general. Pero, por separado, no son tan eficaces como lo son todos juntos, especialmente en lo que respecta a la salud del cerebro y a la prevención de la pérdida de memoria.

Por ejemplo, puedes mejorar la calidad de tu alimentación, pero si tienes deficiencias nutricionales que desconoces, o si comes de manera saludable mientras estás sentado en tu mesa de despacho o mirando la tele, a pesar de tus intentos de comer bien no conseguirás resultados duraderos. Puede que sigas una dieta perfecta y hagas ejercicio religiosamente, pero si tus niveles de estrés son demasiado altos, lo que consigues por una parte lo pierdes por la otra. Tal vez tengas un aspecto increíble por fuera, pero por dentro no estás bien, y la salud de tu cerebro se resiente.

Esta es la razón por la que la mejor forma de mejorar la salud del cerebro es adoptar un enfoque holístico: seguir mis cuatro recomendaciones juntas. Si te parece que es demasiado para hacerlo todo a la vez, te aseguro que sí se puede.

A los científicos les gusta estudiar cada cosa por separado, como hacer un estudio sobre los suplementos de aceite de pescado o sobre una rutina de ejercicio concreta, para valorar su eficacia. En el pasado, los investigadores criticaban mis programas porque yo prefiero realizar varias intervenciones a la vez, en beneficio de mis pacientes —combinar la alimentación, los nutrientes, la gimnasia y el control del estrés—, y funciona. Uno de los beneficios demostrables del programa es que la función ejecutiva puede mejorar hasta un 25 %. Pero los investigadores que revisaron mis resultados se frustraron, porque no pudieron identificar qué aspecto de mi programa era el responsable de esa mejoría. La respuesta es que no se debió a uno en concreto, sino a la *combinación* de los cuatro pilares.

La pérdida de memoria no se debe a uno o dos factores de riesgo, sino a la combinación de entre diez y veinticinco de ellos, entre los que se encuentran la sensibilidad a la insulina, las deficiencias nutricionales, un historial de traumatismos craneales, la obesidad, la hipertensión, el tabaquismo, la diabetes, la inflamación, la depresión, la mala calidad del sueño, los problemas intestinales, la exposición a toxinas, los desequilibrios hormonales, las infecciones (como el herpes, la enfermedad de Lyme y la enfermedad causada por el virus del Zika) y valores de colesterol altos. Asimismo, nuestra capacidad para reducir estos factores de riesgo y prevenir la demencia depende de abordar el tema desde varios puntos de vista a un mismo tiempo. Numerosos estudios científicos han demostrado que centrarnos en un solo aspecto nunca será tan eficaz como tratar holísticamente a la persona.

He analizado miles de artículos científicos que revisaban una sola intervención para tratar la demencia, desde la inclusión de algún ejercicio concreto al día hasta la de algún suplemento en particular. Las conclusiones suelen ser las mismas: las estrategias en solitario, como incluir vitamina B_{12}, hacer ejercicio vigoroso, reducir los niveles de mercurio o realizar algún otro tipo de intervención, siempre han dado resultados mixtos. Algunos estudios revelaban más beneficios, mientras que otros no revelaban ninguno. Cualquiera que busque un tratamiento único eficaz para la pérdida de memoria puede descubrir que este campo de investigación es confuso, frustrante y no concluyente.

No obstante, cuando las pruebas de intervención son con *múltiples* tratamientos a la vez, los resultados son bastante distintos. Estos estudios siempre revelan grandes mejorías en la función cerebral y una reducción del declive cognitivo. El estudio FINGER de Finlandia,[1] por ejemplo, se realizó de 2009 a 2011; en él participaron más de dos mil seiscientos individuos, de entre sesenta y setenta y cinco años, que tenían factores de riesgo de enfermedades cardiovasculares o signos de declive cognitivo prematuro. En esta prueba aleatorizada, la mitad de los participantes fueron asignados al grupo de control: recibieron recomendaciones de salud generales, pero no se les pidió que realizaran ningún cambio en su estilo de vida. La otra mitad fue asignada al grupo de intervención, donde se combinaba la dieta mediterránea (comidas que se basaban en verduras con hierbas aromáticas frescas y especias; grasas saludables como el aceite de oliva, los frutos secos y las semillas, y pequeñas raciones de proteína animal, parecido a mi propuesta de la Solución Óptimo Cerebro) con el ejercicio, el entrenamiento cognitivo y la reducción del riesgo de enfermedad cardiovascular.

Los que estaban en el grupo de intervención con multiterapia mejoraron sus puntuaciones de referencia en la función cognitiva general, y se retrasó su declive cognitivo. Otro factor que animó a los investigadores fue el reducido índice de bajas en el estudio, a pesar de sus reservas iniciales sobre este asunto. Combinar varias intervenciones parecía facilitar que los participantes siguieran las pautas, quizás porque los hombres y mujeres que estaban realizando dichos cambios se encontraban cada vez mejor y se sentían motivados a seguir con esos cambios.

Para las personas que están en la primera fase del alzhéimer, ahora, existe la esperanza de que un plan de tratamiento multifuncional pueda ayudarlas a recobrar parte de la función cognitiva que han perdido. El doctor Dale Bredesen, profesor de Neurología y experto en enfermedades neurodegenerativas, ha descrito cómo un programa exhaustivo, de entre quince y veinticinco intervenciones simultáneas centradas en el estilo de vida, con suplementos nutricionales, alimentos para la función cerebral, control del azúcar en sangre, entrenamiento mental, terapias hormonales y dormir bien, puede ayudar a quienes se encuentran en una etapa temprana de la enfermedad. De los diez pacientes que aceptó en su programa, nueve mostraron mejoría cognitiva en un plazo de tres a seis meses; el único que no mejoró era un paciente con alzhéimer avanzado. Cuando empezaron con el programa del doctor Bredesen,[2] seis de los pacientes se habían visto obligados a dejar de trabajar o tenían problemas en sus trabajos. Al finalizarlo, todos regresaron a su trabajo o prosiguieron en él con un rendimiento mejorado. La mejoría fue permanente, y a los dos años y medio del tratamiento inicial, todos ellos seguían mejorando, y su éxito con otros pacientes también va en aumento.

La Asociación para el Alzhéimer, una organización global, sin ánimo de lucro, dedicada a la prevención, al cuidado y a la investigación de esta enfermedad, ha revisado los últimos estudios y avances científicos sobre las intervenciones múltiples, como hacer ejercicio físico con regularidad combinado con la prevención y el control de la diabetes y de la obesidad, y el entrenamiento cognitivo. Llegó a la conclusión de que un enfoque variado es lo que parece más prometedor[3] para reducir el riesgo de demencia y mejorar la función cerebral. La asociación también respalda elecciones alimentarias saludables para el corazón[4] y el cerebro, y recomienda la

94

dieta mediterránea (estas son recomendaciones relacionadas con los doce alimentos inteligentes que veremos en el capítulo tres).

PASO A PASO PARA CONSEGUIR QUE TU CEREBRO MEJORE: LOS PILARES

1. La **alimentación** es el primer pilar de la Solución Óptimo Cerebro. He de admitir que es mi tema favorito, puesto que me gusta la buena comida, pero también es de suma importancia para la salud del cerebro. (De hecho, los dos capítulos siguientes están dedicados a la alimentación y la dieta). Hago hincapié en añadir —más que en suprimir— alimentos beneficiosos y sabrosos. Te he facilitado las cosas para que puedas incorporar estos cambios en tu vida diaria, por ocupado que estés o quienquiera que se siente a tu mesa. Todos se beneficiarán de esta forma de comer.

2. El segundo pilar son los **nutrientes**. Tu dieta estará adaptada para mejorar tu salud cerebral, pero se pueden añadir algunos nutrientes específicos importantes para garantizar que tienes todo lo que necesitas.

3. Hacer **ejercicio** es el tercer pilar. La actividad física es buena para el corazón, pero es imprescindible cuando lo que estamos intentando prevenir es la resistencia a la insulina y queremos fomentar el crecimiento del cerebro, no su reducción. Cuando entiendas los poderosos beneficios para mejorar la cognición que tiene la actividad física y sientas sus asombrosos resultados, ¡te motivarás, y seguirás motivado!

4. El último pilar es el **control del estrés**, que es importante para conservar la salud del cerebro. Controlar el estrés previene la pérdida de memoria y mejora el rendimiento cognitivo. Ayuda a regular la hormona del estrés cortisol. Hay muchas formas agradables y sencillas de combatir el estrés, desde dormir mejor o tener relaciones con

personas que te apoyan hasta ponerte tus propios retos mentales.

Igualmente, dedico un capítulo a las toxinas, sustancias que pueden perjudicar a tu cerebro, desde riesgos medioambientales hasta peligros cotidianos a los que puedes estar expuesto; y un capítulo a las herramientas que te pueden ayudar a mejorar tu estado de ánimo, donde veremos con especial atención cómo los desequilibrios hormonales, en mujeres y hombres, pueden influir en la función cognitiva y ser corregidos. Hay un último capítulo donde expongo deliciosas recetas que puedes preparar para ti y para tus seres queridos o invitados.

Para que cualquier persona pueda usar la Solución Óptimo Cerebro, he creado tres pasos nivelados para cada uno de los cuatro pilares, desde el más sencillo hasta el más difícil:

- **Paso 1**: es esencial e innegociable para proteger tu cerebro contra la pérdida de memoria.
- **Paso 2**: refuerza el paso 1; te ayuda a conseguir los niveles óptimos de azúcar en la sangre y retrasa el declive cognitivo que se produce con el envejecimiento normal.
- **Paso 3**: se recomienda a las personas con mayor riesgo de demencia y alzhéimer.

Por ejemplo, veamos cómo funcionan los pasos con la comida. El paso 1 supone incluir ciertos alimentos en tu dieta; el paso 2 implica sustituir ciertos alimentos por los que, específicamente, te ayudarán a controlar tu azúcar en la sangre. El paso 3 aporta estrategias avanzadas, como el ayuno parcial intermitente, que no es fácil, pero es divertido, y para las personas que más necesitan controlar su azúcar es muy eficaz. Para algunos de los lectores, puede que con los dos primeros pasos baste.

Trabaja simultáneamente en los cuatro pilares, no esperes a «dominar» la alimentación antes de empezar a agregar nutrientes, hacer ejercicio y controlar tu estrés. Cada uno va a su propio ritmo. Algunos podrán asimilar los dos primeros pasos de cada pilar en cuestión de pocas semanas, pero a otros les costará más. Cuando empieces a hacer los cambios, incluso los más sencillos, estarás iniciando el proceso de salvar tu cerebro y de sentirte mejor cada día: en cuerpo, mente y alma. Esta es tu oportunidad para mejorar tu lucidez mental y proteger tu salud en los años venideros. No te lo pienses demasiado, pasa a la página siguiente y empieza.

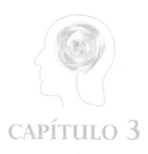

CAPÍTULO 3

Estimula tu cerebro con los 12 alimentos inteligentes

Quizás cuando eras adolescente o tenías veintitantos años rara vez cocinabas, vivías «de la tierra» pillando comida al vuelo (incluso de las ventanillas de los auto-restaurantes de comida rápida), comías en la cafetería de la residencia universitaria o te apañabas con cualquier cosa que pudieras calentar en el microondas. A pesar de haber hecho esas malas elecciones alimentarias, puede que hayas tenido suficiente energía para afrontar cualquier cosa: un examen final, una prueba deportiva o los años iniciales en un primer trabajo. Con el paso del tiempo, puede que empezaras a notar que no rendías demasiado después de comer mal. Los kilos comenzaron a acumularse alrededor de tu cintura, pero querías tener mejor aspecto y sentirte mejor. Quizás dejaste de comer comida rápida todos los días. Te dedicaste a hacer la compra. Aprendiste a utilizar la cocina. Tus conductas cambiaron y maduraron, en parte ¡porque tu cuerpo empezó a revelarse!

Recibiste un mensaje de tu cerebro, un viejo dicho que terminó siendo cierto: *eres lo que comes*. Cuando comes bien, rindes bien, mental y físicamente. Cuando comes mal, no puedes pensar bien y tu energía baja en picado.

Tanto si tu dieta actual es bastante sana como si se ha de mejorar, si quieres potenciar tu rendimiento mental y frenar la pérdida de memoria, obtendrás grandes beneficios de comer los doce alimentos inteligentes. Estos saludables alimentos para el corazón ayudan a controlar el azúcar en la sangre, que es la clave para mejorar la salud de nuestro cerebro, y pueden ser fácilmente la base para comidas y tentempiés sabrosos y nutritivos. Todos los estudios, incluidos los resultados de mi propia clínica, han revelado que estos alimentos están estrechamente relacionados con la mejoría de la función cognitiva.

PASO 1: TU OBJETIVO HA DE SER COMER ESTOS ALIMENTOS TODOS LOS DÍAS

1. Hortalizas de hoja verde.
2. Otras hortalizas (excepto patatas).
3. Marisco y pescado rico en omega 3 (o un suplemento de omega 3 de cadena larga).
4. Aceite de oliva y otros aceites saludables para cocinar.
5. Frutos secos y otras grasas saludables.
6. Frutas del bosque y cerezas.
7. Cacao y chocolate negro.
8. Fuentes de cafeína (té verde y café).
9. Vino tinto.
10. Hierbas aromáticas y especias.
11. Legumbres.
12. Fermentados.

Lo ideal sería que consumieras todos estos productos a diario, pero puede que tengas buenas razones para prescindir de algunos de ellos. Quizás eres alérgico a los productos lácteos o a los frutos secos, o no toleres bien las legumbres. O no soportas el sabor ni el olor del salmón salvaje ni de las sardinas. A lo mejor no te gusta el café ni bebes alcohol. La cuestión es que no necesariamente has de comer alguno de los alimentos de cada grupo todos los días, pero debes intentar **comer la mayor cantidad posible de ellos, a la vez que no solo disfrutas haciéndolo, sino que de forma realista ves que los puedes incluir en tu estilo de vida.**

1. Hortalizas de hoja verde

Si quieres rejuvenecer tu cerebro, come verduras de hoja verde (espinacas, col kale, brócoli, coles de Bruselas, acelgas...).

Si consumes **una taza de hortalizas de hoja verde cada día**, fisiológicamente, rejuvenecerás un promedio de once años respecto a las personas que no consumen estos alimentos. Estas deliciosas verduras son ricas en fibra, vitamina K, folato, potasio, flavonoides (compuestos antioxidantes y antiinflamatorios) y carotenoides (valiosos pigmentos vegetales). Reducen la inflamación de todo nuestro organismo, y puesto que aportan fibra con poco o ningún azúcar, mejoran el control del azúcar en la sangre. Las hortalizas de hoja verde son estupendas para el cerebro, las arterias, los huesos y la cintura.

Las plantas crean pigmentos (compuestos químicos que se caracterizan por sus colores específicos), en parte, para protegerse de los perjudiciales rayos ultravioleta del sol. Cuando consumimos estos pigmentos, nos ofrecen sus propiedades protectoras que ayudan a reducir el proceso bioquímico de la oxidación (que es lo que genera el envejecimiento) en el interior de nuestras células.

2. Otras hortalizas (excepto las patatas)

Además de las verduras, hay otras hortalizas, de todos los colores, que tienen muchos pigmentos protectores (concretamente, la remolacha, rica en nitratos, la zanahoria, el hinojo, la alcachofa, los pimientos de todos los colores, los tomates rojos y amarillos, la calabaza violín* y otras). Comer más de este tipo de hortalizas retrasa el envejecimiento celular (incluidas las células del cerebro), mejora la presión arterial, regula el colesterol y el azúcar, disminuye el riesgo de cáncer y mejora la función gastrointestinal. También son buenas para la piel y los huesos. Procura **consumir, al menos, tres tazas de hortalizas** al día. (Las recetas del capítulo diez te lo pondrán fácil).

Los *nitratos* vegetales se convierten en *nitritos*, que forman óxido nítrico, el regulador que controla la circulación sanguínea y la inflamación de las arterias. Así que las hortalizas ricas en nitratos mejoran la presión y la circulación sanguínea, favorecen el rendimiento aeróbico en el deporte y aumentan el riego sanguíneo en el neocórtex, que potencia la función cognitiva. Entre las hortalizas especialmente ricas en nitratos tenemos la remolacha, la rúcula (o ruqueta), las espinacas, el apio y la mayor parte de las lechugas. (Nota importante sobre terminología: los nitratos de origen vegetal no son lo mismo que las nitrosaminas, a las que se suele llamar nitratos y que se usan como conservantes, en la fabricación de los embutidos y el beicon. En el capítulo ocho, explicaré que las nitrosaminas son toxinas que pueden provocar cáncer y alzhéimer, así que no te confundas).

Los batidos de verduras recién hechos se han puesto de moda, pero si se preparan con frutas (o con azúcar añadido), no son buenas opciones. Los batidos verdes de alta calidad, elaborados con hortalizas orgánicas puras, son una buena fuente de vitaminas y minerales, pero es mejor que se utilicen las verduras enteras, porque tienen más contenido en fibra. Los zumos frescos recién preparados tienen un valor nutritivo superior que los envasados (pueden haber transcurrido semanas o meses desde su elaboración). Consume solo batidos recién hechos de hortalizas, pero no los consideres como un sustituto de comer verduras enteras.

---

* *Curcubita moschata* en Estados Unidos se conoce como *butternut*; en España también se conoce como calabaza cacahuete o de cuello largo (N. de la T).

La remolacha favorece la circulación sanguínea (en más de una forma)

Afrodita, la diosa griega del amor, comía remolacha para estar más bella y ser más atractiva sexualmente, de ahí su fama de afrodisíaca. Los romanos pensaban lo mismo y la comían antes de la batalla y de entrar en el dormitorio. (Incluso representaron remolachas en los frescos que decoraban las paredes de un burdel de Pompeya). Hay algo más que mito y leyenda detrás del secreto del potente poder de la remolacha: hay ciencia. La remolacha es una fuente especialmente rica de nitratos, y es excelente para mejorar la presión y la circulación sanguíneas, incluido el importantísimo riego sanguíneo que se necesita para la función eréctil. Se la recomiendo a mis pacientes para que mejore su presión arterial y su función sexual.

Los atletas inteligentes, especialmente los corredores y ciclistas de élite, toman bebidas con extracto de remolacha para mejorar su rendimiento aeróbico. En el futuro, ¡el zumo y el extracto de remolacha podrían eclipsar a las populares bebidas para deportistas en las competiciones de alto nivel! A las personas normales, el zumo de remolacha les aporta más azúcar del que necesitan; para ellas, es mejor comer remolacha o tomar extractos más caros que no contengan azúcar.

En cuanto a la función cerebral, las novedades son más que prometedoras. La remolacha incrementa el riego sanguíneo en el neocórtex y tiene el potencial de compensar los efectos de las situaciones estresantes, que bloquean el riego hacia el cerebro medio, el centro de la supervivencia. En un estudio realizado en Australia,[1] los investigadores eligieron al azar a cuarenta personas, hombres y mujeres, para formar un grupo que consumiera un placebo y uno que consumiera zumo de remolacha con 5,5 mmol de nitrato. Los que estaban en el grupo que tomaba nitrato experimentaron un notable aumento del riego sanguíneo en el cerebro y mejoró moderadamente su rendimiento cognitivo.

Como han venido recomendando varias generaciones de madres, ¡cómete la remolacha! Hazlas asadas y revueltas con espinacas frescas, un poco de queso de cabra orgánico y nueces. (Ver la receta en la página 401).

3. Pescado y marisco rico en omega 3 (o un suplemento de omega 3 de cadena larga)

Durante más de cien mil años, los seres humanos han comido pescado y marisco de agua fría de ríos, lagos y mares. El pescado, el marisco y las algas de agua fría han formado parte de nuestra alimentación por su aporte de nutrientes y proteínas. Un nutriente característico que solo se encuentra en estos alimentos y en el plancton que estos consumen son los ácidos grasos omega 3 de cadena larga. Los estudios con humanos han revelado que una mayor ingesta de dichos ácidos coincide[2] con una mejor función cerebral, menor riesgo de demencia, niveles bajos de beta-amiloides, mayor volumen total del cerebro y del hipocampo, y puntuaciones bajas del GIMC. De acuerdo con estas evidencias, te recomiendo que comas **140 g de pescado o marisco, rico en omega 3, al menos dos veces a la semana o que tomes un suplemento de aceite de pescado de alta calidad.** Yo como un mínimo de dos o tres raciones de salmón salvaje o sardinas a la semana, y además tomo 1.000 mg de ácido eicosapentaenoico (EPA) y docosahexaeonico (DHA) a diario. (Para más información sobre los suplementos de aceite de pescado, ver el capítulo cinco).

Los peces, igual que las personas, no pueden producir ácidos grasos omega 3 por sí mismos, pero las algas y el plancton sí. Estos últimos fabrican estas grasas sumamente flexibles para que sus paredes celulares no se endurezcan cuando queden expuestas al agua fría. Los mejillones, las ostras y los crustáceos comen plancton y almacenan más ácidos grasos omega 3, los peces pequeños comen pequeños crustáceos, los peces de mayor tamaño comen peces más pequeños, y así consiguen estos ácidos grasos. Por lo general, cuanto más fría es el agua en la que vive el pez y más arriba se encuentre su especie en la cadena alimentaria, mayor será su contenido en omega 3.

Hay diversos tipos de ácidos grasos omega 3, que se caracterizan por la longitud de su «cadena» molecular: cortos, medios o largos. Los omega 3 de cadena media proceden de las plantas terrestres y son diferentes de los omega 3 del pescado de agua fría, aunque muchas veces son comercializados como si fueran el mismo producto. Las fuentes de omega 3 de cadena media, como las semillas de lino, los productos de soja y las nueces, son saludables, pero no tienen las mismas propiedades antiinflamatorias y no ayudan a prevenir las arritmias cardiacas. Tampoco se concentran en el cerebro, como lo hacen los omega 3 de cadena larga. Esto último es de vital importancia para la salud del cerebro.

El principal componente del cerebro es la grasa, y casi el 40 % de esta se encuentra en forma de ácidos grasos omega 3 de cadena larga. La mayoría de los investigadores calculan que podemos convertir del 2 al 7 % de los omega 3 de cadena media en diversos tipos de omega 3 de cadena larga, pero eso ni siquiera cubre los mínimos recomendados. La mayoría de los beneficios para la salud relacionados con los ácidos grasos omega 3 proceden únicamente de dos fuentes de cadena larga.

Los ácidos grasos omega 3 de cadena larga más estudiados e importantes son el DHA y el EPA. El DHA cuenta con más propiedades antiinflamatorias y para bajar los triglicéridos que el EPA, pero ambos son buenos y se encuentran en el aceite de pescado natural.

Si eres vegetariano y no comes marisco o pescado, las algas tienen los mismos ácidos grasos omega 3 de cadena larga. Tendrás que comer ensalada de algas varias veces a la semana, o alguna otra fuente de DHA, para satisfacer tus necesidades de este tipo de aceite esencial.

Si eliges un suplemento, en lugar de comer pescado y marisco, para obtener omega 3, deberías tener en cuenta que la mayoría de los estudios revelan que comer pescado regularmente aporta más beneficios que tomar solo suplementos, aunque se desconoce la razón. Podría ser debido a que el pescado aporta proteínas y otros minerales importantes, como el selenio, o que la calidad del suplemento sea inferior a los ácidos grasos omega 3 del pescado.

En el capítulo cinco, hablaré más sobre cómo elegir un suplemento de aceite de pescado, entre la gran oferta que hay en el mercado, y sobre cómo elegir un suplemento con la proporción correcta de DHA respecto al EPA. Gran parte de los productos que se comercializan masivamente y se venden en parafarmacias o en grandes superficies están rancios (lo cual los convierte en productos ilegales en la mayor parte de los países europeos) y pueden ser perjudiciales para la salud. En múltiples estudios clínicos aleatorizados, los suplementos puros y de alta calidad[3] han demostrado sus beneficios en personas que padecen deterioro cognitivo leve y enfermedades cardiacas. (En lo que respecta al aceite de pescado —y al resto de los suplementos—, quiero hacer hincapié en que la calidad importa).

Por último, el tipo de pescado que comes también importa. La cantidad total no es tan importante como la variedad del pescado. **Elige pescado azul de agua fría para conseguir la máxima cantidad de ácidos grasos omega 3 de cadena larga**: salmón y sardinas, en lugar de pescado blanco como el bacalao, el mero y la tilapia. No tienen nada de malo estas variedades si proceden de una pesca responsable, pero en lo que respecta a contenido en omega 3, el pescado azul de agua fría es superior. Los que han sido pescados en el mar suelen contener más omega 3 que los criados en piscifactorías, y no debemos preocuparnos tanto por el mercurio y los pesticidas. (Referente al tema del pescado y el mercurio, que es una toxina para el cerebro, ver el capítulo ocho). Además de los ya mencionados, otras excelentes fuentes de omega 3 son el arenque, las anchoas, los mejillones, las ostras, el lenguado o platija y la trucha.

Si estás buscando otra buena razón para servir pescado a tu familia, especialmente a tus hijos o nietos, recuerda esto: tanto adultos como niños experimentan beneficios cognitivos del consumo de ácidos grasos omega 3 de cadena larga. Cuanto más bajo sea el nivel de estos aceites esenciales en la sangre de los niños, más se beneficiarán de su consumo, y los niños parecen beneficiarse[4] más de ellos que los adultos. Nunca es demasiado pronto para empezar a proteger el cerebro.

4. Aceite de oliva y otros aceites saludables para cocinar

El aceite de oliva

Hace miles de años que el aceite de oliva es una estrella culinaria, que añade un sabor irresistible a la comida. Es uno de los ingredientes básicos de la dieta mediterránea —es famoso por reducir el riesgo de enfermedades cardiovasculares e ictus y mejorar los valores de colesterol— y, por si fuera poco, tiene muchos antioxidantes y compuestos antiinflamatorios. La mayoría de las personas han oído hablar de sus saludables atributos, pero también se ha podido demostrar que quienes consumen más aceite de oliva tienen índices más bajos de declive cognitivo y gozan de una mejor función cerebral. Por esta razón, **recomiendo una o más cucharadas de aceite de oliva virgen extra al día.**

En el elogiado estudio Predimed-Navarra,[5] realizado en España, se compararon los beneficios para la salud de una dieta estándar baja en grasas con los de una dieta estilo mediterráneo, en la que se incluían dosis generosas de aceite de oliva (y se consideró concluyente). Fue diseñado para valorar el efecto de estas dietas en las enfermedades cardiovasculares. El ensayo aleatorizado evaluó la función cognitiva de quinientos veintidós participantes con el MMSE y un test de dibujo. Los participantes que siguieron la dieta mediterránea no solo tuvieron menos ataques al corazón e ictus, sino que experimentaron una mejoría en su salud mental. Después de seis años y medio de seguimiento, hubo más participantes de los que seguían la dieta baja en grasas que desarrollaron deterioro cognitivo leve y demencia que entre los del grupo que consumía aceite de oliva. Además, los que consumieron aceite de oliva extra obtuvieron puntuaciones cognitivas más altas que los que seguían la dieta baja en grasas.

Al igual que otros alimentos que cuentan con una merecida reputación por sus beneficios para la salud, el aceite de oliva se ha hecho tan popular que, ahora, el mercado se ha inundado de tal gama de opciones que puede llegar a confundirnos (muchas de ellas ni siquiera se parecen al auténtico aceite de oliva, que es la esencia de la verdadera dieta mediterránea). Quizás el mayor problema de los últimos tiempos sea que los distribuidores lo están diluyendo o adulterando con aceites menos saludables, como el de colza o de soja. Asegúrate de que compras tu aceite de oliva en un comercio de confianza.

El tipo de **aceite de oliva** más nutritivo es el **virgen extra**, el que se obtiene de la presión en frío inicial de las aceitunas, sin usar calor o sustancias químicas perjudiciales. El **aceite de oliva virgen** se obtiene de la segunda presión de las aceitunas. El **aceite de oliva corriente** procesado —que no incluye en su etiqueta las denominaciones *virgen extra* o *virgen*— puede que se elabore mediante calor o sustancias químicas, que ayudan a extraer más aceite de las aceitunas y que son procesos que suelen dañar el producto. Esta es la razón por la que se recomienda el aceite de oliva virgen extra.

El aceite de oliva de buena calidad no es barato, pero vale la pena. No obstante, si lo vas a usar para cocinar, observa cuál es el punto en el que empieza a humear: esa es la temperatura en la que el sabor y los nutrientes comienzan a degradarse. Los aceites deteriorados por el calor se pueden oxidar y resultar inflamatorios, lo cual los privaría de todas sus propiedades saludables inherentes. El punto de humeo del aceite de oliva virgen extra es de 204 °C, en general, demasiado bajo para la mayor parte de lo que se hace en la cocina, que se suele preparar a una temperatura media-alta (218-246 °C). El aceite de oliva virgen tolera el fuego medio-alto y es una buena opción para cocinar la mayoría de los platos. Lo difícil es encontrar auténtico aceite de oliva virgen, puesto que la mayoría de los establecimientos solo venden aceite de oliva procesado normal.

Yo uso aceite de oliva virgen extra para las ensaladas, aliños y platos que se cocinan a fuego lento. Cocino el pescado y las verduras con aceite de oliva virgen, a fuego medio, no más. Otra opción es usar un aceite que resista bien el calor, como el de aguacate, para la primera cocción; luego se puede bajar el fuego al mínimo y añadir aceite de oliva virgen extra, que le aportará sabor y nutrientes.

Otros aceites saludables para cocinar

Como he indicado, me he pasado al **aceite de aguacate**, para cocinar la mayor parte de los platos que se han de hacer a fuego medio-alto o a fuego alto, porque ayuda a conseguir el efecto marcado en la proteína y las verduras. Tiene un agradable sabor neutro y un punto de humeo alto de 271 °C. Aporta muchas grasas monoinsaturadas saludables y está libre de pesticidas, a diferencia de muchos aceites de semillas o de cereales.

Los **aceites de frutos secos** son otra buena opción para cocinar. A mí personalmente, me gusta cocinar con **aceite de almendras** (punto de humeo: 221 °C) y aceite de **nueces pacanas** (punto de humeo: 243 °C); los dos tienen un ligero sabor a frutos secos. (Para más información sobre grasas y aceites para cocinar, ver mi sitio web, www.DrMasley.com). Como parte del programa la Solución Óptimo Cerebro, puedes consumir sin riesgo **una cucharada al día de aceite para cocinar resistente al calor**, además del aceite de oliva.

Se ha divulgado el mito de que el aceite de coco es estupendo para cocinar a fuego alto, pero lo cierto es que esta grasa —que puede estar indicada para la salud del cerebro— tiene un punto de humeo relativamente bajo de 176 °C (para cocinar a fuego medio-bajo). Si se supera esa temperatura, se estropean sus delicados ácidos grasos y se convierte en un aceite parcialmente hidrogenado: el peor de todos los aceites para cocinar. La realidad científica es que el aceite de coco no debería superar la temperatura media-baja.

Los aceites parcialmente hidrogenados fueron diseñados por la industria alimentaria para alargar la vida de sus productos, pero si los consumes, estos acortarán la tuya. Durante años, han estado presentes en casi todo lo que comíamos (como la antigua margarina, la grasa alimentaria Crisco y otros similares). Todavía se suelen encontrar en los alimentos procesados y en la bollería industrial. El consumo de grasas parcialmente hidrogenadas empeora la resistencia a la insulina y el perfil lipídico, incrementa el riesgo de cáncer y acelera la pérdida de memoria. Evítalas.

5. Frutos secos y otras grasas saludables

Los frutos secos han vuelto. Después de años huyendo de los frutos secos, mientras hacíamos todo lo posible por no comer grasas, hemos reivindicado su papel como grasa dietética saludable. Casi todos los estudios que han evaluado el efecto de los frutos secos sobre la salud han dado resultados positivos. Reducen el colesterol y el azúcar, sacian y, por consiguiente, ayudan a adelgazar. Un estudio demostró que comer 60 g de almendras antes de cenar (un par de puñados) reducía el apetito y ayudaba a ingerir menos calorías; los participantes a los que se les pidió que comieran más almendras adelgazaron más que los que no las consumieron. Es un mito que los frutos secos «engordan»; tienen esa reputación porque no son un alimento bajo en calorías, pero su propiedad de calmar el apetito, sumada a sus múltiples beneficios para la salud, hace que valga la pena consumir esas calorías.

En el estudio de referencia Predimed-Navarra (citado en la página 107) se hizo un seguimiento de los participantes, a los cuales se asignó aleatoriamente que consumieran aceite de oliva extra o más frutos secos, o bien que hicieran una dieta baja en grasas. Los que comieron 60 g o más de frutos secos (o aceite de oliva) durante seis años y medio tuvieron menos ataques al corazón e ictus, menor incidencia de deterioro cognitivo leve y demencia, y mejor puntuación en los test cognitivos que los que hicieron la dieta baja en grasas. Los frutos secos son ricos en fibra y grasas inteligentes. Puesto que el 60 % del cerebro está compuesto por grasa, has de ingerir grasas saludables para alimentarlo, y los frutos secos son una de las mejores opciones para hacerlo.

Tómalos como tentempié o trocéalos y ponlos en las ensaladas. Échales mantequilla de frutos secos, como la mantequilla de almendras, a los batidos, y usa almendra laminada para adornar diversos platos. Dan sabor y aportan una agradable textura crujiente y una poderosa carga de nutrientes en cada ración. Procura tomar **uno o dos puñados** (30 o 60 g) **de frutos secos** al día. Mis favoritos, cuyas propiedades han sido probadas, son **las almendras, los pistachos, las nueces pecanas, las avellanas, las nueces** y **las nueces de macadamia**. (Aquí no encontrarás los cacahuetes, porque estos son una legumbre —técnicamente no son un fruto seco— y cada gramo es más rico en ácidos grasos omega 6 que frutos secos, como las almendras. Además, para las personas que sufren alergias alimentarias, los cacahuetes están entre los primeros de la lista de alérgenos. Para quienes comen suficientes ácidos grasos omega 3 de cadena larga, los cacahuetes pueden ser un tentempié saludable y satisfactorio, pero no tienen las propiedades para la cognición que tienen los frutos secos).

En un estudio con doscientos setenta y tres estudiantes sanos de la Universidad Andrews de Míchigan, los investigadores evaluaron el efecto de comer nueces a diario durante ocho semanas. Los estudiantes comieron pan de plátano con o sin nueces;[6] en el grupo que consumió nueces se observó una leve mejoría a corto plazo en su capacidad de razonamiento, aunque no se observó ninguna en su memoria. Escogieron nueces para el experimento porque estas tienen un alto contenido en ácido alfa-linolénico (uno de los componentes esenciales de los cuales se forman los ácidos grasos omega 3), fibra, folato, vitamina E y polifenoles antioxidantes. Los autores de dicho estudio creen que las personas con deterioro cognitivo podrían beneficiarse aún más que los estudiantes, aunque esto todavía no ha sido estudiado ni confirmado.

Los aguacates son otro de mis alimentos ricos en grasa favoritos. Tienen mucha fibra, potasio y grasas monoinsaturadas, y un delicado sabor. Cómelos varias veces a la semana a rodajas en las ensaladas. Prueba a combinar trozos de aguacate con garbanzos, pepino, tomate y langostinos, aderezados con aceite de oliva y zumo de limón, para conseguir un refrescante y sustancioso almuerzo o cena. (Ver las recetas del capítulo diez, para más formas de incorporar grasas saludables en tus almuerzos y tentempiés).

6. Frutos del bosque y cerezas

Hay muchos flavonoides, pero, especialmente, muchos pigmentos vegetales (antocianinas) azules, púrpuras y rojos, que se asocian al incremento del flujo de sangre al cerebro y reducen el declive cognitivo. Los frutos del bosque y las cerezas son ricos en flavonoides y en fibra. Calman el antojo de dulce, pero sin el efecto perjudicial de subir el nivel de azúcar en la sangre; además, reducen la oxidación y la inflamación.

Los arándanos negros, concretamente, se ha demostrado que favorecen la cognición y retrasan el declive cognitivo. Incluir arándanos negros en la alimentación infantil[7] mejora la memoria y la capacidad de procesamiento, y los adultos mayores mostraron mejoría[8] en su función cognitiva después de comer arándanos negros a diario durante doce semanas. Los científicos han intentado descubrir el mecanismo de los frutos del bosque que hace que mejore la función cerebral. Además de sus evidentes propiedades antioxidantes y antiinflamatorias, se ha comprobado que los arándanos negros[9] reducen la producción de beta-amiloide, la proteína que se asocia con la enfermedad de Alzheimer.

Toma de media taza o una entera de frutos del bosque al día. Los frescos son deliciosos, cuando son de temporada, pero congelados son muy prácticos y tienen las mismas propiedades.

7. Cacao y chocolate negro

Otra deliciosa fuente de flavonoides dietéticos es el cacao y el chocolate negro. Con una imagen cerebral por IRM funcional, podemos ver realmente cómo tomar cacao mejora[10] el riego sanguíneo en el cerebro, concretamente en el centro de la memoria: el hipocampo.

Hace años que recomiendo **tomar cacao o chocolate negro a diario**, puesto que mejora la presión arterial y la sensibilidad a la insulina, a la vez que reduce la oxidación del colesterol en la placa arterial. Investigaciones recientes han demostrado que tomar cacao a diario durante ocho semanas[11] mejoraba los resultados de las pruebas cognitivas en los mayores, especialmente de los que ya padecían declive cognitivo prematuro. Los participantes de estos estudios tomaron casi una taza de chocolate sin edulcorar al día. (Si no puedes tomar el cacao sin edulcorarlo aunque solo sea un poco, añádele estevia o xilitol).

El cacao negro no procesado[12] contiene hasta un 10 % de su peso en flavonoides. Advertencia sobre el chocolate elaborado mediante el proceso holandés (un tipo de procesamiento químico que emplean los fabricantes para reducir la aspereza o la acidez del cacao), porque disminuye su contenido en flavonoides. En los estudios sobre los beneficios del cacao para la función cerebral, se seleccionaron cuidadosamente marcas que contuvieran, al menos, de 375 a 500 mg de flavonoides de cacao por ración, aunque dosis más pequeñas también aportaban algunos beneficios. (Busca marcas que estén etiquetadas como «natural» o «no alcalinizado» para asegurarte de que contiene la máxima cantidad de flavonoides).

Cuando tengas que comprar un chocolate por sus beneficios para el cerebro, no te confundas entre el chocolate con leche y el negro. Un chocolate ha de contener, al menos, del 70 al 80 % de cacao para ser considerado lo que yo llamo chocolate negro. Aunque a algunas personas les preocupe que consumir chocolate pueda desestabilizar el azúcar en la sangre, por lo menos en el Estudio de la Salud de los Médicos[13] (en el que participaron más de dieciocho mil médicos y dentistas, durante más de nueve años) se descubrió que comer más chocolate negro reducía el riesgo de padecer diabetes; por consiguiente, el chocolate negro tiene algo que regula el azúcar y la insulina.

Una cucharada de cacao en polvo negro y no procesado solo tiene doce calorías. A continuación menciono algunas de las formas en que tomo mi dosis diaria de chocolate para mejorar la salud de mi cerebro. Recomiendo **de 30 a 60 g de chocolate negro o dos cucharadas de cacao en polvo negro y no procesado al día.**

- Echa una cucharada de cacao en polvo a tus dos tazas de café matinales. Esta es mi versión del café moca para el desayuno.
- Echa una cucharada de cacao en polvo a tus batidos. Los frutos del bosque congelados, la leche de almendras, el kéfir, la proteína y el cacao en polvo son ingredientes extraordinarios para un batido y para tu cerebro. (Ver la receta para el batido básico en la página 354).
- Consume de 30 a 60 g de chocolate negro después de cenar.
- Funde el chocolate negro y baña los frutos del bosque, rodajas de pera u otras frutas y frutos secos con el chocolate fundido, déjalo enfriar y a disfrutar. (Ver la receta en la página 408).

Estimula tu cerebro con los 12 alimentos inteligentes

Para obtener los beneficios de comer chocolate negro, no cacao en polvo, observados en los estudios sobre la función cognitiva, has de tomar, como mínimo, de 30 a 60 g, aproximadamente la mitad de una tableta de chocolate típica. Pero si te gusta el chocolate negro, no está mal, ¿no te parece?

8. Fuentes de cafeína (té verde y café)

En la última década los investigadores han llegado a la conclusión de que el consumo de cafeína del café y del té no es nocivo, si no se exceden los 200 mg en una toma (unas dos tazas y media de café) o 400 mg diarios (unas cuatro o cinco tazas de café en el transcurso del día). Nota: en esta sección, me refiero a tazas de café o de té de 240 ml, no a las más pequeñas, ni a un expreso doble de tu cafetería habitual).

Las fuentes de cafeína (té y café, así como las tabletas de cafeína) tienen varios efectos positivos sobre el cerebro de las personas sanas. La cafeína favorece el procesamiento de la información,[14] el estado de alerta y la concentración, y en algunas personas tiene el efecto de mejorar su estado de ánimo y controlar su depresión. Asimismo, potencia el efecto de los fármacos que se utilizan para las migrañas. El consumo regular de café o cafeína durante toda la vida se ha asociado a una menor incidencia de declive cognitivo y menor riesgo de desarrollar enfermedades como el párkinson o el alzhéimer. Sin embargo, para quienes ya padecen un deterioro cognitivo leve, introducir una tableta de cafeína en su dieta casi no tendrá ningún beneficio, lo que significa que la cafeína no es útil para las personas que se encuentran en esta situación de pérdida de memoria precoz. Según parece, el consumo a largo plazo tiene un efecto protector, pero sus efectos no son inmediatos.

El café

Aunque la mayoría de los estudios han demostrado que el café es bueno para el cerebro, existen ideas contrapuestas respecto a

115

cuál es la dosis ideal y acerca de si los beneficios proceden de la cafeína o de los pigmentos flavonoides del café. Cuando los investigadores analizaron varios estudios, en los que participaron un total de treinta y cuatro mil personas, para comprobar si tomar café influía en los trastornos cognitivos (deterioro cognitivo leve, alzhéimer y demencia), observaron una relación de curva en J[15] entre el consumo de café y el riesgo de padecer pérdida de memoria. En la curva en J, el riesgo más bajo era para las personas que tomaban una o dos tazas al día, que era mejor que las que no tomaban nada o las que tomaban más. Y en Japón, en un estudio[16] con más de veintitrés mil adultos, mayores de sesenta y cinco años, se observó que entre los que tomaban de dos a cuatro tazas de café al día había menor incidencia de demencia en fase avanzada, un 20 o un 30 % menos.

Varios estudios han revelado que las mujeres padecen menor declive cognitivo[17] que los hombres, como consecuencia de consumir café. (Incluso el café descafeinado[18] ha demostrado mejorar la función cognitiva y el estado de ánimo en los hombres y en las mujeres, así que una taza de café descafeinado también tiene algunos beneficios). Si te gusta el café,[19] adelante, disfrútalo: **unas dos tazas al día es la cantidad correcta.**

Si también tomas té, no tomes más de dos tazas de café al día y dos de té, salvo que las bebidas adicionales sean descafeinadas. (Si te preocupa el nerviosismo que puede provocar la cafeína y te preguntas por qué el café a cada persona le afecta de un modo distinto, consulta el recuadro «La agitación que provoca la cafeína. ¿Es buena para ti?», en la página 118).

El té

Por fantástico que nos pueda parecer que la ciencia asocie el café con propiedades favorables para el cerebro, las propiedades del té son mucho más prometedoras. El té aporta flavonoides, cafeína y L-teanina, un aminoácido que favorece la cognición. Con el paso del tiempo, las personas que beben té regularmente padecen menos declive cognitivo que las que no lo toman, y como sucede con el café, las mujeres parecen beneficiarse más que los hombres.

La L-teanina del té, en particular, tiene propiedades especiales para la cognición. En cápsulas, se ha comprobado que mejora la función mental y tiene un efecto calmante, no provoca el nerviosismo que algunas personas experimentan con la cafeína. Los monjes han tomado té durante miles de años, para meditar sin perder la concentración y tener mayor claridad mental. En un estudio, los investigadores mezclaron 97 mg de L-teanina[20] con 40 mg de cafeína en una píldora, y se la suministraron a un grupo de participantes, mientras que el otro grupo recibió un placebo. Los que tomaron la mezcla experimentaron una significativa mejoría en su lucidez mental durante los cambios de tareas, mejoró su estado de atención y, según su propia valoración, estaban menos cansados.

Conseguir esta dosis de cafeína debería ser fácil, pues una taza de té típica contiene de 25 a 35 mg y una de café, 60 mg. Lo difícil puede ser conseguir esta cantidad (cerca de 100 mg) de L-teanina sin tomar ningún suplemento. **Dos tazas de té verde matcha** aportarían dicha dosis, pues el matcha tiene 46 mg de L-teanina por taza. Has de tomar casi **cuatro tazas de té negro** (que tiene 25 mg por taza) para conseguir la dosis correcta. Con el **té verde normal**, sería difícil conseguirlo, puesto que solo tiene 8 mg de L-teanina por taza, así que tendrías que tomar más de doce tazas para notar los beneficios de este aminoácido. El problema con el té verde es que en la infusión pierde la mayor parte de su capacidad antioxidante y la L-teanina, cuando tiramos la bolsita de té. El té verde matcha no solo se cultiva tradicionalmente a la sombra, sino que es molido a la piedra hasta pulverizarlo; esto permite que sus antioxidantes y L-teanina se disuelvan mejor en el agua del té.

Si vas a tomar té verde en lugar de café, elige el matcha para obtener el 500 % más de los beneficios de sus antioxidantes y L-teanina. El matcha tiene casi la misma cantidad de cafeína que otros tés, pero eso supone solo unos 25-30 mg, la mitad de lo que se encuentra en una taza de café normal.

Si prefieres no tomar cafeína, consumir té descafeinado (que tiene L-teanina) y café descafeinado (que tiene pigmentos flavonoides) también tiene sus beneficios, pues sus propiedades solo están parcialmente relacionadas con la cafeína. Por desgracia, si eres bebedor habitual de las infusiones de hierbas, sus beneficios en cuanto a la función cognitiva o como prevención de la pérdida de memoria son desconocidos hasta la fecha. No obstante, hay muchas infusiones de hierbas que tienen propiedades antioxidantes o antiinflamatorias, y su consumo, probablemente, ayudará a reducir el riesgo de cualquier forma de enfermedad neurodegenerativa, incluido el alzhéimer.

La agitación que provoca la cafeína. ¿Es buena para ti?

¿Te has de tomar dos tazas de café antes de calentar motores o con una te basta? Cada persona metaboliza la cafeína de un modo distinto. Aproximadamente, la mitad de la población la metaboliza «rápido», lo que indica que su nivel de cafeína en la sangre desciende espontáneamente después de haber tomado su café o su té. La otra mitad la metaboliza «lento»; eso significa que sus niveles de cafeína suben y permanecen altos más tiempo tras el consumo. La forma en que cada persona descompone la cafeína es una característica genética y se puede medir con un test genético; otra forma de averiguarlo es simplemente observar cómo te afecta el café o el té. (Me gusta el café y doy gracias por ser un metabolizador rápido).

Cuando los científicos estudiaron el efecto del consumo de cafeína en el riesgo de enfermedades cardiacas, observaron que, en general, las personas que consumían de cero a tres tazas de café al día no tenían riesgo de enfermedad cardiovascular, pero en las que consumían cuatro tazas o más, aumentaba su riesgo al 30 %. No obstante, cuando realizaron el control del análisis de metabolismo de la cafeína, los resultados fueron muy distintos. Los que metabolizaban rápido y consumían una o dos tazas al día tenían menos riesgo de padecer alguna enfermedad cardiovascular que los que no tomaban café. (Los pigmentos flavonoides del café son buenos para ti). Tenían que tomar más de cuatro tazas para que se pudiera percibir alguna señal de pequeño riesgo. Los que metabolizaban rápido y tomaban de dos a cuatro tazas al día, controlaban mejor su presión arterial y azúcar en la sangre que los que no tomaban café.

Los resultados de los que metabolizaban lento[21] son sorprendentes, pues los picos de cafeína en la sangre persistentes son un motivo para preocuparse. Los que toman cuatro o más tazas de café al día tienen un 400 % más de riesgo de padecer algún problema cardiovascular. A estas personas les basta con una o dos tazas al día, pero es evidente que no deben tomar más de dos. No solo se incrementa su riesgo cardiovascular, sino que el café que toman de más hace que les suba la presión y el azúcar.

Las bebidas con cafeína pueden trastocar el sueño y provocar insomnio, especialmente a este tipo de personas. Puede aumentar la ansiedad en los individuos hipersensibles. Si la cafeína te altera el sueño o te genera ansiedad, evítala. La cafeína parece que no crea la dependencia clásica, aunque algunas personas tienen dolor de cabeza durante varios días cuando dejan de tomarla de pronto, que se parecerá bastante a una migraña intensa. Si sueles tomar café o té y quieres saber cómo te va cuando no lo tomas, te aconsejo que lo dejes gradualmente, en el plazo de un par de semanas, no de golpe. Si no eres sensible a la cafeína, un café o té al día puede ser saludable para adultos de cualquier edad. Si prefieres evitar cualquier tipo de cafeína, deberías considerar tomar algún suplemento de L-teanina, por sus propiedades cognitivas y efectos secundarios prácticamente nulos. El mayor beneficio se obtiene de consumir una o dos tazas de café o tres o cuatro tazas de té al día, no más. Si sueles exceder esta cantidad, o reduces la dosis o, para no correr riesgos, te recomiendo que hables con tu médico para que te revise la metabolización de la cafeína, que supone hacer un análisis de la actividad de la CYPiA2 (la enzima hepática que metaboliza la cafeína). Es muy probable que tu seguro médico no te incluya esta prueba.

A mí me gusta beber un **par de tazas de café por la mañana**, y además me tomo una **taza de té matcha a primera hora de la tarde**. Las pruebas me confirman que mi elección es acertada para mi cerebro y mi corazón. He de ceñirme a estas dos o tres tazas de cafeína al día, porque si bebo más, aunque metabolice rápido, no duermo bien por la noche. También busco marcas biológicas, para evitar los pesticidas que se emplean en las grandes plantaciones de café y té.

9. Vino tinto

Tomar alcohol con moderación tiene complejas propiedades bioquímicas neuroprotectoras y antiinflamatorias, y estudios realizados en todo el mundo han demostrado que las personas que consumen alcohol[22] con moderación sufren menor declive cognitivo que las que no toman alcohol. El vino tinto, clásico complemento de la dieta mediterránea, es el que tiene más propiedades. Hay varios estudios que describen su consumo *moderado*, pero, en general, es de una a tres dosis al día para las mujeres y de dos a cuatro para los hombres (una dosis es un vaso de 150 ml). Si te preguntas por qué los hombres pueden consumir más, la respuesta es porque, en general, los hombres son más grandes, y el alcohol se distribuye en un cuerpo de mayor tamaño; además, debido a los efectos del estrógeno y de la progesterona, las mujeres tardan más en metabolizar el alcohol. Aunque una mujer y un hombre del mismo tamaño beban lo mismo, la mujer tendrá mayor cantidad de alcohol en la sangre durante más tiempo.

La ración de una jarra de cerveza es de 355 ml, y una copa de licor destilado es de 44 ml. Lo siento por los aficionados a la cerveza y a los licores, pero la mayoría de los estudios que revelan que el alcohol tiene propiedades cognitivas indican que la mayor parte de los beneficios proceden del vino, especialmente del tinto. Creo que cuatro dosis al día es una cantidad de alcohol considerable para la mayoría de las personas (probablemente, excesiva), y más de eso —concretamente, de cerveza y licores— se considera que aumenta el riesgo de cáncer, así que utiliza tu sentido común. Si te sobrepasas con cualquier tipo de bebida alcohólica, no obtendrás sus beneficios.

En un estudio, con residentes de la ciudad de Nueva York,[23] mayores de sesenta y cinco años que bebían vino (ni cerveza ni licor), se observó que tenían mayor volumen cerebral, es decir, menor reducción del cerebro, que los que no bebían. (Las mujeres tomaban un vaso al día, mientras que los hombres tomaban uno o dos). Tanto si tenían el gen ApoE4, que se asocia con el alzhéimer, como si no, se observó el mismo beneficio.

En Australia, investigadores[24] estudiaron personas con edades comprendidas entre los sesenta y cinco y los ochenta y tres años, cuya puntuación en el MMSE había sido inferior a veintitrés aciertos de los treinta parámetros de que consta el examen (indicativo de deterioro cognitivo leve). Los que habían tomado de dos a cuatro raciones al día, en los últimos seis años, presentaban menos declive cognitivo que los abstemios o los que tomaban alcohol de tanto en tanto.

En un estudio realizado en Holanda,[25] participaron personas de cuarenta y tres a setenta años, durante más de cinco años. Las que bebían dos o tres dosis de vino tinto al día padecían menos pérdida cognitiva que los abstemios o los que bebían *más* de tres.

En Francia, investigadores[26] evaluaron la ingesta de alcohol en tres mil ochenta y ocho adultos de mediana edad y midieron su función cognitiva trece años más tarde. Las mujeres que tomaban una o dos dosis de vino y los hombres que tomaban dos o tres, presentaban una mejor función cognitiva que los que no tomaban vino o solo lo hacían esporádicamente. Una vez más, los grandes bebedores presentaron empeoramiento de dicha función.

El consenso entre múltiples estudios pone de manifiesto que incluso aunque otros factores de salud (peso, dieta, educación y temas sanitarios varios) estén controlados, quienes beben con moderación, especialmente vino tinto, tienen menos declive cognitivo que quienes no beben o quienes beben demasiado.

El vino tinto parece ser la clave. Aunque varios estudios demostraron que beber alcohol aportaba algunos beneficios, se observó que el vino tinto aportaba beneficios adicionales y de mayor importancia que la cerveza o los licores (y el vino, la cerveza y los licores contienen diversos porcentajes de alcohol). El vino tinto tiene algo, aparte del alcohol, que beneficia al cerebro; probablemente sean los pigmentos de la uva negra, los polifenoles y el nutriente llamado resveratrol, que se encuentra en la piel de la uva negra. Se han realizado muchos estudios con zumo de uva negra, pero no se han observado estos beneficios (puede que se deba a que el azúcar que el zumo contiene no compense las propiedades que se han observado en el vino tinto).

El vino tinto no solo tiene beneficios para el cerebro, sino que favorece la digestión, reduce la formación de placa arterial y la inflamación y mejora el control del azúcar en la sangre y la sensibilidad a la insulina. Por todas estas razones, recomiendo el consumo diario de **una o dos dosis de vino tinto en la cena**.

Aunque los beneficios parecen evidentes, algunas personas tienen buenas razones para evitar tomar alcohol. No a todo el mundo le gusta y no todas las personas son capaces de tomar uno o dos vasos y no consumir más. A algunos, tomar un poco de alcohol los incita a cometer excesos, y pasarse en su consumo no solo es perjudicial para la salud del que lo toma, sino para su familia y su rendimiento en el trabajo. Si no quieres beber, cualquiera que sea la razón, no lo hagas. En su lugar, puedes consumir otros pigmentos vegetales de color negro o púrpura (uvas negras, arándanos, cerezas y otros frutos del bosque). También puedes tomar algún suplemento de resveratrol a diario (lo veremos en el capítulo cinco).

10. Hierbas aromáticas y especias

Sazonar con hierbas aromáticas y especias tus comidas hace que estas suban de nivel, no solo por su gran sabor, sino por sus extraordinarios beneficios para la salud. Las hierbas aromáticas y las especias frescas o secas pueden aportar un toque de sabor y de propiedades antioxidantes y antiinflamatorias. Si quieres retrasar tu envejecimiento, proteger tu cerebro y tener menos achaques, basta con que consumas más de estas maravillosas plantas.

Los ingredientes básicos más conocidos de la dieta mediterránea son el aceite de oliva, muchas verduras y frutas e incluso vino tinto; no obstante, las especias y las hierbas aromáticas tienen casi los mismos beneficios. Las hierbas italianas y las finas hierbas (**romero, tomillo, orégano, salvia, albahaca, mejorana, estragón, perifollo, cebollino** y **perejil**) se utilizan en toda la cocina mediterránea. Tienen muchas propiedades medicinales y su consumo reduce la inflamación y la oxidación, además de retrasar el envejecimiento. A esto se añade que su sabor es delicioso cuando se agregan a la comida.

Se dice que el romero es una hierba aromática que estimula el cerebro. Los estudios con ratones y ratas han demostrado que retrasa el declive cognitivo y que ayuda a conservar la memoria. En algunas zonas del sur de Italia, los lugareños toman alimentos que han sido cocinados con agua de romero en casi todas las comidas. En un área cerca de Nápoles, los investigadores han observado un alto índice de personas que viven hasta los noventa, con tasas sorprendentemente bajas de demencia. Personalmente, considero que el romero es una excelente hierba para cocinar, lo cultivo en mi jardín y lo uso en mis comidas varias veces a la semana.

No limites tu paladar a la cocina mediterránea en tu búsqueda de sabores exquisitos y sanos. En el sur de la India, donde se usan generosamente el curri, encontrarás el índice más bajo de alzhéimer de todo el planeta. Las especias con las que se elabora el curri tienen un extraordinario poder antiinflamatorio. Comerlo reduce el dolor de las articulaciones y el riesgo de cáncer y ayuda a prevenir la pérdida de memoria. Una **mezcla típica de especias de curri** sería **coriandro, cúrcuma, comino** y **fenogreco**; asimismo, puede incluir **chile, jengibre, ajo, semillas de hinojo, alcaravea, canela, clavo, semillas de mostaza, cardamomo, nuez moscada** y **pimienta negra**. Las variaciones posibles son casi infinitas, y no es necesario que sean picantes.

El **curri** en polvo es una mezcla de distintos ingredientes variables, basada en la cocina del sudeste asiático. El curri en polvo y la propia palabra curri son invenciones occidentales, y no se refieren a ninguna cocina específica de dicha región, aunque en la India hay una mezcla de especias similar que se llama *garam masala*. La palabra curri procede del término tamil *kari*, que significa 'salsa, delicia para el arroz', aunque la mayor parte de las personas lo consideran la esencia de la cocina del sur de la India. Mezclas similares al curri se han usado en dicha región durante casi cuatro mil años. Las especies de pimientos de chile (o ají), que ahora son un ingrediente básico de cualquier curri, son incorporaciones relativamente recientes a sus mezclas, pues los chiles fueron introducidos en el sur de Asia en el siglo xvi, procedentes de las Américas.

La especia más conocida de la mezcla del curri, que tiene propiedades para el cerebro, es la **cúrcuma**, una planta amarilla que se asemeja al jengibre. La cúrcuma desempeña un papel esencial en la mezcla de especias del curri. Varios estudios, en los que se ha utilizado cúrcuma, parecen indicar que no solo retrasa el declive cognitivo, sino que favorece dicha función. El problema es que no se suele absorber bien y que las cantidades necesarias para que podamos notar sus beneficios son *grandes*: tendrías que tomar tres cucharadas soperas de cúrcuma al día, bien llenas. Mientras vivía y trabajaba como voluntario en distintos hospitales de la India, incluida una leprosería cercana a Calcuta, probablemente consumía esta cantidad diaria. Desayunaba, almorzaba y cenaba con algún tipo de curri. Pero eso era entonces, y ahora es ahora. Una vez probé echarle una cucharada de cúrcuma al yogur y comerme tres, tres veces al día, pensando que era bueno para mí, pero reconozco que no conseguí tomarme el primero, mucho menos tres al día.

Afortunadamente, los beneficios de la cúrcuma se encuentran en forma de suplemento: la curcumina (hablaré de ella en el capítulo cinco). Los beneficios de la cúrcuma se pueden conseguir tomando una cápsula diaria de curcumina, que no ocasionará ningún efecto secundario significativo, aparte de algún que otro malestar estomacal si se supera la dosis.

El **ajo**[27] y el **jengibre** también tienen propiedades antiinflamatorias. Las **especias con pimientos de chile**, procedente de una variedad de chiles, que contienen capsaicina, ayudan a estimular nuestro metabolismo. La **canela**[28] ayuda a controlar el azúcar en la sangre y la sensibilidad a la insulina.

Mi reto personal es utilizar más especias y hierbas aromáticas, y te animo a que hagas lo mismo, al menos dos cucharaditas de especias secas o dos o tres cucharadas de hierbas aromáticas frescas cada día.

La experiencia Óptimo Cerebro (mental y corporal) de David: añadiendo los alimentos apropiados

David tenía cincuenta años y se encontraba fatal. Era obeso, tenía diabetes de tipo 2, estaba deprimido y no podía pensar con claridad. Era contable y notaba que cada vez tenía más dificultades para concentrarse en su trabajo; sentía que no solo le fallaba el cuerpo, sino también la mente. Su médico le recomendó cirugía bariátrica y un montón de medicamentos que debía tomar antes de la intervención, para el azúcar, el colesterol y la hipertensión. Desanimado y sin una pizca de entusiasmo ante la perspectiva de la operación y la dependencia de los fármacos, al final consiguió motivarse... y empezó por la cocina, el supermercado y su plato.

David no es uno de mis pacientes, pero se presentó en mi clínica meses después de que su médico le sugiriera que se operara. Llevaba puestos dos tejanos, uno de la talla treinta y cuatro, y encima de este, se había puesto otro de la cuarenta y ocho. Ese feliz y sonriente desconocido vino a darme las gracias.

Resulta que tras negarse a someterse a la intervención quirúrgica, David reconoció que tenía que hacer algo para bajar su peso, que era peligrosamente alto, reparar su cerebro y salvar su vida. Empezó navegar por Internet y descubrió mis libros *Ten Years Younger* [Diez años más joven] y *The 30-Day Heart Tune-Up* [Puesta a punto del corazón en 30 días]. Su esposa estuvo de acuerdo en cocinar las recetas de los libros y empezó a llevarse las sobras para comer en el trabajo, dejó la comida basura y se centró en los alimentos básicos que recomiendo. Aunque esos libros se enfocaban en ciertos alimentos con propiedades anti-envejecimiento y para el corazón, esos alimentos se parecen a los que recomiendo aquí para la salud del cerebro, como proteína pura (carne ecológica), fibra, vino tinto, frutos secos y chocolate negro.

David me contó que, en el plazo de un mes, supo que ya no necesitaba la operación. Así que añadió muchos de los mismos doce alimentos que aparecen en este libro, tomó menos cereales, pan, galletas saladas *crackers* y bebidas con azúcar. Comenzó a salir a caminar dos veces al día, antes y después del trabajo.

Durante el primer mes empezó a notar que tenía mucha más energía y que dormía mejor, y su esposa notó una gran mejoría en sus relaciones sexuales. Le gustaban los alimentos que comía y se sentía satisfecho con sus nuevas comidas y tentempiés. El mayor cambio fue que notaba la mente más clara a lo largo del día. No solo hacía a tiempo su trabajo, sino que sentía que podía abarcar más. Su jefe observó esta mejoría y lo ascendió.

Siguió adelgazando a un ritmo de unos siete kilos al mes. Como ya no se sentía cómodo con el médico que le había dicho que la medicación y la cirugía eran las únicas opciones, buscó a otro, que estaba casi tan contento como él con sus resultados: el azúcar, el colesterol y la presión arterial habían vuelto a la normalidad. David se había limitado a añadir los alimentos adecuados y a evitar los nocivos. Lo que eliges comer, y lo que suprimes de tu dieta, afecta extraordinariamente a tu mente y a tu cuerpo.

11. Legumbres

Las legumbres son una increíble fuente de nutrientes, probablemente la mejor forma de fibra que puedas conseguir en cada comida. Son ricas en vitaminas y minerales, como folatos mixtos, magnesio, vitaminas B y potasio. Tienen la puntuación más alta de bloqueo del estrés oxidativo[29] que ningún otro alimento testado; esto significa que combaten eficazmente el deterioro oxidativo de las células —considéralo como una oxidación interna—, que puede conducir al envejecimiento prematuro y provocar enfermedades, incluida la pérdida de memoria.

Lo mejor de todo es que media taza de legumbres mejora el control del azúcar en la sangre y reduce la secreción de insulina, pues sus hidratos de carbono son de asimilación lenta. Hace décadas que sabemos que comer legumbres puede mejorar[30] el control del azúcar y la producción de insulina, cuando se consumen con otros hidratos de carbono, como el arroz y el pan. Las legumbres también ayudan a regular el peso.

No obstante, hay personas que no las toleran. Las legumbres contienen lectina, un compuesto que aproximadamente un 10 % de la población no puede descomponer y digerir. El resultado no es solo que les provocan gases, sino que el malestar y el dolor intestinal son motivo de sobra para evitar este alimento extraordinario. Pero hay otra vía. Se puede eliminar la lectina de las legumbres poniéndolas en remojo un par de veces (normalmente se denomina «germinar», aunque no es necesario que esperes a que aparezcan los brotes). Simplemente, déjalas en remojo toda la noche, escúrrelas y acláralas por la mañana, vuelve a ponerlas en remojo durante ocho horas más y acláralas de nuevo antes de cocinarlas. Esto acortará notablemente el tiempo de cocción (una bendición para una noche entre semana) y las legumbres absorberán y eliminarán la mayoría de la lectina durante su fase inicial de germinado. Esto reducirá su habitual efecto de producir gases.

Es muy cómodo y nutritivo usar legumbres envasadas (pero no puedes eliminar la lectina, si esta es un problema para ti) y la mayoría de los supermercados ofrece una tremenda variedad de este producto. Puedes comprar alubias pintas, garbanzos, alubias blancas, alubias de garrofón (de Lima), lentejas o cualquier otro tipo de alubia o legumbre que te guste; si las compras envasadas, asegúrate de que el envase esté libre de BPA (bisfenol A). Poner en remojo las legumbres secas y cocerlas en casa es fácil y económico, aunque lleva su tiempo. **Procura comer un cuarto o media taza diaria.**

12. Fermentados

Una oleada de investigaciones recientes han revelado la conexión del microbioma intestinal[31] la compleja comunidad de miles de billones de microorganismos que habitan en el tracto digestivo— con el cerebro. ¿Has observado que cuando sabes que algo no anda bien tienes una «sensación visceral»? ¿Que sientes «mariposas en el estómago» cuando tienes una primera cita o una entrevista de trabajo? ¿Y qué me dices de los «ruidos en el estómago» cuando estás estresado? Todo esto son ejemplos de la vida cotidiana de la extraordinaria conexión que existe entre el intestino y el cerebro, relación que influye en tu función cognitiva.

Hay varios libros que tratan sobre esta conexión,* como *Pensar con el estómago*, de Emeran Mayer, o *Alimenta tu cerebro: el poder de la flora intestinal para curar y proteger tu cerebro de por vida*, de David Perlmutter (el autor del superventas *Cerebro de pan: la verdad sobre los asesinos silenciosos del cerebro: el trigo, el azúcar y los carbohidratos*). Entrevistar a estos dos médicos de fama mundial para este libro me hizo ser aún más consciente de que la comunicación del intestino con el cerebro no se parece a la de ninguna otra parte del cuerpo.

La mayoría siempre hemos tenido la corazonada de que existía dicha conexión (¡esas mariposas!), pero los científicos han tardado en concentrarse en este tema. Sin embargo, hay más microbios en nuestro intestino que células en todo nuestro cuerpo. La conexión entre la mente y el intestino es en ambos sentidos: en cada instante de nuestra vida, el intestino habla con el cerebro, y viceversa, y los microorganismos que lo pueblan influyen notablemente en la calidad de esta comunicación. Cuando se rompe el equilibrio en esta comunicación, debido a la dieta, a los antibióticos (que matan bacterias y microbios buenos), el estrés o el estilo de vida, padecemos trastornos físicos y mentales, como depresión, ansiedad, cansancio, aumento de peso[32] y problemas digestivos. Los estudios recientes han demostrado que un bioma variado y sano mejora la función cognitiva y reduce el riesgo de depresión, ansiedad y declive cognitivo.

En 2015, compartí presidencia en el simposio organizado por el Colegio Estadounidense de Nutrición, «Nutrición translacional: optimizar la salud del cerebro», al que acudieron científicos y médicos de todo el mundo. Me quedé asombrado al constatar el elevado número de investigaciones que establecían la conexión entre un microbioma intestinal sano y la función cerebral, y cómo una anormalidad en el microbioma intestinal se asocia a un mayor riesgo de padecer problemas neurológicos, incluidos alzhéimer, párkinson, trastorno por déficit de atención y autismo.

---

* Editorial Sirio ha publicado *La increíble conexión intestino cerebro* de Camila Rowlands.

El uso innecesario de antibióticos ha dañado nuestro microbioma intestinal (ver el recuadro «Los antibióticos y la salud intestinal», en la página 131), pero también los agentes bloqueadores del ácido gástrico (medicamentos para la acidez estomacal), pues resulta que el ácido gástrico es esencial[33] para gozar de un microbioma sano. Algunas personas puede que sufran algún problema médico grave que las obligue a tomar estos medicamentos que dañan el microbioma (por mencionar algunos: Prilosec, Nexium, Omeprazol, Ranitidina, Zantac y Lansoprazol). Pero por lo que he podido observar en mi experiencia clínica, la gente suele abusar de ellos porque fuman o toman mucho café o alcohol, que les provoca una acidez de estómago evitable. Si actualmente estás tomando este tipo de fármaco, consulta a tu médico sobre cómo puedes evitar tomarlo.

Necesitamos un microbioma intestinal fuerte y equilibrado para que pueda librarnos de las sustancias químicas, metabolizar nuestras hormonas y controlar la inflamación. Un microbioma sano depende de dos factores principales:

- La fibra: los microbios intestinales sanos se alimentan primordialmente de fibra, así que debemos ingerir **fibra de las verduras, frutas, legumbres y frutos secos** para que la flora esté bien alimentada y viva.
- Las bacterias: si no estás acostumbrado a comer suficiente fibra, es probable que tengas que repoblar tu microbioma de bacterias sanas. La mejor forma de hacerlo es **comer una dieta rica en alimentos fermentados**, que incluyen por naturaleza múltiples cepas de valiosas bacterias para tener un intestino sano.

Entre los alimentos fermentados se encuentran el chucrut, los encurtidos, el *kimchi*, el *kombucha*, el miso, el *tempeh*, el yogur y el kéfir. (Los dos últimos ingredientes se pueden encontrar en la dieta mediterránea, donde los productos fermentados proceden de los lácteos). Si no vas a tomar fermentados a diario, tomar un **suplemento probiótico** es otra buena opción, que trataré con más detenimiento en el capítulo cinco. ¡Alimenta tu intestino para nutrir tu cerebro!

Los antibióticos y la salud intestinal

Aunque solo hayas tomado antibióticos durante unos días, pueden tener efectos devastadores en tu microbioma intestinal, matar miles de millones de bacterias sanas y provocar la superpoblación de microbios potencialmente tóxicos. No me estoy refiriendo a que no tomes antibióticos para, por ejemplo, una neumonía o una herida infectada. Sin embargo, muchas veces se recetan antibióticos para los resfriados o infecciones menores, cuando no son necesarios en absoluto. Un solo tratamiento de antibióticos puede trastocar tu microbioma durante más de un año, y al cambiar el equilibrio de tus microbios intestinales, puede hacer que subas sustancialmente de peso. Antes de aceptar una receta de antibióticos, aclara con tu médico si puedes pasar sin ellos, aunque haga falta otra visita de seguimiento.

ALIMENTOS QUE PUEDEN PERJUDICAR A TU CEREBRO Y AL RESTO DE TU CUERPO: CUATRO ALIMENTOS QUE DEBES EVITAR

Incluir los doce alimentos inteligentes en tu dieta diaria te ayudará a pensar con más claridad y evitará el deterioro de tu cerebro, a la vez que te aportará sabrosas opciones que satisfarán tu apetito, cuando tengas que elegir tus comidas y tentempiés. Sin embargo, hay algunos alimentos que deberías comer con moderación o evitar por completo, pues tienen el potencial de perjudicarte de diversas formas. Algunos son evidentes (nadie recomendaría comer más grasa parcialmente hidrogenada), pero hay otros que te sorprenderán, especialmente en lo que respecta a la salud del cerebro.

1. Grasas parcialmente hidrogenadas y grasas hidrogenadas (grasas trans)

Empecemos por el sustituto menos controvertido y más tóxico que se tiene que evitar: cualquier tipo de *grasa trans*, también denominada *parcialmente hidrogenada* o *hidrogenada*. Durante casi veinte años, me he referido a estas peligrosas grasas como «fluido para embalsamar», expresión que siempre me ha parecido adecuada porque consumir este tipo de grasa, básicamente, embalsama tus entrañas; sí, realmente es tan malo como suena. La industria alimentaria crea grasas trans casi de la misma manera que los químicos fabrican el plástico. Los fabricantes calientan el aceite, como aceites vegetales, añaden sustancias nocivas, como el níquel, y le inyectan hidrógeno para espesarlo. Cuando comes grasa hidrogenada, estás endureciendo tus tejidos, incluidos tus arterias y tu cerebro. Es como si te inyectaran plástico líquido.

Las grasas parcialmente hidrogenadas están casi completamente saturadas con hidrógeno, un proceso que destruye la mayor parte de los enlaces químicos saludables que dan a las grasas su delicadez y flexibilidad. No te dejes engañar por la palabra *parcialmente*, pensando que esa grasa es un poco mejor que las hidrogenadas. A las grasas totalmente hidrogenadas ya no les quedan estructuras de enlaces dobles saludables, el proceso de hidrogenación acaba con ellas. *Parcialmente hidrogenadas* significa que son hidrogenadas casi al 100 %.

¿Por qué hace esto la industria alimentaria? La respuesta es muy simple: por los beneficios económicos. Los alimentos preparados con grasas parcialmente hidrogenadas tienen una larga vida que puede ser de décadas, así que casi nunca caducan y no es necesario retirarlos de la venta. Gracias a los aceites hidrogenados, las galletas dulces y saladas, la *pizza* congelada y las cajas de arroz *pilaf* no se pondrán rancios. Por otra parte, las grasas saludables tienen una fecha de caducidad mucho más corta (no de varios años, como sucede con muchas de las grasas hidrogenadas) y los productos que están fabricados con ellas se han de tirar una vez que han caducado. En Estados Unidos, hay algunas zonas donde se ha prohibido cocinar con estas grasas (hay varios estados donde los restaurantes ya no pueden usarlas), y tengo la esperanza de que la aprobada legislación federal termine eliminándolas gradualmente de la industria alimentaria. Esto ya está en marcha. Sin embargo, vigila porque hay muchos alimentos de bollería industrial, envasados en cajas y latas, y numerosos alimentos altamente procesados que siguen conteniendo estos compuestos nocivos.

Evitarlos es bastante fácil: lee la lista de ingredientes. Si ves las palabras *hidrogenada* o *parcialmente hidrogenada* (aunque la etiqueta nutricional ponga que no lleva grasas trans), vuelve a dejarlo en el estante y elige otra cosa. Cenar fuera de casa es más problemático, pero cuando estés en el restaurante, puedes preguntar con qué tipo de grasa cocinan. Si oyes las palabras *parcialmente hidrogenada* o te mencionan un aceite de grado alimentario denominado *aceite vegetal Phase*,[*] pídeles que usen otro aceite, como aceite de oliva virgen, o te vas a otro sitio.

Otra forma de evitar las grasas hidrogenadas es no comiendo frituras, especialmente cuando sales a comer fuera de casa (y más concretamente en los restaurantes de comida rápida). Muchas grasas aunque, en principio, sean saludables o inofensivas, flexibles y limpias, después de estar todo el día en la freidora y de calentarse a altas temperaturas, pueden deteriorarse y ser peligrosas. En la página 107 y siguientes vimos que incluso las grasas saludables, incluido el aceite de oliva, se pueden destruir y transformarse en

---

[*] Aceite para freír que se comercializa en el sector de la restauración, en Estados Unidos (N. de la T.).

grasas hidrogenadas cuando se calientan durante mucho tiempo, superando sus puntos de humeo. Si has de freír un alimento, usa un aceite saludable, como el de aguacate, que tiene alta tolerancia al calor. Fríelo rápidamente a temperatura alta y no reutilices el aceite.

2. Grasas tóxicas

Las grasas tóxicas tienen su origen en las unidades de engorde de las explotaciones ganaderas o avícolas, entre los animales que son alimentados con cereales que tienen pesticidas y la sustancia química glifosato (el ingrediente activo del herbicida Roundup) o a los que les han dado seis hormonas del crecimiento diferentes, para engordarlos antes de sacrificarlos para su comercialización. Con el tiempo, las sustancias químicas y las hormonas se concentran en la grasa animal. Come un trozo de carne roja o de ave de un animal que proceda de este tipo de explotación, o un huevo de pollos criados en este mismo entorno, y te estarás comiendo un buen número de toxinas. Lo mismo sucede con los productos lácteos, cuando las vacas y las ovejas son alimentadas con cereales tóxicos y les inyectan hormonas para aumentar la producción de leche. La grasa de la leche empleada para hacer queso, mantequilla, yogur u otros alimentos, así como la propia leche, pueden contener muchos residuos de pesticidas, sustancias químicas y hormonas.

Algunos compañeros de profesión me han dicho cosas como: «Pero esas toxinas solo provocan cáncer, no demencia o enfermedades cardiovasculares». A lo cual yo les he respondido: «¿No basta con el cáncer?». Además, resulta que muchas de las sustancias químicas de las grasas tóxicas bloquean la sensibilidad a la insulina, lo cual provoca diabetes y sube el azúcar en la sangre; por consiguiente, elevan el riesgo de padecer enfermedades cardiovasculares y demencia.

La solución está clara. Si compras proteína animal y productos lácteos, elige «principalmente» productos limpios, como los procedentes de animales alimentados con pasto o con forraje ecológico, y a los que no se les han dado hormonas. Busca los términos *carne ecológica de pasto* y *criado en libertad,* así como *alimentado con pasto* y *ecológica*, y procura comprar productos de granjas y productores más pequeños, en lugar de los gigantes de la ganadería. Por desgracia, la comercialización de estas carnes tampoco es una garantía de que su producción sea limpia al 100 %, pero, al menos, es un muy buen comienzo. En cuanto a los lácteos, si no puedes encontrar la denominación *alimentado con pasto* o *de animales de pasto* opta por la que ponga *ecológica*.

3. Azúcar e hidratos de carbono refinados

Puesto que tener el azúcar alto es la primera causa de demencia y de enfermedades cardiovasculares, evita el azúcar, especialmente el añadido, y los hidratos de carbono refinados, si quieres que mejore tu nivel de azúcar y tu control de la insulina. Conocer cuánto te sube el azúcar después de cada comida es bastante predecible (y lo explico mejor en el capítulo cuatro), sobre todo si sabes si has tomado azúcar, pero aquí es donde se complica un poco. A continuación tienes una lista parcial de nombres alternativos para el azúcar de siempre: *zumo de caña ecológico, sirope, glucosa, fructosa, jarabe de maíz de alta fructosa, harina de maíz, productos de caña de azúcar, zumos de frutas, sacarosa* y *dextrosa.* Todo esto son azúcares añadidos. Y cuantos más de estos nombres veas en la lista de ingredientes, peor es ese producto para tu salud (aunque sea ecológico).

No te dejes engañar por el sirope de agave. El agave se suele etiquetar como «alimento saludable», porque su consumo no sube el azúcar en la sangre, pero en realidad es casi fructosa pura, que se almacena en el hígado, lo que hace que este, básicamente, se convierta en paté. El hígado graso es una de las causas de la resistencia a la insulina, que conduce a la pérdida de memoria discapacitante. Evita el agave.

4. Edulcorantes (sustitutos del azúcar)

Los edulcorantes químicos te proporcionan sabor dulce y cero calorías, pero aparte de eso, pocos beneficios tienen. Algunos de estos edulcorantes terminan con los microbios sanos del tracto intestinal, trastocan su microbioma y ocasionan una serie de problemas graves para la salud, desde aumento de peso hasta daños neurológicos e hiperglucemia. La sucralosa (componente del edulcorante Splenda) es, en realidad, azúcar clorinado. Piensa que usamos clorina para matar las bacterias del agua que bebemos. En los estudios con animales, se ha descubierto que el aspartamo (la sustancia de la que están hechos el NutraSweet y Equal) incrementa el riesgo de desarrollar ciertos tipos de cáncer, especialmente leucemia y linfoma. Además, un edulcorante natural sin calorías (aunque sea la estevia, que procede de una planta, o el xilitol, que tiene una base de alcohol) probablemente estimulará tu apetito y tus antojos, te incitará a comer más al cabo de un rato y hará que recuperes las calorías que intentabas evitar.

Lo bueno, si breve, dos veces bueno: evita la mayor parte de los edulcorantes, incluidos los sobrecitos azules, amarillos y rosas, es decir, aspartamo (NutraSweet y Equal), sucralosa (Splenda) y sacarina respectivamente, pues todos ellos tienen el potencial de perjudicar tu microbioma y elevan el riesgo de padecer otros problemas de salud. Si has de usar un edulcorante, piensa en opciones naturales que no perjudiquen a tu intestino, como la estevia, el eritritol y el xilitol, pero sin excederte. Demasiado eritritol y xilitol puede provocarte una reacción inesperada —diarrea— y como ya he mencionado, estos edulcorantes naturales pueden despertar el apetito y hacer que comas más de la cuenta.

ALGUNOS ALIMENTOS CON LOS QUE HAY QUE SER MODERADO

Para muchas personas, los alimentos que se consumen en las celebraciones son una parte importante de su cultura y tu herencia étnica. Los compartimos con los demás en las festividades, cumpleaños, bodas, aniversarios y otros acontecimientos importantes. Mi meta es que goces de suficiente buena salud como para disfrutar de la vida, y que tengas muchos años por delante, para vivir muchos de esos momentos especiales, esas fechas señaladas en la vida que pueden obligarte a derrochar en tu mesa. Por esta razón, lo más realista e importante es que nos centremos en la comida de todos los días: en lo que desayunas, almuerzas y cenas, incluidos los días laborables, donde has de tener la mente clara.

Sin olvidar esto, veamos algunos alimentos que deberíamos colocar en la categoría de «con moderación» (incluidos alimentos que solemos consumir en ocasiones especiales) y formas prácticas de sortearlos.

Dulces

Según mi punto de vista, la nación estadounidense da por hecho lo de concederse un «capricho», sobre todo en lo que respecta a los dulces, pero el precio que paga por ello es el elevado índice de diabetes, enfermedades cardiovasculares y demencia. Está nadando —y ahogándose— en un mar de azúcar.

Nuestro gusto por el azúcar empezó de una forma natural. Es un sabor que gusta a los humanos desde hace milenios. La leche materna, el primer alimento de los bebés, contiene lactosa, el azúcar natural de la leche, por lo que estamos expuestos al dulce antes que a ningún otro sabor. Los primeros humanos conseguían algo de miel de los panales de las abejas, por ejemplo, lamían la savia dulce de algún árbol especial o masticaban alguna planta dulce. No era muy a menudo, y era agradable cuando sucedía. Al final, aprendimos a fabricar azúcar de la remolacha y de la caña de azúcar, aunque durante siglos, los dulces siguieron siendo una rareza que solo podían permitirse los ricos. Eso cambió, por supuesto, pero lo que nadie podía prever era el consumo astronómico de azúcar que tiene lugar en nuestros tiempos. El estadounidense medio consume unas veinte cucharadas de azúcar al día y casi treinta kilos al año. Lo echamos en nuestra comida y está perjudicando a nuestro cuerpo, incluidos nuestro corazón y nuestro cerebro.

Si tienes la glucosa y la insulina altas, evita todo tipo de azúcar añadido durante, al menos, treinta días. Lo más probable es que recuperes tus niveles normales de insulina y glucosa.

Si estás bien controlado (glucosa basal inferior a 95 mg/dl y de insulina inferior a 5 μUI/ml), creo que no hay problema por que algún día te concedas un capricho. Basta con que utilices tu sentido común y recuerdes la definición de *capricho*.[*] Si lo haces habitualmente, no vale.

Con lo que sabemos de los edulcorantes químicos y sus efectos sobre el microbioma, yo utilizaría un agente natural, en lugar de uno químico, así que de vez en cuando, si tienes el azúcar bajo control, puedes ponerte un poco de sirope de arce en tus gachas de avena, miel en tu té o un edulcorante como el xilitol, la estevia o eritritol. Salvo que seas un corredor de larga distancia y puedas tolerar mucho más azúcar que la mayoría de las personas, sigue tomándolo solo ocasionalmente, unas pocas veces a la semana. Si no lo ves muy realista y crees que vas a seguir tomando dulce todos los días, ponte miel, nunca más de una cucharadita por taza, ni tomes más de dos al día. La miel actúa como un probiótico (contiene de diez a quince especies de bacterias buenas para el intestino), y si tomas miel de tu zona, te puede ayudar a superar alergias al polen. Por consiguiente, si no tienes problemas de azúcar en la sangre y, de tanto en tanto, quieres echarte algún edulcorante en tus bebidas o alimentos, haz de la miel tu primera opción.

La mayoría de las personas dicen que reducir el consumo de azúcar gradualmente es más fácil que hacerlo de golpe. Desde la perspectiva de la salud, si puedes elegir entre echarte azúcar o el

---

[*] En inglés se usa la palabra *treat* para darse un capricho relacionado con la comida, pero también significa 'trato' (N. de la T.).

preparado lácteo *Half-and-half** en el café, que este último sea ecológico.

¿Qué pasa con la grasa saturada?

El tema de la grasa saturada es uno de los más controvertidos de este libro, especialmente cuando hablamos de la salud del cerebro. Si les preguntas a diez médicos sobre los riesgos y beneficios de consumir alimentos ricos en grasas saturadas, probablemente obtendrás diez respuestas diferentes. Desde la perspectiva del corazón, las pruebas son bastante claras. Comer grasa saturada de proteína animal limpia y de los productos lácteos no es tan malo para tu corazón, pero tampoco puedo decir que sea bueno. Las pruebas obtenidas en múltiples ensayos clínicos aleatorizados dicen que es neutro; esto significa que la carne limpia y la leche no mejorarán tu salud cardiaca, pero no necesariamente te perjudicarán. Si quieres evitar las enfermedades cardiacas, es infinitamente más importante que te centres en tomar menos azúcar, en lugar de preocuparte por la grasa saturada limpia.

En mis entrevistas para este libro, pregunté a mis colegas, el neurólogo y autor David Perlmutter y el doctor Daniel Amen, experto en la salud del cerebro, psiquiatra y autor, sobre la grasa saturada y el cerebro. A ninguno de los dos les preocupaba el declive cognitivo por tomar grasa saturada, porque los dos se centran en las grasas saturadas *correctas*, de la forma correcta.

El problema es que cuanta más grasa saturada ingieren los estadounidenses medios, más alto es su riesgo de alzhéimer. Para averiguar por qué es esto, hay que tener en cuenta el tipo de grasa saturada que come la gente y con qué la acompañan. La relación de la ingesta de grasa con la demencia y las enfermedades mentales se revela en estas preguntas:

---

* Producto lácteo estadounidense compuesto por una mezcla a partes iguales de leche entera y crema de leche desnatada. Esta denominación se usa para otros productos que son una mezcla de dos sustancias a partes iguales (N. de la T.).

- ¿Consumes demasiada grasa saturada teniendo resistencia a la insulina?
- ¿Es grasa saturada limpia o está cargada de toxinas?
- ¿Consumes grasa saturada sola o con azúcar y harina?

En primer lugar, tal como indicó Martha Clare Morris,[34] profesora de la Universidad Rush, los estudios epidemiológicos demuestran que comer alimentos ricos en grasas saturadas probablemente incrementa la producción de la proteína beta-amiloide en el cerebro, que se asocia a un elevado riesgo de desarrollar alzhéimer. Peor aún, si se padece resistencia a la insulina, la enzima que normalmente se encargaría de eliminar la beta-amiloide está ocupada eliminando el exceso de insulina; por consiguiente, para estas personas, comer mucha grasa saturada podría aumentar la producción de beta-amiloides en el cerebro. Esto puede ser todavía más peligroso para aquellos con el genotipo ApoE4, puesto que ya tienen problemas para deshacerse del colesterol de su sangre. Para ellos, vigilar su consumo de grasa saturada tiene sentido.

Debido a esta relación, la doctora Morris y la mayoría de las organizaciones nacionales recomiendan que la persona media siga una dieta tipo mediterránea; esto, como sucede con el plan de alimentación DASH,* conlleva comer más verdura y fruta y menos grasas saturadas. Con este enfoque no es necesario que dejes de tomar completamente grasas saturadas, sino que las consumas con moderación.

En segundo lugar, como he dicho antes, muchas de las fuentes de grasa saturada tienen toxinas y hormonas que dificultan el control del azúcar en la sangre, lo cual provoca resistencia a la insulina, que a su vez trastoca la función de las células del cerebro y desencadena el declive cognitivo. La mayor parte de la grasa saturada que se consume actualmente en Estados Unidos es sucia (los animales han

---

* Son las siglas en inglés de Dietary Approaches to Stop Hypertensión [Enfoques Dietéticos para Frenar la Hipertensión] (N. de la T.).

sido alimentados con alimentos con pesticidas y se les han inyectado hormonas). No existen estudios que comparen la grasa saturada limpia con la sucia y sus respectivos efectos en la pérdida de memoria (o incluso el cáncer), pero basándonos en lo que sí sabemos, mi postura al respecto es la siguiente: si comes proteína animal, que sea *limpia*, no de *mala calidad*, porque perjudica a tu cerebro y a tu salud. Estoy seguro de que la mayoría de mis compañeros de profesión estarían de acuerdo conmigo.

En tercer lugar, tal como se ha observado en varios estudios, cuando combinas grasa saturada[35] con hidratos de carbono refinados (como el azúcar y la harina), se produce mucha más inflamación que cuando solo comes cada uno de esos alimentos por separado. En un estudio realizado en el Centro Medico de Asuntos para los Veteranos,[36] se examinó a veinte adultos mayores con función cognitiva normal y declive cognitivo prematuro, se compararon sus dietas y se midió su producción de beta-amiloides en el líquido cefalorraquídeo (el fluido que envuelve al cerebro). Los que consumían una dieta rica en grasas saturadas y azúcar tenían una producción de beta-amiloides mucho más elevada que los que seguían una dieta baja en grasas y en azúcar.

Los estadounidenses suelen comer grasa saturada de la peor manera posible para el cerebro: queso con galletas saladas *crackers*, pan con mantequilla, bistec con patata al horno, hamburguesa en panecillo, macarrones con queso, *cupcakes* con azúcar glaseado, patatas fritas (fécula frita en grasa) y, por supuesto, helado. Puede que estés pensando: «Espera un momento, el queso es grasa, pero las galletas *crackers* son saladas», o: «El panecillo de la hamburguesa no es dulce», pero la harina blanca con la que están hechos ambos (tanto si es con gluten como sin él), así como la fécula de la patata, se comporta en nuestro organismo como si fuera azúcar de mesa (como veremos en el capítulo cuatro).

Una observación respecto al queso: el queso por sí solo, si se consume con moderación, no más de 30 o 60 g al día, probablemente tenga un efecto neutro sobre nuestra salud. Es una buena fuente de calcio, y los quesos fermentados son una buena fuente de probióticos. Para mí, el problema con el queso es si contiene pesticidas y hormonas, o si es un producto limpio. Si comes queso, procura comer el que esté menos procesado y esté elaborado con leche ecológica.

La cuestión es que no tenemos estudios clínicos aleatorizados que puedan responder a la pregunta: «¿Hay alguna forma de comer más grasa saturada de una manera saludable?». Así que hemos de hacer lo que nos parezca más sensato. Al no tener pruebas, mi tendencia, como médico que sigue visitando a sus pacientes, la mayor parte de los días de la semana, es que no se lo tomen a la ligera y que sean cautos. Hasta que existan estudios que nos garanticen que las fuentes de grasas saturadas limpias son seguras para el cerebro, voy a recomendar esto: come grasa saturada limpia con moderación, no te excedas. Y, de verdad, no es tan restrictivo, todavía puedes comer un par de raciones de alimentos con grasas saturadas a diario.

Muchos expertos en salud de mi círculo profesional siguen una dieta paleolítica (que pretende reproducir la forma de comer de los humanos de hace veinte mil a setenta mil años) y aseguran que puedes comer todos los alimentos ricos en grasas saturadas que quieras. Pero lo cierto es que nuestra forma de vida no se parece, ni por casualidad, a la de nuestros antepasados cavernícolas, y también vivimos mucho más. Mientras los seguidores de esta dieta no tengan problemas de azúcar en la sangre ni de insulina, coman solo proteína animal limpia y no mezclen los alimentos ricos en grasa saturada con hidratos de carbono, que suben el nivel de azúcar, he de admitir que la grasa extra saturada no tiene por qué ser un problema.

Sin embargo, hasta que lo sepamos a ciencia cierta, para los estadounidenses medios, en especial los que tienen el gen ApoE4, comer más grasa saturada[37] no solo se asocia a la pérdida de memoria, sino a una muerte prematura y un mayor índice de mortalidad. Prefiero ser franco y compartir la información más reciente de la que dispongo, para ayudarte a tomar la mejor decisión para ti.

¿Qué pasa con la sal?

El salado es uno de los cinco tipos de sabores, y nuestro cuerpo necesita que tomemos algo de sal en la dieta. A las personas que no obtienen yodo de comer pescado o de un complejo vitamínico con yodo, la sal yodada les aporta este mineral esencial. El programa Solución Óptimo Cerebro incluye sal con moderación, para que tus platos estén deliciosos, pero no como para que pueda causarte problemas, si eres sensible a ella.

Durante muchos años he aconsejado a mis pacientes que tomaran menos sal, en particular a los que tenían la presión alta, porque pensaba que la mayor parte de la gente era sensible a ella. Sin embargo, ahora sabemos que es mucho más eficaz reducir el azúcar que la sal para controlar mejor la presión. El estadounidense medio consume de 3.500 a 4.000 mg de sal al día. Muchas organizaciones sanitarias recomiendan que limitemos nuestro consumo de sodio a 2.500 mg diarios; en una cucharadita de sal de mesa hay 2.325 mg de sodio.

¿Quién necesita reducir su consumo de sal?

Los test genéticos revelan que aproximadamente el 25 % de las personas son sensibles a la sal, cerca del 30 % son mínimamente sensibles y el 45 % apenas nota ningún efecto por tomar sal. (La sensibilidad a la sal significa que si tomas más sal, te sube la presión arterial). La resistencia a la insulina aumenta tu sensibilidad a la sal. Afortunadamente, el programa Solución Óptimo Cerebro reducirá tu sensibilidad a la sal y podrás disfrutar de tomar un poco de sal sin sus temidas consecuencias. Quienes padecen hipertensión, problemas cardiacos y osteoporosis avanzada pueden beneficiarse de reducir su ingesta de sal a 2.500 mg diarios, y deberían hablar con su médico. Estudios recientes han revelado que aquellos que *no* padecen pérdida ósea o hipertensión pueden disfrutar de un poco más de sal sin problema alguno.

Para los pocos pacientes a los que les han diagnosticado insuficiencia cardiaca o síndrome de Ménière (un trastorno del centro del equilibrio del oído interno), reducir la sal a no más de 1.500 o 2.000 mg diarios supondrá un claro beneficio. Esto puede suponer el 2 o el 4 % de la población. A estas personas les aconsejo que reduzcan la dosis de sal en mis recetas en un 30 o 50 %, para asegurarse de que están por debajo de los 2.000 mg diarios.

La finalidad de las recetas de este libro es ayudar a moderar el consumo de sal a 2.500 mg al día. Añadir hierbas aromáticas y especias a los platos aporta variedad de sabores, complementa la cantidad de sal moderada que se utiliza y garantiza que a ti y a tu familia os encantarán las comidas que preparas.

¿Qué pasa con el gluten?

El gluten es una proteína que se encuentra en el trigo, el centeno y la cebada. Cada vez que comes alguno de estos tres cereales, estás consumiendo gluten. La harina de trigo es indudablemente la fuente de gluten más habitual: se emplea para elaborar miles de alimentos procesados. Evitar el gluten es muy difícil, pero imprescindible para las personas con sensibilidad a él.

El 20 % de los estadounidenses tienen sensibilidad al gluten; esto significa que si consumen este componente, podrían desarrollar alguna enfermedad autoinmune, incluidas algunas discapacitantes y mortales, como la esclerosis múltiple y la enfermedad inflamatoria intestinal.

Una enfermedad autoinmune significa que nuestro organismo crea anticuerpos que atacan y perjudican a sus propios tejidos. En el caso de la sensibilidad al gluten, el sistema inmunitario «identifica» esta proteína y la trata como si fuera una invasora, y crea anticuerpos que atacan a lo que percibe como enemigos. En general, la respuesta protectora del sistema inmunitario es acertada, pero cuando existe algún trastorno autoinmune, muchos de los anticuerpos se confunden y provocan el caos en las paredes intestinales, las articulaciones, la glándula tiroides, los senos nasales e, incluso, el cerebro.

Cuando se tiene sensibilidad al gluten, se padece una enfermedad autoinmune. Comer gluten, aunque solo sea una vez, puede provocar que tu sistema inmunitario ataque a los tejidos en los próximos veinte o treinta días. Puede que comas gluten solo una vez cada dos semanas, pero tendrás síntomas constantemente, porque el ataque de los anticuerpos es implacable. Los síntomas de la sensibilidad al gluten incluyen trastornos gastrointestinales como hinchazón, gases y dolor abdominal; confusión mental, ansiedad, depresión, dolor en las articulaciones, congestión en los senos nasales, cansancio, aumento de peso o dificultad para adelgazar, eccema y brotes de psoriasis.

Puedes tener todos estos síntomas o solo uno o dos. Me sorprendió descubrir que la mitad de las personas con sensibilidad al gluten no tienen trastornos gastrointestinales, sino otros trastornos sistémicos. En mi clínica, a cualquiera que presente alguno de estos síntomas crónicos inexplicables se le recomienda un análisis clínico o una dieta sin gluten de prueba, durante un mínimo de tres o cuatro semanas. Me gustaría que fuera fácil, pero la realidad es que el análisis y evitar el gluten es complicado (ver la sección de «Recursos» en mi sitio web, www.DrMasley.com, para más detalles).

La sensibilidad al gluten es algo muy serio. Cuando oigas este término, no pienses que se trata de algo molesto pero que no pone en peligro tu vida, como la intolerancia a la lactosa. Afortunadamente, la mejoría que experimentan las personas sensibles al gluten cuando dejan de consumirlo es realmente increíble.

Incluso quienes no son sensibles al gluten pueden beneficiarse de no tomarlo. No existe ningún nutriente esencial para tu cuerpo en los productos con gluten; en su mayor parte, procede del pan, las galletas saladas *crackers*, los *bretzels** y los panqueques. Lo principal que eliminas no comiendo gluten son calorías. Además, el trigo que se cultiva actualmente en las granjas estadounidenses no es

---

* Tipo de bollo horneado en forma de lazo y ligeramente salado, de origen germano y muy consumido en Estados Unidos (N. de la T.).

como el que se cultivaba hace cincuenta o cien años. Como ha sido modificado genéticamente, es más probable que provoque problemas relacionados con el gluten que antaño. Sin embargo, los que no son realmente sensibles al gluten pueden ser celíacos, y seguramente se encontrarán mejor no consumiéndolo.

La experiencia Óptimo Cerebro de Mary: el gluten

Mary Beth tenía cincuenta y siete años cuando vino por primera vez a mi consulta, al cabo de más de una década de que le hubieran diagnosticado esclerosis múltiple (EM). A pesar de haber consultado a varios neurólogos y probado una serie de medicamentos, los más novedosos del mercado, sus síntomas empeoraban. Su cerebro funcionaba con lentitud y cada vez se volvía más olvidadiza, tenía sensación de cosquilleo en la parte inferior izquierda del cuerpo y algunos signos precoces de flacidez facial. Su último neurólogo le había pedido una IRM para confirmar los signos clásicos de la EM. La medicación no funcionaba. Cuando el neurólogo le dijo que no había mucho más que él pudiera hacer, vino a verme.

Además de sus síntomas de EM, le dolían las articulaciones, sentía cansancio, tenía congestión nasal crónica e hinchazón. Esta combinación de síntomas me hizo pensar en la sensibilidad al gluten y le pedí que se hiciera un perfil de anticuerpos del gluten. Las pruebas dieron un claro positivo en anticuerpos del gluten, incluida la transglutaminasa-6 IgG, que se asocia con anticuerpos del cerebro y síntomas neurológicos graves.

Le pedí a Mary Beth que siguiera mi programa, le añadí una docena de alimentos que protegen el cerebro y algunos nutrientes extras (que destaco en el capítulo cinco) y le indiqué que evitara toda fuente de gluten. En el plazo de un mes, desapareció el cosquilleo, su memoria y su lucidez mental mejoraron notablemente, mejoró su energía y dejaron de dolerle las articulaciones. A los cinco meses, habían desaparecido todos sus síntomas neurológicos. Han transcurrido dos años, y no ha vuelto a tener ninguna recaída de ninguno de sus trastornos neurológicos (sin síntoma alguno), su energía y su función cognitiva han mejorado, y además ha adelgazado más de once kilos. Estoy seguro de que si no hubiera empezado con mi programa, sus síntomas habrían seguido avanzando, y que ahora estaría discapacitada.

EN RESUMEN: HÁBITOS ALIMENTARIOS «ÓPTIMO CEREBRO»

Una sencilla forma de crear platos con los doce alimentos inteligentes es seguir una dieta inspirada en la mediterránea. Los beneficios para el corazón de la dieta mediterránea[38] —famosa por su uso generoso del aceite de oliva, hierbas aromáticas de la región y especias, vino tinto y la longevidad de los que la siguen— están más que demostrados, pero también tiene grandes beneficios cognitivos. En general, es rica en hortalizas y pobre en proteína animal; se caracteriza por la abundancia de fitonutrientes bioactivos, que son compuestos vegetales beneficiosos, con propiedades antioxidantes y antiinflamatorias.

Esta dieta se remonta a la Grecia y la Roma clásicas, pero hace algunas décadas los científicos nutricionistas observaron que las personas que vivían en la cuenca del Mediterráneo padecían menos enfermedades cardiovasculares y vivían más tiempo que otras poblaciones, incluida la estadounidense. En la actualidad, una dieta mediterránea típica incluye cinco raciones de verduras, dos o tres de fruta, una o dos de legumbres, cinco de grasas (frutos secos, aceite de oliva, semillas), una o dos de alimentos fermentados (como yogur y queso de leche cruda), muchas hierbas aromáticas y especias, y una o dos raciones de cereales integrales.

Incluye pescado tres o cuatro veces a la semana, ave dos o tres veces a la semana y carne roja menos de una vez a la semana. Las personas que la siguen beben agua, café, té y vino tinto. Y reciente-mente, han añadido cacao y chocolate negro.

Hay muchos estudios que han asociado esta dieta con la longe-vidad, pero su efecto sobre el cerebro es especialmente impactan-te. En un estudio con personas mayores sanas (la edad media era de ochenta años, y sin signos de demencia), los investigadores ana-lizaron la dieta y el tamaño del cerebro. Descubrieron que aquellos que comían más pescado y menos carne —que corresponde a la die-ta mediterránea— tenían mayor volumen; esto supuso un hallazgo importante, puesto que parece indicar que la pérdida de memoria y la demencia están relacionadas con la reducción del cerebro.

Una de las características de la dieta mediterránea tradicional es su forma de comer ociosa y agradable, en compañía de amigos y de la familia, con alimentos frescos de proximidad y de temporada. Los platos incluyen muchas hortalizas: la proteína animal se sirve en pequeñas raciones o como condimento, los platos vegetales se aliñan con aceite de oliva y las hierbas aromáticas son muy impor-tantes. La dieta se convierte en un estilo de vida activo, mucho más sólido que el de la mayoría de los estadounidenses. Al fin y al cabo, era la dieta de los agricultores, pescadores, olivareros, pastores, jornaleros y la gente que trabajaba en el mar y en el campo.

Los japoneses, famosos por su longevidad y baja incidencia de alzhéimer, tienen una dieta saludable que vale la pena mencionar, puesto que incluye muchos de los doce alimentos inteligentes. A simple vista, la cocina japonesa y la mediterránea no parecen tener mucho en común, pero se asemejan más de lo que pensamos: en ambas se usan muchas verduras y frutas, más pescado y marisco que carne, hierbas aromáticas, especias y legumbres. Los japone-ses usan fermentados en la mayoría de sus comidas (sopa de miso, encurtidos y natto*), y aunque comen menos grasa, toman muchas grasas inteligentes, como frutos secos y pescado azul de agua fría.

---

* Derivado de la soja, resultado de la fermentación de su semilla (N. de la T.).

Una cena japonesa, como la comida mediterránea, suele ser lenta, un acontecimiento agradable que incluye una dosis moderada de alcohol. Además, los japoneses también andan mucho más que los estadounidenses.

Los doce alimentos inteligentes aparecen sistemáticamente, en las dietas de las personas sanas y longevas que gozan de buena salud mental. Cómelos más a menudo –lo ideal sería que lo hicieras cada día– para mejorar tu rendimiento mental y frenar el declive cognitivo.

Ahora, veremos el paso 2, para descubrir más formas de lograr una función mental óptima y evitar la principal causa de pérdida de memoria.

ALIMENTOS RECOMENDADOS	
Estas cantidades son solo orientativas, no para obligarte a que midas y peses todo lo que comes	
Hortalizas de hoja verde	≥ 1 taza al día
Otras hortalizas	≥ 2 tazas al día
Pescado (no frito)	≥ 2 raciones a la semana, o suplemento
Aceite de oliva virgen extra	≥ 1 cucharada al día
Otros aceites para cocinar (ácidos grasos monoinsaturados resistentes al calor)	1-2 cucharadas al día para cocinar
Frutos secos	60 g al día
Otras grasas saludables (aguacate, aceite de coco)	1-2 raciones al día
Frutos del bosque	≥ ½ taza al día
Chocolate negro (o cacao)	30-60 g (2 cucharadas) al día
Fuentes de cafeína	Opcional, 2 tazas de café + 2 tazas de té, o 4-6 tazas de té
Vino	1-3 vasos al día (preferiblemente tinto); si no tomas alcohol, come más alimentos con pigmentos azules, rojos y púrpuras, o toma un suplemento de resveratrol

ALIMENTOS RECOMENDADOS	
Hierbas y especias	≥ 1 cucharada de mezcla de especias (secas), o ≥3 cucharadas de cúrcuma, ajo, jengibre, mezcla de finas hierbas italiana, curri, chile (fresco) al día
Legumbres (incluida la soja no transgénica)	½-1 taza al día
Alimentos fermentados (más 30 g de fibra)	1-2 raciones al día o algún suplemento
Ave (no frita)	Opcional, 4-7 raciones a la semana
ALIMENTOS QUE SE DEBEN CONSUMIR CON MODERACIÓN	
Cereales integrales*	Opcional, hasta tres raciones al día
Mantequilla	Opcional, procedente de animales alimentados con pasto, 1-2 cucharadas al día
Queso	Opcional, ecológico, 30-60 g al día
Carne roja	Opcional, procedentes de animales alimentados con pasto, 285-340 g a la semana
Dulces naturales (miel, sirope de arce)	Opcional, 1-2 raciones a la semana
ALIMENTOS QUE SE DEBEN EVITAR	
Grasa parcialmente hidrogenada (margarina)	Nunca
Comida rápida frita	< 1 vez a la semana (si no nunca)
Azúcar refinado	Salvo que sea una ocasión especial, no deberías necesitar tomar pasteles, galletas, refrescos u otras bebidas edulcoradas

---

* Elige cereales integrales con una carga glucémica de media a baja (como explico en el capítulo cuatro) y plantéate no comer gluten.

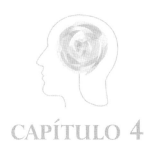

CAPÍTULO 4

Más formas de alimentar tu cerebro

Sigue comiendo los doce alimentos inteligentes esenciales para la salud de tu cerebro y evitando los que reducen el rendimiento cognitivo. En cuanto estés listo para tener una mente verdaderamente aguda y una mayor protección contra la disfunción cognitiva y la pérdida de memoria, da el siguiente paso.

PASO 2: COME ALIMENTOS CON CARGA GLUCÉMICA BAJA

Si queremos abordar la principal causa de la disfunción cognitiva y la pérdida de memoria —mala regulación del azúcar en la sangre—, tenemos que frenar la resistencia a la insulina, que está matando a nuestro cerebro. La mejor forma de mejorar la sensibilidad a la insulina es elegir alimentos con poca carga de azúcar, o, lo que es lo mismo, carga glucémica baja. La *carga glucémica* de un alimento se refiere a cómo se dispara el azúcar en la sangre después de consumirlo (*gluc*, 'azúcar', y *emia*, 'nivel sanguíneo'). La carga glucémica se divide en tres categorías: baja, media y alta. (Ver la página 158 y siguientes para las listas de alimentos según su carga glucémica).

Los estudios han demostrado que si tienes resistencia a la insulina, comer algo tan sencillo como un desayuno puede tener graves consecuencias para la función cerebral. Si empiezas el día con una alta carga glucémica (panqueques, tostadas, cereales, panecillos, bollería, zumo de naranja), *inmediatamente* reduces tu función cognitiva. No es la mejor forma de iniciar tu jornada laboral (o un día cualquiera), ¿no te parece? Pero también es cierto lo contrario, y eso es bueno: tomar alimentos de baja carga glucémica y maquillar un poco el desayuno (fruta con yogur entero, huevos o proteína y un batido con mucha fibra) puede mejorar tu función cerebral y ayudarte a controlar el azúcar en la sangre. Un estudio sobre mujeres de mediana edad con sobrepeso[1] y resistencia a la insulina reveló que un desayuno con baja carga glucémica mejoraba su función cognitiva.

Si eres seguidor de las tendencias dietéticas, estoy seguro de que conocerás la expresión *índice glucémico* (IG): un valor numérico que indica la rapidez y el grado en que te sube el azúcar, después de comer una cantidad específica de un hidrato de carbono en concreto, clasificado como alto, moderado o bajo. Tras su introducción, esta expresión se volvió muy popular entre los aficionados a las dietas, como lo de contar calorías, puesto que algunas personas lo contemplaban como una forma de simplificar y acelerar la pérdida de peso. El mantra de las dietas era evitar los alimentos de IG alto (porque, según se creía, estaban cargados de azúcar). A la gente se la animaba a elegir alimentos de IG bajo, con la esperanza de que desaparecieran sus kilos de más. (Algunas empresas alimentarias etiquetan sus productos como «IG bajo» para atraer a las personas que hacen dieta).

Por desgracia, el concepto de índice glucémico no es tan sencillo. Aunque el índice pueda ser de gran utilidad cuando se interpreta correctamente, no es la mejor herramienta para tomar una decisión, en parte porque es muy poco práctico en el mundo real y es fácil hacer mal uso de él. Por ejemplo, el índice clasifica la pasta como IG «moderado», mientras que las zanahorias tienen la categoría de «alto». Por consiguiente, es normal que la gente piense que la pasta es más saludable (menos «azucarada») que las zanahorias, pero eso es un gran error de interpretación de los datos y conduce a que se saquen falsas conclusiones.

El índice lo creó la doctora Jennie Brand-Miller, científica de la Universidad de Sidney (Australia), principalmente como instrumento de investigación, para que la ayudara a evaluar el efecto que tienen los alimentos en el azúcar en la sangre. Normalmente, los investigadores miden los niveles de azúcar tras la ingesta de 50 g de hidratos de carbono en una sola comida. Eso correspondería a, aproximadamente, una taza de pasta hervida, una ración que la mayoría de las personas consideran bastante pequeña (es muy fácil comer el doble de esa ración). Por el contrario, para conseguir 50 g de hidratos de carbono de las zanahorias, tendrías que comer casi *nueve zanahorias grandes* de una sola vez, lo cual la mayoría de la gente no haría ni aunque le pagaras por ello.

Las nutritivas zanahorias son buenas para ti, y, como la mayoría de las hortalizas, apenas afectan a los niveles de azúcar en la sangre. No consumirlas porque están clasificadas como «altas» en la lista de índice glucémico es un error, puesto que tienen una carga glucémica de 4, que es baja. Como estás a punto de descubrir, la *carga* glucémica —no el índice glucémico— es el instrumento que debes usar. La remolacha es otro de esos alimentos con índice glucémico alto, pero baja carga glucémica. El efecto que tiene sobre el azúcar en cada ración es bajo, así que ¡sí, cómete la remolacha!

Resulta que añadir más fibra, especialmente de las legumbres, es muy eficaz para mejorar el control glucémico. Lo irónico de esto es que algunas personas, incluidas las que siguen la dieta paleolítica, evitan comer legumbres, porque tienen un índice glucémico alto, pero ¡las legumbres definitivamente no se comportan en nuestro cuerpo como lo hace el azúcar!

Entrevisté a la doctora Brand-Miller y hablamos de los méritos científicos del índice glucémico, pero los dos estábamos de acuerdo en que se queda corto a la hora de ofrecer a la gente corriente información útil. Para que los datos fueran más útiles, me aclaró la doctora, los investigadores añadieron otra capa de información y empezaron a calcular la *carga* glucémica de los alimentos, que indica aproximadamente con qué rapidez y en qué grado le sube el azúcar a una persona tras consumir una ración estándar. Esto facilita mucho la elección de alimentos que nos ayudan a controlar bien el azúcar. Y por esta razón, la carga glucémica (CG) de un alimento se ha convertido en mi instrumento favorito para facilitar el control del azúcar. (También me refiero a él como «carga de azúcar» de un alimento).

En la página 158 y siguientes encontrarás una selección de alimentos de carga glucémica baja y media que puedes consumir a diario, junto con alimentos de carga glucémica alta, cuyo consumo debes reducir o evitar, si estás intentando controlar tu azúcar. Si quieres consultar listas más extensas de índice glucémico y carga glucémica, puedes visitar el sitio web de la Universidad de Sídney, www.glycemicindex.com.

A continuación te muestro algunos otros factores que se deben tener en cuenta cuando eliges tus alimentos.

Tu nivel de actividad (y tu forma física en estos momentos) cuenta

Cuanto más activo y en forma estás, más esbelto eres; y cuanta más fibra comes, más carga glucémica puedes tolerar sin que te suba el azúcar o la insulina. Sin embargo, la prueba está en el análisis. Si tu glucosa basal es inferior a 95 mg/dl y tu nivel de insulina inferior a 5 μUI/ml, eso significa que tus elecciones alimentarias y tu estilo de vida activo son adecuados para ti.

En el otro extremo, nos encontramos con que la mayoría de las personas con síndrome metabólico y problemas para controlar su azúcar tendrán que evitar todos los alimentos con una carga glucémica superior a 10 (tal como se indica en las tablas, de 10 a 19,9 se considera una carga «media») para restaurar sus valores normales de azúcar y regular su insulina. Si te encuentras en ese grupo, o si estás empezando a ir por ese camino, es el momento de hacer algo al respecto, y a medida que vayas recobrando tu salud y mejorando tu forma física, gracias a comer mejor y a una actividad física regular, podrás darte pequeños caprichos de vez en cuando.

Tu nivel de actividad también influye en tu respuesta a la carga glucémica, lo que significa que cuanto más activo estés, menos te subirá el azúcar después de comer cierta cantidad de hidratos de carbono. Por ejemplo, un atleta que hace veinte o más horas de ejercicio a la semana puede comer mucha más pasta, sin que se alteren sus valores sanguíneos, que una persona con un trabajo sedentario, que se pasa el día sentada en un despacho y tiene dificultades para conseguir hacer dos o tres horas de ejercicio a la semana. Si te gusta la pasta y has de regular tus niveles de azúcar en la sangre, ¡los espaguetis son un buen incentivo para hacer ejercicio!

En general:

- Si haces menos de siete horas de ejercicio a la semana, elige principalmente alimentos de la lista de carga glucémica baja.
- Si eres muy activo (más de siete horas de actividad aeróbica a la semana), probablemente podrás tolerar una o dos raciones de alimentos de carga glucémica media cada día.

Todos somos diferentes

Los científicos están debatiendo la exactitud de las tablas de las cargas glucémicas para los usuarios, y un estudio reciente demostró que la respuesta de cada persona al azúcar en la sangre[2] puede variar entre un 20 y un 30 %. Aunque los científicos puedan tener pequeñas discrepancias respecto a algunos puntos, en general las tablas de las cargas glucémicas siguen siendo útiles si pueden predecir tu respuesta en un 70 u 80 %. Es interesante el hecho de que los dos factores principales que crean variabilidad en la respuesta a la carga glucémica son el azúcar en la sangre y los niveles de inflamación, los cuales podrás controlar gracias a este libro y harán que puedas usar estas tablas con más confianza.

La experiencia Óptimo Cerebro de Sally: alimentos con baja carga de azúcar

Cuando conocí a Sally, una de mis pacientes, parecía mayor de lo que correspondía a sus sesenta años. Pero, sobre todo, se la veía preocupada.

Hacía tiempo que tenía problemas de peso; había probado, al menos, una docena de dietas y programas de ejercicio, pero el peso en su báscula parecía haberse estancado. No obstante, lo que más le preocupaba es que sentía que estaba perdiendo la memoria. Se le olvidaban detalles de las reuniones de la empresa de *marketing* para la que trabajaba. Le costaba recordar los nombres de los nuevos clientes. Nunca sabía dónde dejaba las gafas y el móvil. Notaba que su cerebro estaba perezoso. Y lo que realmente le asustaba era que a su madre, a la que le habían diagnosticado alzhéimer hacía varios años, había tenido que ingresarla en una residencia de ancianos hacía un año. ¿Iba a terminar ella de la misma manera?

Revisamos los resultados de sus pruebas —incluidas las de condición física y evaluaciones nutricionales, así como las puntuaciones de función cognitiva— para preparar un plan. Sus puntuaciones cognitivas la situaban en la mitad inferior de las personas de su grupo de edad, lo cual implicaba que cumplir con sus responsabilidades en el trabajo era un auténtico reto para ella. Asimismo, tenía el azúcar y la insulina altos, y al revisar su forma de comer entendí la razón. Había estado siguiendo una dieta baja en grasas, rica en hidratos de carbono, con muchos cereales integrales: cereales integrales para desayunar con leche desnatada, un sándwich para almorzar, una barrita de cereales y frutos secos como tentempié de media tarde, y algo de proteína con arroz o pasta integrales para cenar, con una galleta sin grasa de postre. Sally pensaba que esos alimentos eran apropiados para una dieta saludable que la ayudaría a adelgazar, pero, en realidad, estaba saboteando sus intentos y poniendo en juego su salud.

Para conseguir mejorar su función mental, tenía que consumir alimentos bajos en carga de azúcar. Le pedí que evitara comer cualquier alimento con carga glucémica superior a diez, durante todo el mes siguiente. No tenía que hacer dieta, solo reducir su carga de azúcar en todas y cada una de sus comidas, y consumir más grasas saludables. Asimismo, debía tomar un suplemento de alta calidad (de lo que hablaré en el capítulo cinco). Y le pedí que fuera a caminar, por la mañana o por la tarde, al menos veinte o treinta minutos, cinco días a la semana, durante el primer mes.

«¿Eso es todo? —me preguntó sorprendida–. Lo que hago cada día es más duro que eso». Pero como le indiqué, lo que estaba haciendo no funcionaba, así que accedió a darle una oportunidad a mi plan.

A los treinta días había adelgazado, unos dos kilos y medio. Parecía más joven y su glucosa e insulina basales habían vuelto a la normalidad. Repetimos las pruebas cognitivas, y se encontraba en el percentil 25 superior de función ejecutiva; eso significaba una mejoría del 50 %. Todos esos cereales integrales «saludables» y alimentos bajos en grasas que había estado comiendo habían supuesto una gran carga glucémica en su sangre y habían provocado que subieran sus niveles de insulina, que sus tejidos dejaran de responder y que tuviera resistencia a la insulina. Esa resistencia había hecho que sus células cerebrales no pudieran utilizar el exceso de glucosa en su torrente sanguíneo. Evitar los alimentos con una carga glucémica alta fue lo que le abrió la puerta de la prisión mental en la que estaba encerrada. Una vez que hubimos conseguido esos logros, hablamos de otras formas de mejorar su condición física y de los suplementos adicionales que debería tomar para proteger su cerebro a largo plazo, todo ello dentro del programa Solución Óptimo Cerebro. Ahora, casi después de diez años, Sally no solo parece más joven, sino que se siente más joven y su mente está mejor que nunca.

LAS TABLAS GLUCÉMICAS ÓPTIMO CEREBRO: BAJA, MEDIA, ALTA

Lo que significan las cifras:

0-9,9 = alimento con carga glucémica baja

10-19,9 = alimento con carga glucémica media

20+ = alimento con carga glucémica alta

(*Puede que observes ligeras variaciones en otras fuentes*).

Tabla 1: alimentos con carga glucémica baja (CG < 10)

Tómalos a diario

La mayoría de las hortalizas y frutas, todos los frutos secos y fuentes de proteína pura tienen una carga glucémica baja. También las legumbres, y comerlas compensa las subidas de azúcar provocadas por otros alimentos, como el pan o la pasta, ya que liberan gradualmente el azúcar en la sangre durante horas: justamente lo que pretendes que suceda con los alimentos que consumes.

Hace casi veinte años que siempre les digo a mis pacientes que han de comer más proteína pura, grasa saludable, hortalizas, frutas, legumbres y frutos secos, con algo de especias y hierbas aromáticas. Las tablas de carga glucémica te ayudarán a tener claro qué alimentos puedes comer más a menudo.

FUENTE ALIMENTARIA	RACIÓN	CARGA GLUCÉMICA
BEBIDAS		
Té y café sin edulcorar	1 taza	0
Leche de almendras	1 taza	0
Leche desnatada	1 taza	9
Leche entera	1 taza	9
Leche de soja	1 taza	9
Vino tinto o blanco	140 g	0
Cerveza	340 g	3
CEREALES		
Gachas de avena de grano partido	1 taza	9
TENTEMPIÉS		
Chocolate negro (70-85 % de cacao)	30 g	4
Guacamole	¼ de taza	0
Hummus (crema de garbanzos para mojar)	30 g	0
FRUTAS		
Manzana	1 mediana	6
Albaricoques	1 taza	6
Arándanos negros silvestres*	1 taza	1
Arándanos negros cultivados*	1 taza	4
Aguacate	½ fruto	0
Cerezas	1 taza	4
Pomelo	1 pequeño	3
Uva	1 taza	5
Mango	1 taza (120 g)	8
Naranja	1 mediana	4
Melocotón	1 grande	5
Pera	1 mediana	5
Piña	1 taza	7
Ciruelas	1 taza	5
Fresas	1 taza	3
Sandía	1 taza	4

* La diferencia entre la carga glucémica de las dos variedades de arándanos es porque los silvestres son pequeños y ácidos, mientras que los cultivados para su comercialización son más grandes, jugosos y dulces.

FUENTE ALIMENTARIA	RACIÓN	CARGA GLUCÉMICA
LEGUMBRES		
Alubias negras	½ taza	7
Alubias rojas	½ taza	7
Alubias blancas	½ taza	9
Garbanzos	½ taza	8
Lentejas	½ taza	6
Habas de soja (edamame)	½ taza	3
FRUTOS SECOS		
Almendras	30 g	0
Anacardos salados	30 g	3
Avellanas	30 g	0
Nueces de macadamia	30 g	0
Cacahuetes (en realidad, una legumbre)	30 g	0
Nueces pecanas	30 g	0
Pistachos	30 g	0
Nueces	30 g	0
HORTALIZAS		
Espárragos	1 taza	3
Remolacha	1 taza	6
Pimiento morrón verde	1 taza	2
Pimiento morrón rojo o amarillo	1 taza	3
Bok choy	1 taza	0
Brócoli	1 taza	0
Repollo	1 taza	0
Zanahorias	1 taza	2
Coliflor	1 taza	0
Apio	1 taza	0
Mezcla de hortalizas verdes, lechuga y espinaca cruda	1 taza	0
Guisantes congelados o frescos	1 taza	5

* Variedad de col china parecida a la acelga (N. de la T.).

FUENTE ALIMENTARIA	RACIÓN	CARGA GLUCÉMICA
FUENTES DE PROTEÍNAS		
Huevos, carne de vacuno, pollo, salmón y cerdo	170 g	0
GRASAS INTELIGENTES		
Aceite de oliva, aguacate, almendras y coco	1 cucharada	0
Aguacate	½ fruto	0

Tabla 2: alimentos con carga glucémica media (CG 10 a < 20)

Cuanto más activo seas, más carga glucémica podrás soportar

Es mejor que limites el consumo de estos alimentos a una o dos raciones al día. Observarás que en este grupo de carga glucémica media, hay dos muy habituales: las patatas y los plátanos.

FUENTE ALIMENTARIA	RACIÓN	CARGA GLUCÉMICA
LEGUMBRES		
Alubias con tomate de lata	½ taza	10
HORTALIZAS		
Patata hervida blanca y roja	1 taza	14
Patata, en puré instantáneo	1 taza	17
Boniato	1 mediano (½ taza)	10
FRUTAS		
Albaricoques secos	¼ de taza	10
Plátano normal amarillo (sin manchas negras en la piel)	1 mediano	10
Plátano amarillo (maduro)	1 mediano	15
Dátiles secos	¼ de taza	14
Papaya	1 taza	10
Uvas pasas	¼ de taza	18

FUENTE ALIMENTARIA	RACIÓN	CARGA GLUCÉMICA
CEREALES		
Cebada en grano perlada (tiene gluten)	1 taza	11
Pan alemán de centeno con grano partido	2 rodajas	13
Cereales All-Bran (Kellogg's)	1 taza	16
Cereales Cheerios	1 taza	13
Cereales Grape-Nuts	1 taza	16
Cereales Kashi GoLean Crunch	1 taza	17
Sémola de maíz cocida	1 taza	14
Panecillo de hamburguesa	2 rodajas (1 panecillo)	18
Muesli (avena, frutos secos, fruta seca)	1 taza	16
Avena instantánea	1 taza	16
Avena integral de copo grueso	1 taza	13
Quinoa cocida	1 taza	18
Espaguetis integrales cocidos	1 taza	15
Tortilla de harina	50 g (1 tortilla)	15
Arroz salvaje cocido	1 taza	16
BEBIDAS		
Gatorade	1 taza	12
Zumo de manzana (sin azúcar)	1 taza	12
Zumo de frutas	1 taza	12
Zumo de naranja (sin azúcar)	1 taza	12
TENTEMPIÉS		
Galletas de avena	15 g	18
Galletas de vainilla Wafer	6 galletas (30 g)	14
Barrita de cereales y frutos secos	Barrita de 60 g	18
Palomitas de maíz	2 tazas	12
Tortitas de arroz	30 g	18
Tortilla de maíz	50 g (2 tortillas)	12
LÁCTEOS		
Yogur griego natural bajo en grasa	245 g (~1 taza)	10

Tabla 3: alimentos con carga glucémica alta (CG ≥ 20)

¿Qué vas a celebrar?

Estos alimentos están bien para un cumpleaños, pero no para cada día. Deberías evitarlos por costumbre. Probablemente, no te sorprenderá ver que un *donut* o una barrita de caramelo tienen carga glucémica alta, pero puede que te lleves algunas sorpresas: el pan de trigo integral y el pan blanco tienen la misma carga glucémica (20), la del *bagel* es todavía más alta (34) y la «saludable» barrita de cereales y frutos secos casi se sale (literalmente) de la tabla (37). Observarás también que ninguna proteína, hortaliza, fruta, legumbre y fruto seco tiene carga glucémica alta. No te perderás mucho evitando los alimentos de alta carga glucémica.

FUENTE ALIMENTARIA	RACIÓN	CARGA GLUCÉMICA
CEREALES		
Bagel blanco	9 cm de diámetro	34
Pan de trigo integral	2 rebanadas	20
Pan Wonder	2 rebanadas (60 g)	20
Espaguetis de harina blanca, hervidos 10 minutos	1 taza	22
TENTEMPIÉS Y POSTRES		
Pastel de chocolate glaseado	1/6 de pastel, 84 g	25
Barritas de caramelo Mars	60 g	27
Galletas de jengibre Ginger Snaps	15 g	24
Donut glaseado	10 cm de diámetro	22
Helado normal	1 taza	24
Bretzel hecho al horno	Bolsa de 60 g	33
BEBIDAS		
Zumo cóctel de arándanos rojos (Ocean Spray)	1 taza	24
Coca-Cola	Lata de 355 ml	25
Fanta (refresco de naranja)	Lata de 355 ml	35

FUENTE ALIMENTARIA	RACIÓN	CARGA GLUCÉMICA
CEREALES		
Cereales Coco Puffs	1 taza	20
Cereales Corn Flakes	1 taza	24
Cereales Raisin Bran (Kellogg's)	1 taza	26
Barrita de cereales y frutos secos (Kashi)	1 taza	37
Maíz dulce	1 taza	22
Cuscús hervido 5 minutos	1 taza	30
Macarrones (codo) cocidos	1 taza	23
Macarrones con queso (Kraft)	1 taza	32
Patata Russet al horno	1 mediana (140 g)	26
Arroz integral de grano mediano cocido	1 taza	22
Arroz blanco de grano largo cocido	1 taza	27
Arroz blanco basmati de cocción rápida	1 taza	28
Patatas chips	Bolsa de 115 g	30
Chips de nachos y de tortilla salados	Bolsa de 85 g	35

PASO 3: PLANTÉATE HACER AYUNO INTERMITENTE

Todavía puedes dar un paso más para mejorar tu sensibilidad a la insulina y tu rendimiento cognitivo: se trata del ayuno, es decir, evitar el consumo de calorías durante un periodo de tiempo prolongado.

Cuando ayunamos, utilizamos la energía de la digestión para fines y metas superiores, que se suelen atribuir a la mayor claridad mental que obtenemos con esa práctica. Muchos personajes históricos y líderes espirituales, desde los tiempos de la antigua Grecia, pasando por figuras bíblicas, hasta Gandhi, se sumaron a esta práctica por una gran variedad de razones, y en la actualidad, continúa viva como una forma de protesta política. El ayuno ha desempeñado un papel fundamental en la mayoría de las religiones del mundo (cristianismo, judaísmo, islamismo, budismo, hinduismo y otras) y forma parte de muchas festividades y rituales.

El ayuno tradicional implica evitar cualquier tipo de alimento y fuente de calorías, durante un mínimo de veinticuatro horas hasta varios días. Durante el ayuno, es esencial hidratarse con líquidos, incluidas infusiones de hierbas, té, caldo y agua. Para ponerle fin, hay que empezar por tomar agua o caldo y luego pasar a una sopa de verduras. A continuación, lo normal es volver progresivamente a comer alimento sólido fácil de digerir. Después de hacer un ayuno, las personas suelen sentirse más conscientes y más conectadas con los alimentos que consumen. El ayuno no solo mejorará algunos aspectos de la función cognitiva, sino que nos ayudará a apreciar la comida y el acto de comer.

El ayuno parcial intermitente se diferencia un poco del modelo tradicional, pero es prometedor en cuanto a su capacidad para mejorar nuestro control del azúcar en la sangre, así como nuestro rendimiento cognitivo, especialmente en quienes padecen deterioro cognitivo.

Cómo influye el ayuno en la salud del cerebro

Uno de los beneficios del ayuno prolongado es que sin ingesta de calorías, acabas agotando tus recursos de azúcar y empiezas a quemar grasa para generar energía para las células, que forman unos compuestos moleculares denominados cetonas. Muchos de tus tejidos pueden utilizar dichos compuestos con mucha eficacia, especialmente el cerebro.

El reto es que cuanto más quieres alargar el ayuno, más difícil es, pero a algunas personas les merece la pena. El ayuno parcial intermitente[3] es uno de los cambios más recientes de esta práctica dietética (y constituye la base sobre la que se fundan una serie de dietas muy populares para adelgazar). En lugar del tradicional ayuno de veinticuatro horas o más, el ayuno parcial intermitente puede realizarse de muchas formas; por ejemplo, un ayuno de calorías de quince o dieciocho horas, una o dos veces a la semana, o incluso de veintiún hasta veintiocho días. Y esto tiene otros efectos aparte de la pérdida de peso.

Estudios recientes han demostrado que el ayuno parcial intermitente puede ser tan eficaz —y a veces más— para mejorar el rendimiento cognitivo como el ayuno tradicional, y además mejora el control del azúcar en la sangre. Evitar calorías (especialmente hidratos de carbono) durante, al menos, quince o dieciocho horas pondrá en marcha el proceso de formación de cetonas y hará que el cuerpo deje de utilizar glucosa (azúcar) como combustible y use cetonas (un derivado molecular de la combustión de la grasa). Las fábricas de producción de energía del cerebro, las mitocondrias, pasan a emplear dichas cetonas para generar energía. Simplificando, con la cetosis, las células utilizan grasa, en lugar de azúcar, para conseguir energía, y parece ser que al cerebro le gusta.

Se ha demostrado que alargar el tiempo entre las comidas (sin una restricción calórica general) para inducir la cetosis tiene varias ventajas para el cerebro, al menos según los estudios realizados con ratones. Los investigadores han observado que este ayuno intermitente en los ratones[4] estimula la capacidad del cerebro de afrontar el estrés oxidativo, fomenta la facultad de memorizar información nueva (neuroplasticidad) e induce el crecimiento de este órgano, a través de un mayor número de factores neurotróficos derivados del cerebro y una función mitocondrial mejorada de las células cerebrales.

Otra forma de ayuno parcial intermitente es limitar el consumo a 500-800 de hidratos de carbono muy bajos en calorías, durante un día, provocar la cetosis y comer lo que te apetezca al día siguiente. Se ha demostrado que este método de alternar el ayuno[5] (25 % de las calorías) con las comilonas (175 % de calorías), a días alternos durante tres semanas, mejora la condición de resistencia a la insulina y los marcadores del estrés oxidativo. Lo que sucede es que, a pesar de su efecto para reducir la resistencia a la insulina, el entrenamiento físico a intervalos de veinte minutos, tres veces a la semana, es casi tan eficaz como ese tipo de ayuno. Tendrás que decidir por ti mismo, pero para obtener los mismos resultados, me parece mucho más fácil introducir sesenta minutos a la semana de ejercicio físico a intervalos que ayunar, tomando solo el 25 % de tu dosis diaria de calorías, a días alternos.

Una forma más de ayuno intermitente es hacer una dieta rigurosa y muy baja en hidratos de carbono, durante cuatro o cinco días, cada mes, básicamente para cambiar el tipo de combustible —de glucosa a cetonas— con el que alimentas a las células, durante varios días seguidos al mes. Durante el ayuno intermitente de cuatro o cinco días, los hidratos de carbono supondrán menos del 10 % de todos los alimentos consumidos; esto incluye una modesta dosis de proteína, y casi el 70 u 80 % de las calorías durante el ayuno procederán de la grasa pura. Durante este plan dietético rico en grasa y ultrapobre en hidratos de carbono, las comidas típicas pueden incluir:

- Batidos con leche de coco, hortalizas de hoja verde (como col kale) y proteína en polvo, sin fruta o azúcar.
- Proteína animal rehogada con verduras, como espinacas, con bastante grasa para cocinar.
- Hígado, beicon, paté y otras fuentes de proteína animal.
- Frutos secos y semillas, aguacate y coco.
- Evitar cualquier tipo de fruta, patatas, cereales, legumbres y productos azucarados.
- Añadir algo más de aceite a todo lo que se cocina.

Desde 1920, y especialmente con los recientes protocolos que se aplican en los principales centros de tratamiento de la epilepsia, muchas personas con dificultades para controlar su enfermedad han presentado notables mejorías en sus ataques epilépticos, al cambiar de combustible para alimentar su cerebro, cetonas en lugar de glucosa. No obstante, para controlar su epilepsia, han de seguir esta dieta muy pobre en hidratos de carbono, moderada en proteína y muy rica en grasa *ininterrumpidamente*. El cerebro, concretamente, puede utilizar cetonas, que incluyen los compuestos moleculares beta-hidroxibutirato, acetoacetato y, en menor grado, acetona. Los científicos se han basado en los beneficios que han observado que tienen estos protocolos para las personas epilépticas y han probado a aplicarlos a pacientes con deterioro cognitivo y demencia.

En un estudio de tamaño reducido, veintitrés adultos mayores con deterioro cognitivo leve fueron elegidos al azar, para seguir una dieta muy baja o rica en hidratos de carbono, durante seis semanas. Los que siguieron la dieta muy pobre en hidratos de carbono,[6] que dieron muestras de formación de cetonas (como se pudo probar mediante análisis de orina y de sangre), presentaron mejoría no solo en sus puntuaciones de memoria, sino también en la circunferencia de su cintura y en sus niveles de insulina y glucosa basal. Esta estrategia parece ser eficaz para aquellos a quienes se les ha diagnosticado un declive cognitivo, y mejora el control del azúcar y de la insulina, pero está limitada a las personas que deseen seguir esta dieta tan restrictiva. Y todavía desconocemos si este tipo de cambio aporta solo beneficios a corto plazo.

Mientras que un epiléptico puede estar muy motivado para evitar un ataque que lo deje destrozado, alguien más sano no estará dispuesto a seguir este régimen de ayuno restrictivo durante mucho tiempo: es muy duro. La dificultad de seguir este programa es la razón principal por la que he diseñado el ayuno parcial intermitente como paso 3, en lugar de como paso 1 o 2. Otro motivo es que todavía no se han confirmado los beneficios a largo plazo. Parecen prometedores, pero aún se están estudiando.

Una buena forma de que ayunen las mujeres

Una de mis amigas y compañeras de profesión, la doctora Anna Cabeca, obstetra y ginecóloga de la Universidad Emory, ha estado estudiando el efecto de los regímenes de ayuno parcial en las mujeres que tienen síntomas de menopausia. Su experiencia clínica le ha demostrado que las mujeres tienen muchas más dificultades para tolerar un ayuno con mayor ingesta de carne y de grasas cuando fisiológicamente padecen acidosis (estado en el que aumenta la acidez en la sangre que puede presentarse con la cetosis). En general, la proteína animal, los huevos, los lácteos y los cereales nos «acidifican» (esto significa que nos vemos obligados a eliminar el ácido a través de la orina para regular las alteraciones del ácido básico). Comer verdura, legumbres y frutos secos tiene el efecto opuesto. Una acidosis prolongada conduce a la pérdida de masa ósea y muscular, y puede provocar cansancio y confusión mental.

Puede haber diferencias de género en la respuesta al ayuno. Después de cien mil años de historia, los hombres puede que se adapten mejor a un programa centrado en comer proteína animal combinado con un ayuno, mientras que a las mujeres les va mucho mejor comer hortalizas alternando con periodos de ayuno. Las hortalizas, las frutas, los frutos secos y las legumbres nos alcalinizan. Comer mucha verdura y legumbres la noche antes del ayuno garantiza que lo haremos en un estado alcalino. La doctora Cabeca ha observado en sus pacientes menopáusicas que si se dan un buen festín de hortalizas antes de un ayuno nocturno, mejoran muchos aspectos de su calidad de vida y hace que el ayuno sea más tolerable.

Opciones de ayuno: ¿café con leche o con grasa?

Cuando les hablo a mis pacientes sobre el ayuno, revisamos las opciones del ayuno parcial intermitente:

- Ayunar durante la noche entre quince y dieciocho horas (básicamente, saltarse el desayuno), dos o tres veces a la semana.
- Ayuno de dieta muy pobre en hidratos de carbono a días alternos.
- Ayuno de dieta muy pobre en hidratos de carbono cuatro o cinco días al mes.

Hasta el momento, en estos estudios a corto plazo, las tres opciones parecen ser igualmente eficaces. Sin embargo, la inmensa mayoría de mis pacientes eligen la primera: saltarse el desayuno (ayunar durante quince o dieciocho horas) dos o tres veces a la semana. Esta es la más sencilla de seguir, y me atrevería a decir que, probablemente, también lo será para ti.

Con esta opción nocturna, hay dos posibilidades. Una es la hidratación (agua, té, infusiones de hierbas o caldo), pero sin demasiadas calorías. Una amiga y compañera de profesión, la doctora Kellyann Petrucci, la hizo muy popular con su dieta del caldo de huesos, pues pide a los pacientes que su única fuente de calorías, durante dieciocho horas aproximadamente, dos días a la semana, sea el caldo de huesos.

Otra variación, aún más fácil, del ayuno de entre quince y dieciocho horas es la que desarrolló otro compañero, Dave Asprey, que creó la dieta a prueba de balas. Les pide a los pacientes que eliminen todos los hidratos de carbono y proteínas durante quince o dieciocho horas, la mayor parte de los días, y que se limiten a tomar café y grasa para desayunar (ver el recuadro «Café a prueba de balas», en la página 173). La ventaja de añadirle grasa a tu café es que como le estás añadiendo de 300 a 400 calorías, te quedas satisfecho, pero sin hidratos de carbono o proteínas entras en cetosis como si no hubieras ingerido ninguna caloría y sin pasar hambre.

El máximo beneficio de añadir grasa a tu café no lo conseguirás echándole preparado lácteo *Half-and-half* o crema de leche y removiéndolo bien. Por el contrario, tendrás que usar un aceite de triglicéridos de cadena media (TCM) y mantequilla clarificada (*ghee*), y mezclarás la grasa con el café, en una batidora. El aceite de TCM suele ser un derivado del aceite de coco o de palma; es un tipo especial de grasa saturada que tiene cadenas más cortas que las grasas saturadas de la carne, los huevos y el propio aceite de palma. El aceite de TCM se descompone en cetonas con bastante rapidez y es una fuente de combustible muy eficaz, no solo para los epilépticos, sino para los atletas que participan en carreras de larga distancia y no quieren quedarse sin combustible. Mientras que una persona suele quedarse sin glucógeno (el azúcar almacenado en cadenas en las células musculares), cuando hace ejercicio, a partir de los noventa hasta los ciento veinte minutos, casi todos tenemos almacenada suficiente grasa para consumir durante todo el día, lo que supone una gran ventaja para usarla como fuente de energía cuando practicamos deporte.

Puesto que los aceites de TCM se descomponen en cetonas, también se usan como suplementos para quienes sufren deterioro cognitivo leve y demencia. En 2009, Samuel Henderson[7] (vicepresidente de investigación y desarrollo de la compañía biotecnológica Accera) y su equipo de investigación, evaluaron a ciento cincuenta y dos personas que padecían alzhéimer moderado, durante un estudio aleatorizado de noventa días de duración, es decir, nadie sabía quién iba a hacer qué. En lugar de conseguir que los participantes crearan cetonas, los investigadores les dieron un suplemento de aceite de TCM o un placebo de aparentemente similares características. Al principio, les proporcionaron 10 g de aceite de TCM al día, durante una semana; después 20 g durante los noventa días siguientes. Los que tomaron el aceite de TCM experimentaron un claro aumento de sus niveles de cetonas (especialmente de beta-hidroxibutirato, que el cerebro utiliza fácilmente como combustible), y su función cognitiva mejoró en comparación con los participantes del grupo tratado con placebo.

El gran inconveniente fue que con la dosis de 20 g diarios, el 25 % de los participantes tratados con TCM tuvieron diarrea, más de cuatro deposiciones acuosas al día, a veces incluso con retortijones que les hacían correr al baño. Para alguien a quien ya le han diagnosticado pérdida de memoria (un diagnóstico aterrador y persuasivo), soportar este malestar puede valer la pena, si esto le sirve para activar su función mental, pero si lo único que se pretende es avivar un poco la función cognitiva, en una vida cotidiana ya saludable, es mucho más difícil de tolerar. Tendrás que decidir por ti mismo si prefieres generar cetonas a través del ayuno o tolerar los trastornos gastrointestinales añadiendo a tu dieta una considerable dosis de aceite de TCM, aproximadamente una cucharada y media cada día.

El segundo gran inconveniente que surgió en este estudio fue que, aunque beneficiara a los individuos con los genotipos ApoE2 y ApoE3, el 20 % de la población, con al menos un genotipo ApoE4, no presentó beneficio alguno. Esas son justamente las personas que tienen un 300 % más de riesgo de desarrollar alzhéimer, y eso supone un hallazgo desafortunado y frustrante, puesto que es el grupo que necesita más desesperadamente una solución de este tipo.

Personalmente, sé de una excepción bastante llamativa. Durante mis investigaciones para escribir este libro, hablé con la doctora Mary Newport, de Florida, que se hizo famosa por algo por lo que hubiera preferido no serlo: cuando la entrevisté hacía más de diez años que a su esposo le habían diagnosticado alzhéimer prematuro, y por ello se puso a investigar sobre posibles tratamientos. Todas las medicaciones que existían en aquel momento no le habían servido de nada, por eso investigaba el tema. Aunque él tenía un gen ApoE4, le suministró una serie de productos, incluido aceite de coco, después aceite de TCM y por último beta-hidroxibutirato (la cetona principal del aceite de TCM), y observó una mejoría moderada con *todos* estos tratamientos. Mary ha dado conferencias en varios congresos médicos, durante estos últimos diez años, y ha publicado artículos sobre sus ensayos. Los progresos iniciales de su esposo demuestran claramente que aunque se tenga el gen ApoE4, algunas personas pueden beneficiarse de este plan dietético, al menos a corto plazo.

Por alguna razón, que todavía desconocemos, la mayoría de quienes padecen pérdida de memoria y tienen el gen ApoE4 no pueden utilizar con eficacia las cetonas como combustible para el cerebro. Por consiguiente, si tienes dicho gen, es mucho más importante que prevengas la pérdida de memoria y controles rigurosamente tu azúcar y tu insulina. Como acabamos de ver en el estudio, el consumo de aceite de TCM no es especialmente eficaz cuando ya se está empezando a perder la memoria; no obstante, el ayuno parcial intermitente puede tener otros beneficios para la población de riesgo elevado. Para aquellos con un gen ApoE4, ver los consejos adicionales para evitar el declive cognitivo, en el capítulo diez.

Café a prueba de balas

Dave Asprey nos enseña a preparar su café a prueba de balas con aceite de TCM. Fue el creador de la tendencia de mezclar café ecológico ultralimpio y sin moho con mantequilla y aceite de TCM. Utiliza siempre una batidora. Si echas el aceite de TCM en el café caliente, la grasa flotará y puede que te quemes la lengua intentando atraparla. Empieza con 240 ml de café caliente, dos cucharaditas de aceite de TCM y una o dos cucharaditas de mantequilla o de *ghee* ecológico.

El *ghee* prácticamente no contiene lactosa (no es proteína láctea), así que las personas con intolerancia a la lactosa pueden consumirla sin padecer efectos secundarios.

En primer lugar, echa el agua caliente en la batidora para calentar el recipiente; una vez hecho, saca el agua. A continuación, añade el café caliente y el aceite de TCM y bátelo con cuidado (tomando precauciones para no salpicar). Agrega un poco de mantequilla (o *ghee*, mantequilla clarificada ecológica) a la mezcla, para crear una bonita y cremosa suspensión. El aceite de TCM por sí solo es un poco insípido, así que al mezclarlo con *ghee*, este le aporta sabor y riqueza. La diminuta cantidad de proteína láctea de la mantequilla normal favorece la formación de espuma duradera cuando se bate con el café; de este modo, se crea un efecto capuchino, así que si realmente te gusta la espuma, tendrás que usar mantequilla de verdad. Con el tiempo, puedes ir aumentando gradualmente la dosis de aceite de TCM hasta 20 g diarios.

Una forma mucho más sencilla de ayunar sin pasar hambre (y evitar poner café en una batidora) es añadirle crema de leche ecológica espesa al café. Dos cucharadas aportan 103 calorías y menos de 1 g de hidratos de carbono. Si estás ayunando de otro modo, toma una o dos tazas de café con grasa, y lograrás la cetosis: el punto en que empiezas a quemar grasa y a crear cetonas. El uso de aceite de TCM como grasa acelera la formación de cetonas, y especialmente para las personas con deterioro cognitivo leve, puede que prepararse el café en una batidora valga la pena.

Tabla de grasas para el café

Nota: *esta tabla compara 20 g de aceite de TCM con 20 g de mantequilla, preparado lácteo* Half-and-half *o crema espesa por taza de café de 240 ml; en los estudios sobre el aceite de TCM, la cantidad indicada es 20 g de grasa. También he incluido en la lista la ración individual estándar* *envasada de 30 g para el* Half-and-half *y la crema de leche espesa. Procura que los hidratos de carbono sean inferiores a 1, si pretendes llegar a la cetosis.*

	CALORÍAS	GRAMOS DE GRASA	GRAMOS DE PROTEÍNAS	GRAMOS DE HIDRATOS DE CARBONO
Aceite de TCM (20 g, 1 ½ cucharadas)	164	20	0	0
Mantequilla (20 g, 1 ½ cucharadas)	143	16,2	0,2	0,01
Preparado lácteo *Half-and-half* (20 g, 1 1/3 cucharadas)	26	2,3	0,6	0,87
Crema de leche espesa (20 g, 1 1/3 cucharadas)	67	6,7	0	0,5
Preparado lácteo *Half-and-half* (30 g, 2 cucharadas)	39	3,5	0,9	1,3
Crema de leche espesa (30 g, 2 cucharadas)	103	11	0,6	0,8
Aceite de TCM y mantequilla	307	36,2	0,2	0,01

Otra forma de impulsar las cetonas

Si no quieres echarle grasa a tu café, otra alternativa para tomar el aceite de TCM es tomar una bebida elaborada con el compuesto cetónico beta-hidroxibutirato. Mientras que el aceite de TCM se convierte en cetonas, ahora hay productos que aportan esas cetonas. Son populares entre los deportistas, y se suelen comercializar en polvo (los consumidores comparan su sabor con el de la bebida de frutas en polvo Tang), aunque son bastante caras, unos cuatro dólares (tres euros y medio) por ración. No obstante, en la actualidad, se está empezando a estudiar estos productos, y existe el temor de que las primeras bebidas con cetonas puedan estar contaminadas con otros productos, que podrían ser perjudiciales. Si quieres probar este tipo de bebida, asegúrate de que el producto es beta-hidroxibutirato puro, sin derivados de la acetona o del formaldehído.

¿Y los productos de coco?

Los productos de coco (como la leche de coco y la pulpa de coco) y el aceite de coco no son lo mismo que el aceite de TCM. *Aceite de TCM* y *aceite de coco* no son expresiones que se puedan usar indistintamente, pues el aceite de coco solo tiene de un cuarto a un octavo de concentración de triglicéridos de cadena media, respecto al aceite de TCM puro. El aceite de TCM suele ser un concentrado del aceite de coco o de palma. El utilizado en el estudio de doctor Henderson estaba compuesto, en más del 95 %, de ácido caprílico y ácido caproico, que son versiones más cortas de los triglicéridos de cadena media. Si sabes de bioquímica (o, simplemente, si quieres comprender el significado de lo que es la longitud de una cadena molecular en este contexto): los triglicéridos de cadena media tienen ácido caprílico con ocho átomos de carbono, ácido caproico con seis, ácido cáprico con diez y ácido láurico con doce. El hecho es que cuanto más cortas son las cadenas —en este caso, de ácidos caprílicos y caproicos—, mejores son para la formación de cetonas.

El aceite de coco solo cuenta con aproximadamente el 25 % de estas formas más cortas de TCM y está compuesto en más del 50 % por ácido láurico. También cuenta con una amplia gama de otros ácidos grasos, incluidos 223 mg (0,223 g) por cucharada de ácidos grasos omega 6; esta es, en parte, la razón por la que tiene un punto de humeo para cocinar tan bajo, lo que significa que solo tolera temperaturas de cocción por debajo de 176 °C. (Lo de cocinar sin riesgo para la salud con aceite de coco es un mito, porque cuando supera esa temperatura puede deteriorarse y volverse perjudicial).

Si lo que queremos es producir cetonas para poder usarlas como combustible para el cerebro, el aceite de TCM es mejor opción que el de coco, puesto que tiene de cuatro a ocho veces más potencia. Sin embargo, el consumo de aceite de coco tiene varias ventajas para la salud:

- El principal componente oleoso del aceite de coco es el ácido láurico,[8] que una vez digerido es muy eficaz matando microbios y combatiendo infecciones. Lo suelen usar los médicos naturópatas para eliminar los agentes patógenos gastrointestinales.
- El aceite de coco activa el metabolismo (quema de calorías) en las personas muy activas, pues las cadenas grasas de tamaño medio están muy indicadas para que los deportistas las usen como combustible, especialmente en las largas sesiones de entrenamiento, que es donde suelen tomar sus batidos de proteínas y leche de coco.
- El aceite de coco,[9] en general, parece estar indicado para la función cognitiva y para las personas con enfermedades neurológicas, puesto que los triglicéridos de cadena media ayudan a formar cetonas, menos puras que las del aceite de TCM pero mucho más que las de los otros aceites.

A pesar de estos beneficios, existen controversias sobre el aceite de coco, porque el consumo de productos del coco sube el colesterol. Tanto el aceite de coco como otros productos derivados de este fruto son un 90 % grasa saturada, mucha más cantidad de la que se encuentra en la mantequilla (64 %) o en la grasa de buey (40 %). El consumo diario de productos del coco sube, de 40 a 70 puntos, los valores de colesterol LDL y colesterol total. Dicho esto, también ayuda a subir los valores del saludable colesterol HDL, e incluso puede mejorar la ratio del colesterol total/HDL. Otra ventaja del consumo de productos de coco es que aumentan el tamaño de las partículas del colesterol LDL (lo cual se considera bueno); aunque un médico convencional pueda preocuparse por el cambio que se produce en el perfil lipídico, el cambio neto en dicho perfil puede ser más ventajoso que problemático.

No obstante, lo que me preocupa es que no contamos con ningún resultado de los estudios clínicos en los que se demuestre que el uso de productos del coco sea neutro o ventajoso y existe, al menos, un estudio en el que se pudo demostrar que el consumo de coco empeoraba la función arterial y la inflamación por el colesterol HDL. Por las razones que acabo de mencionar, no recomiendo aceite de coco a mis pacientes con una enfermedad cardiaca diagnosticada.

Evita el agua de coco

Tengo mis reservas en cuanto a recomendar aceite de coco a mis pacientes con problemas cardiacos, pero mis reservas son aún mayores respecto a recomendar la popular agua de coco a cualquier persona. Una ración típica de 60 ml de agua de coco tiene 12,5 g de azúcar, casi una cucharada, con una cantidad de fibra insignificante. Es como beber zumo de manzana en lugar de comerse la manzana, que supone beber mucha más cantidad de azúcar de la que recomendaría a nadie. Cuando algunos de mis pacientes diabéticos empezaron a consumir agua de coco como bebida deportiva durante sus entrenamientos habituales, como un partido de tenis, casi inmediatamente pasaron de tener su azúcar bajo control a tenerlo descontrolado, y el único cambio había sido unas pocas raciones de agua de coco al día. El agua sola es mucho mejor. Si puedes encontrar agua de coco sin edulcorar (sin azúcar), puedes tomarla.

Mi recomendación es que si gozas de buena salud, o si tienes problemas neurológicos, como pérdida de memoria, y especialmente si pretendes seguir una dieta cetogénica, puede que comer más productos de coco sea una buena idea. Sin embargo, si te han diagnosticado alguna enfermedad cardiovascular, o estás bajo tratamiento médico por problemas de colesterol, te aconsejo que consultes con tu especialista, evites el aceite de coco en general y consumas las múltiples variedades existentes de grasas favorables para el corazón y el cerebro. Otras grasas que debes tener presentes, aparte del aceite de coco, sería el aguacate y su aceite, los frutos secos y sus aceites, el chocolate negro, el pescado de agua fría y por supuesto las aceitunas y el aceite de oliva.

Si en lugar de usar aceite de coco, consumes productos del coco, toma leche de coco, harina de coco y su pulpa, puesto que aportan fibra, flavonoides y otras vitaminas y minerales. Tengo la esperanza de que algún día se podrá demostrar que los productos del coco tienen beneficios clínicos; esta es la razón por la que a pesar de la ausencia de beneficios probados, observarás que en varias de mis recetas uso harina y leche de coco (ver el capítulo diez).

¿Cuál es la mejor forma de hacer un ayuno parcial?

Un ayuno nocturno, es decir, dejar de comer a partir de las siete o las ocho de la tarde, un par de días a la semana, parece ser la forma más sencilla de ayuno intermitente parcial para probar como primera opción, con la concesión de añadirle algún tipo de grasa a tu café o té del desayuno, para que te quite el hambre. La noche antes de tu ayuno parcial, come una buena ensalada, doble ración de verdura o una sopa de verduras y legumbres, para que te ayude a crear un estado más alcalino. No comas nada más hasta el mediodía siguiente.

A pesar de que el ayuno parcial intermitente tiene beneficios potenciales para la salud, lo he puesto en el paso 3 de mi plan alimentario por varios motivos. Cuesta más de seguir que añadir alimentos que está demostrado que mejoran la función mental (como el chocolate negro, los frutos del bosque, las hortalizas de hoja verde, el café o el té y el vino tinto), como sucede en el paso 1, y es más difícil que elegir alimentos con una carga glucémica baja, como menciono en el paso 2. En segundo lugar, lo que no sabemos es si este tipo de intervención seguirá funcionando a largo plazo (años), o si solo actúa durante los treinta o noventa días que han durado los estudios. Además, no sabemos qué tipo de ayuno intermitente es más eficaz, aunque los datos iniciales parecen indicar que todos funcionan.

Por último, aunque se ha demostrado que el ayuno parcial intermitente y añadir aceite de TCM para fomentar la producción de cetonas a corto plazo ayuda a las personas que padecen demencia y deterioro cognitivo leve, todavía desconocemos si ayuda a quienes están relativamente sanos y tienen una función cerebral normal: individuos interesados en optimizar su función cerebral actual y prevenir una futura pérdida de memoria.

Si quieres probar el paso 3, en tus manos dejo la decisión de seguir uno de estos programas de ayuno, en función del que mejor se adapte a tu estilo de vida. No cabe duda de que aplicar los pasos 1 y 2 te ayudará mucho a mejorar la salud de tu cerebro. El paso 3 tiene el potencial de llevarte aún más lejos.

Las recetas empiezan en la página 354, y están hechas con los alimentos que mejoran la salud del cerebro, que son la base de los pasos 1 y 2. Te recomiendo que valores las opciones del paso 3, así como el uso del aceite de TCM; todo esto te servirá para mejorar el control del azúcar y de la insulina. Ya puedes empezar con las recetas, y quizás estas te inspiren a realizar tus propias combinaciones de estos alimentos para el cerebro.

Ahora vamos a por el segundo pilar del programa: los nutrientes esenciales para la salud del cerebro.

CAPÍTULO 5

Nutrientes básicos para la salud del cerebro

Al menos, el 85 % de los estadounidenses sufren graves deficiencias nutricionales, que afectan negativamente a su salud de
varias formas, entre ellas el declive cognitivo acelerado. Esto es pa-
radójico en un país donde abundan los alimentos nutritivos, pero
el problema está en la dieta estadounidense estándar (SAD, por sus
siglas en inglés) que consume la mayoría de la población.

Todos necesitamos un plan personalizado que se ajuste a nuestras necesidades nutricionales, lo ideal sería que bastara con los alimentos. Pero la realidad es que después de haber visitado a miles
de pacientes, en los treinta años que llevo ejerciendo la medicina,
todavía no he conocido a ninguna persona que siempre coma bien,
como lo hago yo. Además, el contenido nutricional de los alimentos ha descendido considerablemente en las últimas décadas, a medida que la comida procesada ha ido desplazando a la comida real.
Incluso los alimentos frescos, como las frutas y las verduras, y los
cereales integrales, han perdido muchos de sus nutrientes debido a la agricultura industrial, el uso de pesticidas y otras prácticas,

agravado por la cantidad de procesado que realizan las grandes industrias alimentarias. Si tenemos en cuenta todos los contaminantes de nuestro entorno actual, necesitamos más nutrientes, no menos, para desintoxicarnos y eliminar estas sustancias químicas de nuestros tejidos.

Añadir vitaminas, minerales y otras buenas terapias nutricionales sirve solo para reforzar un programa alimentario saludable, pero no puede sustituirlo. Los suplementos jamás compensarán que comas comida basura, que no hagas ejercicio, que padezcas estrés o que te envenenes con toxinas, como pesticidas o grasas hidrogenadas. Comer bien —especialmente elegir alimentos que tonifiquen el cerebro y reducir tu carga de azúcar— ha de ser tu prioridad cuando se trate de corregir cualquier deficiencia.

Es importante tener en cuenta las limitaciones de examinar cada nutriente o compuesto por separado, para conocer el efecto que tiene sobre nuestra cognición: así no es como trabaja la madre naturaleza. Normalmente, una buena función fisiológica se basa en la interacción de docenas o cientos de nutrientes y compuestos. Un agente por sí solo no suele ser tan eficaz como varios compuestos juntos. Un agente aislado, por lo general, no tendrá tanto efecto como varios juntos.

Esta es la razón por la que muchos complejos nutricionales para la función cerebral incluyen de cinco a veinte ingredientes al mismo tiempo, aunque la mayoría de los estudios evalúen cada compuesto por separado. (Lo cierto es que esas combinaciones rara vez se analizan conjuntamente, si es que alguna vez se hace). Los fabricantes no pueden decir que un complejo de varios ingredientes prevendrá la pérdida de memoria o mejorará la función cognitiva, porque esa afirmación tendría que estar respaldada por investigaciones, y para ello se tendrían que realizar complejos y sofisticados estudios, que costarían millones de dólares. Lo que hacen los fabricantes es confiar en una vaga afirmación que no exige investigación, como «este producto mejora el funcionamiento del cerebro». (Para un ejemplo de un producto que ha cruzado la línea, en cuanto a proclamar propiedades e investigaciones, ver el recuadro «El problema del Prevagen», en la página 209).

Sin olvidar estas limitaciones, a continuación cito los nutrientes esenciales —no complejos con multitud de agentes— que sabemos, sin lugar a dudas, que son esenciales para prevenir la pérdida de memoria.

PASO 1: INGIERE LOS NUTRIENTES ESENCIALES

Estos nutrientes son necesarios para una función cognitiva óptima, y existen pruebas contundentes que recomiendan su uso. Algunos de ellos se pueden encontrar en los alimentos, pero si ves que no es realista (por la cantidad de alimentos que tendrías que ingerir a diario), también tienes la opción de los suplementos.

- Vitamina D.
- Vitamina B_{12}.
- Folatos mixtos (conocidos como vitamina B_9).
- Cromo.
- Ácidos grasos omega 3 de cadena larga (aceite de pescado).
- Probióticos.
- Magnesio.

Vitamina D

La vitamina D es una vitamina soluble en grasa, pero una vez que se ha convertido en su forma activa, actúa como una hormona. Casi todas las células de nuestro cuerpo poseen un receptor de vitamina D, y esta, a su vez, modifica el funcionamiento celular.

Durante los últimos cien mil años, los seres humanos obtenían la vitamina D del sol. (El sol estimula la producción de esta vitamina, por la acción de los rayos ultravioleta sobre cierta molécula de colesterol en la sangre). Los primeros humanos tenían la piel expuesta al sol debido a la falta de ropa, y pasaban de doce a dieciséis horas diarias cazando o recolectando bajo la luz solar.

Actualmente, la mayoría de las personas vamos vestidas y no estamos expuestas al sol. Y durante seis meses al año (finales de otoño-invierno y principios de primavera), los estadounidenses que viven al norte de Santa Bárbara, Dallas y Atlanta no generan cantidades significativas de esta vitamina. Y cuando se exponen al sol, con la imprescindible protección solar para protegerse contra el cáncer de piel, esta bloquea la formación de vitamina D a través de la piel.

Aunque una persona de veinte años debería poder generar suficiente vitamina D con solo veinte minutos de exposición solar, esa persona tendría que estar en la playa o en una piscina, con un traje de baño muy reducido (que deje mucha piel al descubierto) y sin protección solar, para conseguir la máxima absorción, entre las diez de la mañana y las dos de la tarde, las horas en que el sol brilla con más fuerza. Sin embargo, la piel de una persona de cincuenta o más años no asimila la luz solar con tanta eficiencia, para convertir el colesterol en vitamina D. Esa persona puede necesitar hasta sesenta minutos para generar la misma cantidad de vitamina D, con el mismo atuendo y durante las mismas horas del día. Pasar una hora al sol del mediodía —sin protección solar— es todo un reto para la mayor parte de la gente. Incluso viviendo en Florida, el Estado del Sol, el 90 % de mis pacientes tienen deficiencia de vitamina D, a menos que tomen un suplemento, y la mayoría han de tomar un mínimo de 2.000 UI diarias para alcanzar el nivel óptimo, por encima de 40 ng/mL (nanogramos por mililitro, según se mide en la sangre).

Los expertos no se ponen de acuerdo respecto a qué constituye un nivel normal de vitamina D, pero casi todos coinciden en que menos de 30 ng/mL indica una deficiencia, que más de 30 es aceptable y que de 40 a 70 es lo óptimo. Más de 100 ng/mL se asocia a efectos secundarios (negativos) importantes. Tomar un suplemento de vitamina D es totalmente seguro, y una dosis de hasta 3.000 UI diarias nunca se ha asociado a ningún efecto secundario o toxicidad.

Sin suplementos de vitamina D, la mayoría de los estadounidenses tienen deficiencia de esta vitamina y sufren pérdida ósea y un alto riesgo de fracturas, enfermedades cardiovasculares, diabetes y aumento de peso. Los estudios clínicos aleatorizados han demostrado que tomar vitamina D reduce el riesgo de cáncer hasta un 40 %, y el de sufrir enfermedades autoinmunes. Sin olvidar que tiene un papel importante en la salud del cerebro.

La vitamina D atraviesa la barrera hematoencefálica, la barrera celular protectora que permite el paso de ciertos nutrientes al cerebro e impide el paso de otras sustancias. Cuando la vitamina D la atraviesa, se difunde fácilmente por el líquido cefalorraquídeo. Varios estudios han demostrado que los niveles bajos de vitamina D se asocian[1] a un mayor riesgo de declive cognitivo y demencia. Asimismo, la deficiencia de vitamina D eleva el riesgo de esclerosis múltiple. Según parece, las personas con niveles altos de vitamina D tienen el cerebro más grande[2] que las que padecen deficiencia de esta vitamina. La forma activa de la vitamina D, cuyo nombre es 1,25-dihidroxivitamina D, estimula el crecimiento de las células cerebrales, incluido el hipocampo —el centro de la memoria—, y activa numerosos neurotransmisores en el cerebro.

Todavía son necesarios estudios en los que se utilice la vitamina D para intentar retrasar un declive cognitivo existente. En un pequeño estudio piloto en la India, donde participaron ochenta sujetos y en el que se distribuyó aleatoriamente un placebo y un suplemento de vitamina D, los que tomaron la vitamina presentaron mejoría en su función cognitiva, según los resultados en el MMSE. Hacen falta más investigaciones.

Plan de acción Óptimo Cerebro para la vitamina D: toma 2.000 UI diarias

En algún momento, después de que hayas estado tomando regularmente vitamina D durante un tiempo mínimo de tres meses, deberías hacerte un análisis de sangre para revisar cómo están tus niveles. Un valor de 25-OH indicará que esta dosis te aporta un nivel normal de vitamina D en la sangre. Algunas personas puede que no absorban bien la vitamina D y tengan que aumentar la dosis, pero 2.000 UI diarias suele ser una dosis adecuada para la mayoría de los adultos. La sensibilidad al gluten puede reducir la absorción de nutrientes. Si tomas un tipo vegetariano de vitamina D (como vitamina D_2), todavía es más importante que revises tus niveles, puesto que cada uno absorbe esta vitamina de modo distinto.

Ingredientes esenciales para un complejo vitamínico

Antes de que hablemos de los nutrientes Óptimo Cerebro, como la vitamina B_{12}, los folatos y el cromo, que suelen formar parte de los complejos vitamínicos, es importante destacar algunos hechos sobre estos complejos, incluido cómo encontrar suplementos de calidad.

La mayoría de los complejos vitamínicos de las parafarmacias y supermercados no son de mucha calidad y no aportan la cantidad suficiente de los nutrientes que el cerebro y el resto del cuerpo necesitan. Las asociaciones de defensa del consumidor, como Consumer-Lab.com, que se encarga de supervisar la industria de los suplementos, suelen realizar pruebas independientes y señalan que lo que pone en la etiqueta no necesariamente se corresponde con el producto. (Para empezar, un producto muy barato siempre debería darte que pensar, especialmente si lo compras por Internet y no puedes revisar la caja para ver los ingredientes y la fecha de caducidad. Los buenos suplementos no son baratos).

Es imposible que consigas todas las vitaminas que necesitas con una pastilla. Todos estos nutrientes no se pueden combinar y comprimir en una píldora, debido a su estructura molecular. Lo más probable es que un complejo multivitamínico de calidad te recomiende una dosis de dos pastillas al día, no una. En mi clínica recetamos cuatro marcas en las que confío por la calidad de sus productos: Designs for Health, Thorne Research, Metagenics y ProThera. Puedes comprarlos por Internet, en alguna farmacia o en una tienda de productos dietéticos; posiblemente, también puedas encontrarlos en la consulta de algún nutricionista cualificado o médico.

Si quieres la mejor calidad, esto es lo que debería contener un complejo vitamínico y lo que no debería contener.

- **Folacina o 5-MTHF (folatos mixtos),** *no solo ácido fólico.*
- **Carotenoides mixtos,** *no solo beta-caroteno.*
- **Tocoferoles mixtos,** *no solo alfa-tocoferol (los fabricantes han de indicar el contenido en alfa-tocoferol en la etiqueta, pero también ha de contener tocoferoles mixtos).*
- **Minerales ligados a las proteínas (malatos, glicinatos),** *no óxidos (como el óxido de magnesio).*
- **Ratio de zinc respecto al cobre de 20 o más.**
- **Cobre orgánico (glicinato de cobre),** *no cobre inorgánico (sulfato de cobre o carbonato de cobre), que es potencialmente tóxico (ver el capítulo ocho).*
- **Cromo,** *al menos, 400 mcg.*
- **Vitamina B$_{12}$ (cobalamina),** *al menos, 100 mcg.*

Vitamina B$_{12}$

La vitamina B$_{12}$ es un nutriente esencial que utilizan las células para convertir la glucosa en energía. Las células del cerebro son especialmente sensibles a la deficiencia de esta vitamina. Cuando bajan peligrosamente sus niveles, las células cerebrales empiezan a morir. Se pueden sufrir daños irreversibles y desarrollar demencia por una deficiencia de B$_{12}$, lo cual empieza a ser alarmantemente común.

Durante los últimos cien mil años, hemos conseguido vitamina B$_{12}$ comiendo proteína animal, pero también era crucial una sorprendente fuente indirecta: la tierra. Cuando comemos tierra ingerimos bacterias, y estas bacterias llenas de tierra son las que, en última instancia, producen la vitamina B_{12}. Nuestros antepasados comían carne y vegetales con tierra, incluidas raíces y hojas. Hasta el siglo pasado, la tierra todavía llegaba a nuestra cadena alimentaria y nos aportaba una fuente garantizada de vitamina B_{12}. Actualmente, los alimentos frescos vienen todos lavados, a veces hasta irradiados, y envasados en plástico. Ya no les queda apenas tierra, y sin ella tampoco están las bacterias que inducían la producción de este nutriente esencial.

Ciertos grupos de personas tienen mayor riesgo de deficiencia de vitamina B_{12}, entre ellas los vegetarianos y veganos (no porque coman hortalizas sin tierra, sino porque no consumen proteína animal). Si sigues un plan dietético vegetariano o vegano saludable, probablemente ya serás consciente de esto, así que la solución es fácil: toma algún suplemento de vitamina B_{12} (50-1.000 mcg diarios según tu estado de salud).

Los individuos con mayor riesgo de deficiencia de vitamina B_{12} son los que no tienen ácido estomacal, pues este es imprescindible para absorber los nutrientes, especialmente esta vitamina. A medida que envejecemos vamos perdiendo ácido estomacal y, con él, la capacidad de absorción de la vitamina B_{12}. A veces, puede que se trate de una condición leve, pero en otras ocasiones puede ser grave. Aunque da síntomas (ver la lista más adelante), la única forma de saberlo, a ciencia cierta, es mediante un análisis de sangre, que nos revelará los niveles.

Los medicamentos contra la acidez, con receta o los que se venden sin ella, son más problemáticos que la reducción del ácido provocada por la edad. Actualmente, hay millones de personas que toman fármacos para la acidez estomacal, que reducen la absorción de la vitamina B_{12}, así como de otros nutrientes, como el calcio. Los medicamentos bloqueadores del ácido afectan negativamente al microbioma. (Muchos de estos medicamentos, ahora, llevan una etiqueta negra de advertencia, que indica posibles efectos secundarios, debidos al bloqueo del ácido y de la absorción de nutrientes).

Los antiácidos más potentes son los inhibidores de la bomba de protones, entre los que se encuentran Nexium, Prilosec, Omeprazol, Lansoprazol, Protonix, Aciphex, Dexilant y Prevacid. Son eficaces para las personas que tienen problemas graves de reflujo gástrico, pero pueden provocar graves deficiencias nutricionales. Si tomas este tipo de antiácidos, es muy importante que lo complementes con un suplemento de alta calidad. Otros antiácidos que bloquean la absorción de nutrientes son Ranitidina, Zantac, Tagamet, Cimetidina, Tums, Rolaids y Mylanta. Si tomas alguno de ellos regularmente, revisa si tienes algunos de los signos que describo a continuación.

Estos son los síntomas y signos que indican una deficiencia de B_{12}:

- Cosquilleo, adormecimiento y sensación de quemazón en las extremidades (neuropatía).
- Problemas de memoria.
- Falta de equilibrio, especialmente con los ojos cerrados (ataxia).
- Reducción de la sensibilidad vibratoria.
- Homocisteína alta.
- Anemia.
- VCM (volumen corpuscular medio) alto en un hemograma completo.

No pierdas de vista estos signos; con el tiempo pueden provocar daños neurológicos permanentes.

Hacerse la prueba de la deficiencia de vitamina B_{12} es fácil, pero tu médico tendrá que prescribirte un análisis de sangre, y si los resultados son unos niveles de bajos a normales, puede que te pida más pruebas. La mayoría de los laboratorios consideran que un nivel bajo se sitúa en menos de 250-300 pg/mL (picograma/mililitro) y de bajo a normal, de 300-500 pg/mL. Por encima de 500 pg/mL es lo deseable.

Si en estos momentos estás rozando el mínimo, y además tienes algunos de los síntomas anteriormente mencionados, deberías hacerte otras pruebas. A veces, puedes obtener un valor por encima de 250-300 pg/mL, lo que te situaría en la categoría de bajo a normal (300-500 pg/mL), pero ese resultado puede que no refleje el hecho de que los niveles intracelulares sigan estando bajos. El resultado podría ser deterioro neurológico permanente. Una prueba para determinar el nivel mínimo de B_{12} servirá para evaluar su funcionamiento, concretamente el nivel de ácido metilmalónico. La vitamina B_{12} debe bajar el ácido metilmalónico; si está alto, es un signo funcional de deficiencia de esta vitamina.

Antes, a las personas que padecían deficiencia de B_{12} se las trataba con inyecciones y tratamientos intravenosos, pero, afortunadamente, eso ya no es necesario con las modernas pautas de dosificación que siguen muchos médicos y otros profesionales de la salud. La cantidad diaria recomendada (CDR) actual para la vitamina B_{12}; sin embargo, genera algo de confusión: se encuentra entre 2 y 3 mcg diarios, que es suficiente para satisfacer las necesidades de un adolescente sin problemas intestinales, pero insuficiente para muchas otras personas. Muchos complejos vitamínicos aportan 10 mcg para cumplir con la CDR, pero para los adultos con irritación estomacal y baja producción de ácido, incluida la que se debe a la edad, son insuficientes para corregir la deficiencia de dicha vitamina.

Esta es la razón por la que suelo recomendar complejos vitamínicos que contengan, al menos, 100 mcg, y las que yo uso suelen tener 500 mcg de vitamina B_{12}, para asegurarme de que cubre las necesidades del 99 % de mis pacientes. (Rara es la vez que conozco a un paciente con problemas intestinales, que necesite 1.000-2.000 mcg al día). Si volvemos a la antigua terapia de limitar a 10 mcg diarios, las inyecciones de B_{12} eran bastante comunes, pero ahora que contamos con dosis de 1.000-2.000 mcg, eso implica un gasto y una molestia añadidos, totalmente innecesarios.

En varios estudios se ha intentado tratar a adultos con vitamina B_{12} para ayudar a prevenir el declive cognitivo y mejorar su rendimiento mental.[3] Hasta la fecha, dichos estudios han dado resultados decepcionantes. Las terapias con vitamina B_{12} no han retrasado el declive cognitivo. Solo funcionan en las personas que tienen deficiencia de dicha vitamina. Sin embargo, si padeces deficiencia de vitamina B_{12}, probablemente afectará a tu cerebro. Puedes evitarlo con un buen complejo vitamínico.

Plan de acción Óptimo Cerebro para la vitamina B_{12}:
toma 100 mcg diarios o más, si es necesario

Te recomiendo que tomes diariamente un complejo vitamínico que contenga, al menos, 100 mcg de vitamina B_{12}. Si tienes algunos de los síntomas de la página 189, pídele a tu médico que te solicite un análisis de B_{12}. Si tomas medicación para la acidez estomacal o dispepsia, puede que necesites una cantidad mínima de 500 mcg de B_{12} al día. En mi clínica, tenemos un complejo vitamínico que contiene 500 mcg de vitamina B_{12}. Algunas personas tienen problemas para la absorción de dicha vitamina y han de tomar hasta 2.000 mcg diarios.

Tomar dosis más elevadas no es perjudicial, salvo que la persona tenga deficiencia de folatos, un nutriente relacionado. Puesto que es difícil diagnosticar una deficiencia de folatos cuando alguien está tomando dosis extra de B_{12}, vamos a hablar de esta deficiencia.

Folatos mixtos (conocidos como vitamina B_9)

Los folatos, que son un grupo de las vitaminas B_9, son necesarios para la metilación, un proceso que repara el ADN de las células y elimina toxinas. Las personas con deficiencia de folato tienen un alto riesgo de padecer depresión, enfermedades cardiovasculares, declive cognitivo y demencia. Las fuentes alimentarias ricas en folatos naturales son las hortalizas de hoja verde, las legumbres y los cereales integrales.

La mayoría de la gente puede convertir el ácido fólico, la versión sintética del folato que se encuentra en los suplementos, en folatos activos. (El ácido fólico también se añade a alimentos, como la harina y los cereales). Dos ejemplos de folatos activos que desempeñan una función primordial en la salud del cerebro son la folacina y el metilentetrahidrofolato (nombre que parece un trabalenguas y que abreviado es MTHF-5). Sin embargo, hay casi un 40 % de personas que no convierten eficazmente el ácido fólico en estas formas activas, y los fabricantes de los suplementos más baratos dan por hecho que sí puedes hacerlo. Si estás en ese grupo, el frasco de cinco dólares de «ácido fólico» que has comprado en la tienda no te va a servir de mucho, ni tampoco esos alimentos fortificados.

La deficiencia de folato, al igual que la de vitamina B_{12}, se asocia a un problema metabólico: niveles altos del compuesto tóxico homocisteína. Los niveles altos de homocisteína se asocian con un mayor riesgo de demencia, depresión y enfermedades cardiovasculares. Sin embargo, en los estudios a corto plazo con personas con niveles altos de homocisteína, el tratamiento con altas dosis de ácido fólico y vitamina B_{12} no previno el declive cognitivo. La función de la homocisteína sigue siendo un tema complicado, muy debatido en la comunidad de la ciencia de la nutrición, pero lo más probable es que sea un signo de problema metabólico, no la verdadera causa del trastorno, en este caso: la demencia, la depresión y las enfermedades cardiovasculares.

Ahora sabemos que tanto la deficiencia de folato como la de vitamina B_{12} pueden provocar declive cognitivo y demencia, así como depresión. Un tratamiento con la dosis adecuada puede ayudar a prevenirlos. Sin embargo, a diferencia de la vitamina B_{12}, cuyo exceso en la dosificación parece ser inofensivo, excederse en las dosis de folato activo puede causar problemas. Puesto que los folatos favorecen la autorreparación (metilación) del ADN, un exceso puede ayudar a reparar el ADN de las células cancerosas, lo cual aumentaría el riesgo de desarrollar cáncer de colon y de proliferación de pólipos en dicha zona. Por consiguiente, no deberías tomar más folato del que necesitas.

Plan de acción Óptimo Cerebro para los folatos: toma 400 mcg al día, como mínimo

La mayoría de las personas necesitan una dosis mínima de 400 mcg de folatos activos, como folacina y metilentetrahidrofolato (MTHF-5), para prevenir un estado de deficiencia. Pero tomar más de 1.000 mcg al día puede causar problemas. Quienes comen muchas legumbres, hortalizas de hoja verde y cereales integrales pueden conseguir fácilmente 400 mcg de folatos activos diarios. Añadir, al menos, 400 mcg de folatos activos al complejo vitamínico y comer los alimentos saludables que acabo de mencionar te aportará suficiente cantidad, aunque no en exceso, que supondrá una dosis de 400-800 mcg diarios, entre los alimentos y el suplemento. En algunas situaciones especiales, puede que tu médico te recomiende dosis más altas, pero esto es un asunto que deberás tratar personalmente con él.

Los complejos vitamínicos fabricados con ingredientes baratos y de mala calidad, como los que solo contienen ácido fólico, exponen a un 40 % de la población a padecer deficiencia de folatos. Por eso tu complejo vitamínico debe especificar que contiene folatos mixtos, entre los que se incluyen la folacina y el MTHF-5. En el capítulo dos, mencioné las pruebas genéticas relacionadas con este tema.

Cromo

El cromo es un mineral esencial para la sensibilidad a la insulina. No conozco ningún estudio que demuestre que existe alguna relación entre el cromo y el declive cognitivo; sin embargo, las personas con niveles bajos de cromo tienen más tendencia a padecer resistencia a la insulina, y esta es la causa más reversible de la demencia. En algunas de las pruebas aleatorizadas que se han realizado, se suministró a los participantes un suplemento de cromo, pero no se observaron mejorías en los niveles de azúcar en la sangre, aunque tampoco iban dirigidas a participantes con deficiencia de cromo. No obstante, aquellos que padecen una deficiencia de este mineral, el suplemento de cromo mejora su capacidad para controlar el azúcar.

Entre los alimentos ricos en cromo se encuentran las carnes, los productos de trigo integral, los cereales ricos en salvado, las judías verdes, el brócoli, los frutos secos y la yema de huevo. Tomar azúcares simples aumenta la pérdida de cromo: otra razón para evitar el azúcar añadido. La cuestión es que las personas diabéticas tienen más probabilidades de padecer deficiencia de cromo, puesto que este se pierde a través de la orina, lo cual empeora su ya maltrecha capacidad para controlar el azúcar.

Plan de acción Óptimo Cerebro para el cromo: toma 400-800 mcg diarios

La solución es realmente fácil. Toma un complejo vitamínico de buena calidad, que te aporte, al menos, 400-800 mcg de cromo al día.

Puedes conseguir la dosis adecuada de vitamina B_{12}, folatos y cromo con un buen complejo vitamínico.

A continuación, veamos lo que no vas a encontrar en un complejo vitamínico (además de una dosis adecuada de vitamina D): ácidos grasos omega 3 de cadena larga, una fuente de probióticos y magnesio.

Ácidos grasos omega 3 de cadena larga (comúnmente conocido como aceite de pescado)

En el capítulo tres, has leído los beneficios de introducir en tu dieta pescado y marisco rico en omega 3. Como recordatorio, para que obtengas los beneficios para el cerebro que tiene comer pescado de agua fría (como salmón salvaje, sardinas o arenques), te recomiendo que comas pescado dos o tres veces a la semana. La forma más económica de obtener ácidos grasos omega 3 de cadena larga sería consumir salmón salvaje de lata.

Sin embargo, calculando por lo bajo, al 30 % de mis pacientes no les gustan esas variedades de pescado, y sé que no es realista por mi parte recomendárselo muy a menudo. Por experiencia propia, como médico y persona a la que le encanta cocinar y alimentar a los demás, sé que si le pido a un adulto que coma algo que detesta, por muy bueno que sea para su salud, existen muchas probabilidades de que no lo consuma durante mucho tiempo, salvo que cambie su paladar. Para aquellos a los que les molesta el sabor del pescado de agua fría, tomar un suplemento es una buena alternativa. Aun así (un nuevo intento para uno de mis alimentos favoritos), los beneficios de comer pescado están demostrados, y hay mucha menos controversia al respecto que con los suplementos de aceite de pescado.

Si tomas suplementos de omega 3 de cadena larga, existen algunos aspectos importantes que deberías tener en cuenta. El primero tiene que ver con la dosis. Algunos fabricantes comercializan productos de aceite de pescado que contienen ratios inadecuadas de los beneficiosos componentes DHA y EPA y de componentes diluidos de omega 3. El resultado es un suplemento aguado y menos eficaz.

Varios fabricantes modificaron las ratios, añadiendo más EPA, pero la mayoría se equivocaron al hacer estas modificaciones. Investigaciones recientes han revelado que el DHA parece ser más eficaz que el EPA para mejorar el perfil lipídico, reducir la inflamación y mejorar las puntuaciones de los test cognitivos.

En 1.000 mg de las fuentes más naturales de aceite de pescado, hay 500 mg de EPA, 400 mg de DHA y 100 mg de otras grasas omega 3 mixtas. Pero hay algunos tipos de aceite que han sido modificados para tener un 70 u 80 % de EPA y solo un 10 o 20 % de DHA; te aconsejo que evites las fórmulas enriquecidas con EPA. El DHA puro sería excelente, pero es muy difícil de encontrar y bastante caro, así que teniendo en cuenta el coste y el valor, un aceite de pescado que contenga 600 mg de EPA y 400 de DHA sería aceptable: basta con que la proporción de DHA y EPA no sea inferior a la mencionada. Además, cualquier suplemento de omega 3 de cadena larga que escojas ha de tener, al menos, 1.000 mg (combinados) de DHA y EPA. Puede que encuentres cápsulas de aceite de pescado de 1.000 mg, pero lee la etiqueta. Tal vez tenga 300 mg de EPA, 200 de DHA y 500 de otros ácidos grasos omega 3 mixtos. Eso supone solo 500 mg de dosis de EPA y DHA.

El segundo problema es la contaminación. En Europa no se permitiría la venta de la mayor parte del aceite de pescado que se vende en Estados Unidos, porque está rancio. Su extracción se ha realizado con medios baratos o no se ha almacenado como corresponde, y sus componentes moleculares se han descompuesto. Sabe fatal. El aceite de pescado de buena calidad no ha de tener sabor a pescado en mal estado. Por el contrario, debería saber a salmón salvaje fresco, que aunque es pescado, es agradable. (A menos que no tengas buen olfato, es poco probable que no notes el hedor a pescado rancio. Eso es lo que has de evitar). La forma más simple de examinar el aceite de pescado es probarlo. Cuando lo compras embotellado es más fácil, pero cuando viene en cápsulas no lo es tanto, así que aquí tienes un consejo: toma una cápsula del frasco y clávale una aguja o algo afilado, apriétala suavemente y prueba una gota. Si no tiene un sabor agradable, devuélvelo.

El aceite de pescado de buena calidad, con un nivel muy bajo de rancidez, está sometido a estrictos procedimientos, cosa que no se puede decir de los aceites de pescado más económicos. No solo te estoy intentando evitar la experiencia de oler algo podrido, sino que consumir aceite de pescado rancio[4] es bastante perjudicial, porque estás ingiriendo una gran carga de radicales libres, producto de la oxidación de las grasas, que dañan las membranas celulares, incluidas las del cerebro. Toma aceite de pescado de alta calidad o no tomes ninguno.

Un tercer problema con los beneficios del aceite de pescado tiene relación con el genotipo ApoE4. Si los investigadores que realizan los estudios no controlan el genotipo ApoE4 (es decir, lo identifican y excluyen de las pruebas), y a todos los participantes solo se les suministra una dosis de 500 mg de EPA y DHA, el grupo entero puede que no presente mejoría alguna. Los resultados estarán sesgados, si en los estudios no se controla dicho gen. Sabemos que las personas portadoras de dicho gen necesitan dosis más altas para notar beneficios, pero también se benefician más que las no portadoras. Recomiendo a quienes tienen el gen ApoE4 que tomen 2.000 mg de EPA y DHA al día.

Plan de acción Óptimo Cerebro para los ácidos grasos omega 3 de cadena larga: come pescado y 1.000 mg de EPA y DHA al día

No te olvides de comer pescado azul de agua fría dos o tres veces a la semana (salmón salvaje, sardinas, arenque, lenguado) o varias raciones de algas a la semana, o bien toma 1.000 mg de EPA y DHA en un suplemento de aceite de pescado de alta calidad.

Los vegetarianos pueden tomar sus 500 mg de DHA diarios con un suplemento de algas. (Las algas tienen DHA, no EPA). Probablemente no necesiten 1.000 mg. El consumo de proteína animal sube moderadamente la inflamación. Los vegetarianos que comen bien es más probable que tengan menos inflamación que los que comen carne; por consiguiente, 500 mg de DHA suele ser suficiente para ellos.

La mayoría de las personas portadoras del genotipo ApoE4 deberían consumir 2.000 mg de EPA y DHA diarios. Consulta a tu médico para asegurarte de que no interactúa con ninguna otra medicación que estés tomando.

Probióticos

En las últimas décadas, el tema de la conexión entre el microbioma intestinal y el cerebro ha despertado un gran interés. El aumento de la diversidad del microbioma intestinal está claramente relacionado con la reducción del riesgo de sufrir muchos trastornos neurológicos, incluida la demencia. Como parte del paso 1 del programa alimentario Óptimo Cerebro, deberías comer cada día distintos tipos de alimentos fermentados ricos en probióticos, como chucrut, kimchi, miso, *natto*, yogur natural sin edulcorar y kéfir, para fomentar la diversidad y la cantidad de los microorganismos beneficiosos de tu tracto intestinal. Pero has de mantenerlos bien alimentados y vivos, comiendo unas diez raciones (30 g) de fibra de hortalizas, fruta, legumbres y frutos secos a diario, como mínimo. (Ver el capítulo tres, para más información sobre fermentados).

Un microbioma intestinal pobre incrementa el riesgo de declive cognitivo, depresión y demencia. En el capítulo tres, he explicado que los edulcorantes químicos pueden acabar con las bacterias buenas, pero quizás lo que más perjudica es el consumo de antibióticos. Si padeces una infección grave (como una meningitis o una neumonía), no tienes mucha elección respecto a si debes tomarlos, pero puedes prescindir de ellos sin problema cuando se trata de una infección normal y corriente de las vías respiratorias altas (resfriado común), que normalmente se resolverá con un poco de paciencia y tiempo. Si mis pacientes tienen que tomar antibióticos, debido a una infección, les recomiendo que tomen algún suplemento de probióticos, un tiempo mínimo de dos meses, y a ti te recomiendo lo mismo.

Plan de acción Óptimo Cerebro para los probióticos: los alimentos primero, los suplementos después

Si llevas años tomando una taza de alimento probiótico fermentado al día y diez raciones de fibra (+ 30 g) diarios, no considero que sea necesario que tomes un suplemento: probablemente, no lo necesites. Pero si no cumples con este requisito, toma un suplemento. Te recomiendo que, a largo plazo, consumas, al menos, cinco mil millones de microbios diarios, durante todo el año (además de la cantidad adecuada de fibra); normalmente, aconsejo empezar con una dosis de veinticinco a cincuenta mil millones de microbios al día, durante los primeros meses. Si nunca has comprado un suplemento de probióticos, puede que esas cifras te parezcan inverosímiles, pero no lo son, si tenemos en cuenta que un intestino sano ¡alberga unos cien billones de microorganismos! Son preferibles los suplementos con variedad de organismos probióticos que los que solo aportan unas pocas cepas.

Magnesio

Sabemos que el magnesio regula el azúcar en la sangre y la presión arterial, y esto supone un gran factor predictivo para una posible reducción —no a la inversa— de la placa arterial. Cuando estudié a más de cien pacientes de mi clínica que habían reducido su placa en, al menos, un 10 %, observé que el aumento de la ingesta de magnesio estaba íntimamente relacionado con esa mejoría. Puesto que la proliferación de placa arterial, la subida del azúcar en la sangre y la hipertensión son indicadores certeros de un declive cognitivo acelerado, quiero asegurarme de que todos los días tomes tu dosis de magnesio. El magnesio también ayuda a corregir el estreñimiento, la ansiedad, las migrañas, los calambres musculares y el insomnio.

Un problema con los suplementos de magnesio es encontrar los que son de calidad. El magnesio que se comercializa en forma de sales, como el óxido de magnesio, puede provocar malestar intestinal y estomacal; es típico de los suplementos baratos. El citrato de magnesio se suele tolerar un poco mejor y normalmente se elige por su efecto laxante. El magnesio que mejor se tolera y que tiene el mayor grado de absorción es el que viene ligado a una proteína, como el glicinato y el malato de magnesio, es decir, quelato de magnesio con proteína. Todas las clases de magnesio, si nos excedemos, pueden provocar diarrea.

El magnesio también está relacionado con la función sináptica neuronal. Las sinapsis son la intersección entre los nervios, y los neurotransmisores aportan la conexión bioquímica entre las sinapsis, que influyen en la velocidad de procesamiento y en el funcionamiento. Según parece, el magnesio es esencial para la transmisión correcta de los mensajes intercelulares. En un estudio reciente de tamaño reducido, se seleccionó a cuarenta y cuatro participantes con deterioro cognitivo leve y se les distribuyó aleatoriamente magnesio L-treonato o un placebo, durante doce semanas. Se recopilaron múltiples mediciones de su función cognitiva, antes del inicio del estudio y tras finalizar. En este pequeño estudio a corto plazo, se observó que tomar 1.000 mg de magnesio L-treonato al día,[5] mejoraba la facultad cognitiva y reducía el deterioro cognitivo, casi hasta alcanzar la normalidad. El magnesio se suministró en dos dosis diarias, posiblemente para reducir los efectos gastrointestinales secundarios, que fueron idénticos en ambos grupos.

Las semillas, los frutos secos, las legumbres, las hortalizas de hoja verde, el halibut* y el salvado son buenas fuentes de magnesio, pero el 70 % de la población estadounidense tiene deficiencia de este mineral esencial, y en mi clínica, al menos, el 50 % de mis pacientes, no cumple con la cantidad diaria recomendada de 400 mg de magnesio de fuentes únicamente alimentarias. La mayoría de las personas han de comer los alimentos que acabo de mencionar y tomar una cápsula de magnesio de 150-200 mg antes de acostarse para paliar esta deficiencia crítica.

Quienes padecen deterioro cognitivo leve deben consultar con su médico sobre las dosis diarias de 2.000 mg de magnesio L-treonato de la marca Magteinâ, que incluye 144 mg de magnesio elemental, porque han tenido presente que algunas fuentes de magnesio penetran en el cerebro a través de la sangre mejor que otras. Este tipo de magnesio es el que se utilizó en el estudio con cuarenta y cuatro personas y que se ha demostrado que aumenta adecuadamente los niveles de magnesio en el cerebro.

---

* Pez marino también conocido como fletán.

Plan de acción Óptimo Cerebro para el magnesio: primero la alimentación, luego el suplemento

Asegúrate de que consumes, como mínimo, 400 mg de magnesio al día, a través de alimentos y suplementos. Aquellos con deterioro cognitivo leve es mejor que consulten con su médico sobre el consumo de dosis más elevadas de magnesio L-treonato.

CONTENIDO DE MAGNESIO EN LOS ALIMENTOS	
ALIMENTO Y TAMAÑO DE LA RACIÓN	MAGNESIO (MG)
Semillas de diversos tipos de calabaza tostadas, 30 g	151
Nueces de Brasil, 30 g (1 puñado)	107
Salvado de avena (100%), sin cocinar, 30 g	103
Halibut, hecho, 90 g	91
Quinoa seca, ¼ de taza	89
Espinacas congeladas, ½ taza (o 3,5 tazas crudas)	81
Espinacas cocinadas frescas, ½ taza	78
Almendras, 30 g	78
Hallbut, 90 g	78
Acelga de hoja larga	76
Trigo sarraceno, ¼ de taza	75
Anacardos secos tostados, 30 g	74
Habas de soja maduras cocidas, ½ taza	74
Piñones secos, 30 g	71
Mezcla de frutos secos con cacahuetes, tostados con aceite, 30 g	67
Alubias blancas en lata, ½ taza	67
Abadejo o lucioperca, cocinado, 90 g	62
Alubias negras cocidas, ½ taza	60
Trigo bulgur seco, ¼ de taza	57
Copos de avena integral gruesos crudos, ½ taza	55
Habas de soja verdes y cocidas ½ taza	54
Corazones de alcachofa cocidos, ½ taza	50
Cacahuetes tostados sin aceite, 30 g	50
Alubias de garrofón (de Lima) baby congeladas y cocidas, ½ taza	50

Como mínimo, asegúrate de que satisfaces tus necesidades diarias de nutrientes esenciales para mejorar la salud de tu cerebro: vitamina D, un buen complejo vitamínico con las dosis adecuadas de vitamina B_{12} y folatos (vitamina B_9) y cromo, más ácidos grasos omega 3 de cadena larga, probióticos y magnesio. Partiendo de esa base, no es difícil dar el salto al paso 2, es decir, añadir otros compuestos para proteger tu cerebro del declive cognitivo.

La experiencia Óptimo Cerebro de Peggy: el poder de las vitaminas

Peggy era una persona muy consciente de lo que comía. A sus sesenta y nueve años, hacía años que era vegetariana y siempre compraba alimentos orgánicos de proximidad. Hubo un tiempo en que ella misma cultivaba sus alimentos en su huerto casero, pero cuando enviudó, dejó la casa en la que vivía para irse a un apartamento. Últimamente, había empezado a notar sensación de quemazón en los pies y estaba perdiendo la memoria. Su hijo, paciente mío habitual, me pidió que visitara a su madre, después de que incendiara su cocina al olvidarse una sartén en el fuego.

Aunque comía bien, cuando le pregunté si tomaba suplementos, me dijo que no confiaba en los fabricantes y que, por eso, no los tomaba. El caso es que tenía deficiencia de dos nutrientes esenciales que tienen una repercusión directa sobre la memoria y la función cognitiva: la vitamina B_{12} y el DHA.

Al examinarla, me di cuenta de que no notaba la vibración con un diapasón. Tenía sensibilidad táctil superficial, pero el sentido de la vibración lo había perdido, lo que evidenciaba que el sistema nervioso estaba dañado, igual que la sensación de quemazón en los pies. La prueba cognitiva reveló una velocidad de procesamiento adecuada, pero sus memorias verbal y de forma estaban seriamente afectadas;

esto la situaba por debajo del percentil 10 de las puntuaciones de la memoria. Por su dieta, la exploración física y las puntuaciones de las pruebas cognitivas, adiviné los resultados de los análisis antes de que llegaran: sin lugar a dudas, tenía niveles muy bajos de vitamina B_{12} (menos de 100 pg/mL, en lugar del nivel deseable de 500 pg/mL o más) y niveles muy bajos de DHA.

Creo que Peggy, cuando dejó de cultivar su propio huerto, y sus hortalizas ecológicas, perdió un nutriente esencial que no podía imaginar: la tierra como fuente de bacterias que le aportaban vitamina B_{12}. Además, no tomaba ningún ácido graso omega 3 de cadena larga para ayudar a su cerebro. Ahora que compraba sus alimentos en la tienda, sobrelavados, desinfectados y empaquetados en plástico, había dejado de consumir la vitamina B_{12} que necesitaba.

Cuando vio los resultados, le aseguré que había algunas empresas en las que se podía confiar, le prescribí que tomara una dosis diaria de 2.000 mcg de vitamina B_{12}, durante un mes, y luego que bajara la dosis a 500 mg diarios, más 500 mg de DHA vegetariano de algas al día. En dos meses, la sensación de quemazón en los pies había desaparecido por completo, y cuando le repetí las pruebas de función cognitiva, había vuelto a la normalidad. Una deficiencia prolongada de vitamina B_{12} puede provocar pérdida de memoria y neuropatía irreversible. Conocí a Peggy justo a tiempo.

PASO 2: CONSIDERA TOMAR ALGUNOS SUPLEMENTOS ADICIONALES

Hay unos cuantos compuestos que están respaldados por investigaciones fiables y que tienen un potencial tremendo para evitar el declive cognitivo, pero todavía están siendo estudiados y no existe confirmación sólida de que funcionen bien en todas las personas. Dado que su fabricación es bastante limitada, también son relativamente caros, especialmente si los comparamos con apuestas seguras, como las vitaminas D y B$_{12}$. Sin embargo, si padeces declive cognitivo prematuro, te aconsejo que hables de estos suplementos con tu médico y que te plantees empezar a tomarlos ahora mismo. Si estás perdiendo la memoria prematuramente, mejor que no esperes años, mientras se realizan los estudios.

Curcumina

La curcumina es la primera de la lista de suplementos que debes añadir a tu lista de indispensables del paso 1. En parte, debido a sus beneficios potenciales para el cerebro, pero también porque tiene muchas otras propiedades: reduce la inflamación, combate el estrés oxidativo y alivia los síntomas de la artritis. También se está estudiando para ayudar a prevenir y tratar el cáncer. ¡Estos son efectos secundarios positivos que ya me gustaría ver en otros tratamientos!

Puedes obtener curcumina de ciertos alimentos, pues procede de la raíz de la cúrcuma: la especia amarilla que suele estar en los platos de curri de la India. En las culturas donde existe la costumbre de ingerir grandes dosis de cúrcuma, tienen los índices más bajos de demencia y pérdida de memoria del mundo. Sin embargo, la dificultad reside en la cantidad que deberías tomar, puesto que la absorción de la curcumina, desde el tracto gastrointestinal al torrente sanguíneo, no es demasiado eficaz. Tendrías que tomar tres cucharadas soperas bien llenas al día para lograr los mismos niveles que puedes conseguir con una cápsula de 500 mg de cúrcuma de alta calidad. (Por *alta calidad*, me refiero a un tipo que, según los estudios, es de fácil absorción y no está contaminado con metales pesados, como la cúrcuma que, normalmente, procede de la India).

Puesto que mis padres padecían artritis y he observado en mí algunos síntomas, llegué a la conclusión de que me convenía tomar este compuesto. Como me gustan las especias orientales, una mañana me puse una cucharada en media taza de yogur natural y la removí, pensando de forma optimista que, de ese modo, *podría tomar sin problemas tres cucharadas diarias.* Tomé un poco, ¡y mi decepción con *ese* experimento todavía perdura! ¡Fue horrible! Inmediatamente, me propuse hallar otra manera de tomarla, y empecé a buscar la mejor forma de curcumina pura de fácil absorción en cápsulas, para mí y para mis pacientes (ver el Apéndice 2, para más detalles).

La curcumina se ha estudiado no solo por sus propiedades antiinflamatorias, antioxidantes, anticancerígenas y para aliviar la artritis, sino por sus efectos sobre el declive cognitivo. El problema es que las formas originales no se absorbían bien, mientras que las dosis más altas (que serían las más eficaces para tratar el declive cognitivo) provocan trastornos gastrointestinales considerables. Recientemente, se han comercializado fórmulas mejoradas de curcumina, con índices de absorción y tolerabilidad gastrointestinal mucho mejores. En un estudio, donde se utilizaron estas nuevas formas de curcumina, se observó que mejoraba la función cognitiva de los participantes.

La doctora Katherine Cox[6] y su equipo de investigación australiano evaluaron a sesenta adultos sanos (que no padecían pérdida de memoria), de edades comprendidas entre los sesenta y los ochenta y cinco años. A unos participantes, se les suministró aleatoriamente 400 mg de una fórmula con curcumina de fácil absorción, y a otros, se les dio un placebo. Se utilizaron sofisticados métodos de evaluación cognitiva antes y después de la terapia. Tan solo transcurridas tres horas, los investigadores ya detectaron mejoría de la función cognitiva en los que habían tomado curcumina, pero no observaron ninguna en el grupo de control. A las cuatro semanas, los que tomaron curcumina habían mejorado su cognición; además, tenían más energía y menos ansiedad.

Otros estudios realizados con personas han revelado que la curcumina reduce los niveles[7] de beta-amiloide en la sangre (la proteína que se asocia al alzhéimer); y en ratones, la curcumina favoreció la neurogénesis (regeneración de las células del cerebro) del hipocampo, que ayudó a aumentar el tamaño del centro de la memoria.

Es fácil entusiasmarse con el potencial de la curcumina, pero, al menos, hubo un par de ensayos donde utilizaron dosis más altas de formas menos absorbibles de curcumina, y no observaron ningún beneficio. Un estudio no reveló ninguna mejoría en la memoria,[8] después de que los participantes tomaran curcumina durante cuarenta y ocho semanas, aunque dicho estudio tenía algunas limitaciones. Fue un pequeño estudio piloto, en el que solo participaron treinta y seis personas, y el 21 % del grupo que hizo el tratamiento con curcumina lo abandonó, debido a los efectos gastrointestinales secundarios. El número de bajas seguramente fue debido al tipo de curcumina que utilizaron, que era de absorción limitada. Otro problema fue que los investigadores confiaron en el MMSE para evaluar los cambios cognitivos, que bien pudo no detectar las mejorías leves.

Aunque la curcumina pueda ser una promesa para el futuro, todavía está envuelta en una capa de incertidumbre. En los estudios donde la han utilizado para investigar sobre la artritis, el cáncer y la cognición, siempre han observado que es bastante segura, y existen razones más que suficientes para que te plantees tomarla, aunque, al final, no se pueda demostrar su eficacia como terapia para potenciar la memoria. Su acción antiinflamatoria y antioxidante, concretamente, es esperanzadora para las personas que se encuentran en la categoría de alto riesgo, por su gen ApoE4, pero todavía se ha de demostrar. De momento, voy a seguir tomando curcumina para mis articulaciones, con la esperanza de que también protegerá mi cerebro.

Plan de acción Óptimo Cerebro para la curcumina: toma 500-1.000 mg diarios

Pregúntale a tu médico si conoce algún tipo de curcumina que se haya demostrado que es de fácil absorción. Esto es imprescindible. Yo recomiendo tomar 500-1.000 mg al día para los síntomas de artritis o para mejorar la función cerebral. Para más información sobre productos con curcumina, cuya fácil absorción ha sido demostrada, puedes visitar www.DrMasley.com/resources.

Resveratrol

El resveratrol es un compuesto, que se encuentra en la piel de la uva negra y en el vino tinto, que se ha descubierto que tiene propiedades antioxidantes y antiinflamatorias. También se ha comprobado que regula respuestas fisiológicas, que se parecen a las que se producen después de una restricción prolongada de calorías[9] (ayuno), como la reducción de la inflamación de las células del cerebro. No obstante, tomar un suplemento de resveratrol es infinitamente más fácil que la restricción radical de la ingesta de calorías.

En algunos estudios que se han centrado en el efecto inmediato de tomar resveratrol,[10] se ha podido observar un aumento del flujo sanguíneo intracraneal (en otras palabras, más sangre circulando por el cerebro, uno de los signos de una función cerebral sana). Pero solo he podido encontrar un pequeño estudio[11] donde los investigadores examinaron concretamente el efecto del resveratrol en la función cognitiva. En un estudio realizado en Alemania, se suministró aleatoriamente 200 mg diarios de resveratrol a veintitrés participantes, mientras que a los otros veintitrés se les dio un placebo. Tanto al inicio de la terapia como al finalizar las seis semanas que duró, los científicos realizaron imágenes del cerebro, analizaron la regulación del azúcar en la sangre e hicieron pruebas cognitivas.

Los que tomaron resveratrol presentaron una mejoría en la memoria, la regulación del azúcar y la funcionalidad del hipocampo, según las pruebas realizas mediante IRMF. La mejoría en la memoria estaba estrechamente relacionada con una mejor regulación del azúcar en la sangre, según se pudo comprobar al analizar la hemoglobina glicosilada (HbA1c), un marcador que indica la regulación del azúcar a largo plazo. Evidentemente, un pequeño estudio no significa que hayamos hecho un gran descubrimiento en el tratamiento del alzhéimer, pero, por lo menos, nos da esperanzas de que futuros estudios puede que sigan dando estos prometedores resultados.

Plan de acción Óptimo Cerebro para el resveratrol: toma 200-250 mg de transresveratrol al día

Advertencia importante para comprar un suplemento de resveratrol: busca etiquetas que pongan «transresveratrol». Se trata de la forma activa. Una cápsula de 250 mg de un frasco etiquetado como «estandarizado a un 10 % de transresveratrol» solo te está ofreciendo un 10 % de lo que necesitas.

Aceite de TCM (prometedor para algunas personas con pérdida de memoria, pero sin confirmación de que funcione a largo plazo)

Como vimos en el capítulo cuatro, en un estudio se descubrió que consumir 20 g de aceite de TCM al día, durante noventa días, mejoraba la función cognitiva en quienes sufren deterioro cognitivo leve, aunque una cuarta parte de los participantes sufrió problemas gastrointestinales debido al tratamiento. Por desgracia, en este estudio no se observaron beneficios para el 20 % de las personas que tienen el gen ApoE4. En los adultos sanos, el efecto de este aceite en la función cognitiva «todavía» no se ha sometido a estudio (al menos, no existen publicaciones con resultados a largo plazo). Los trastornos gastrointestinales secundarios de esta terapia no son graves, solo molestos para quienes los sufren.

Yo recomendaría a todas las personas con deterioro cognitivo diagnosticado que hablaran con su médico para darle una oportunidad al aceite de TCM.

Plan de acción Óptimo Cerebro para el aceite de TCM: toma 10 g al día para empezar

Al cabo de una o dos semanas, aumenta gradualmente la dosis hasta llegar a los 20 g diarios. Si tienes síntomas gastrointestinales con esta cantidad, ve reduciendo la dosis hasta que encuentres la cantidad que puedes tolerar, y vuelve a intentar aumentar la dosis a 20 g, al cabo de un mes. Si padeces declive cognitivo, sería de gran ayuda que tu médico te prescribiera una prueba cognitiva antes de iniciar la terapia de doce semanas, y otra al finalizarla, para poder comparar los resultados.

El problema del Prevagen

Quizás el suplemento más comercializado en la televisión y la radio estadounidenses, y por Internet, para prevenir el declive cognitivo sea Prevagen, «clínicamente testado» para mejorar la memoria, según sus anuncios, que suelen ir acompañados de una tabla que muestra el 20 % de mejoría en la memoria. Su ingrediente activo es la apoaequorina, un compuesto que se une al calcio y que se encuentra en las medusas. Pero a pesar de su popularidad, Prevagen es un ejemplo de suplemento dudoso: un cóctel de nutrientes con una potente campaña publicitaria detrás, destinada a un público específico, pero con pocos estudios que avalen sus propiedades para el cerebro.

Solo se ha publicado un estudio, en la revista médica *Advances in Mind-Body Medicine* [Avances en la Medicina Cuerpo-Mente], sobre las propiedades para frenar el declive cognitivo de este suplemento.[12] Los autores afirman haber observado una mejoría, del 15 al 20 %, en la función cognitiva de los participantes en su estudio, tras el uso de Prevagen durante noventa días, aunque eso supuso solo una ventaja del 3 al 7 % respecto a los que tomaron un placebo. Además, en el artículo que publicaron, los autores no indicaron correctamente su relación con el producto: todos ellos trabajan para la empresa que lo fabrica. En mi opinión, la lista de autores se parece más a una junta corporativa que a unos científicos que están estudiando las formas de prevenir el declive cognitivo.

El doctor Robert Speth, un destacado catedrático de Ciencias Farmacéuticas, escribió un resumen muy crítico respecto a esta publicación en PubMed (una herramienta de investigación para científicos), donde señalaba una serie de puntos que merece la pena considerar:

- En el mismo número de la revista *Advances in Mind-Body Medicine*, donde se había publicado el estudio, aparecía un anuncio de pago de Prevagen, sin que el artículo citara conflicto de intereses económicos alguno. (Esta falta de información va en contra de la norma de las publicaciones e investigadores de mayor prestigio).

- En cuanto a su acción en el cerebro y en el resto del cuerpo, no es probable que una molécula tan grande pueda ser absorbida desde el intestino, y todavía menos que pueda atravesar la barrera hematoencefálica, para actuar sobre la corteza cerebral. En otro estudio independiente, se utilizó apoaequorina en ratones y se observaron propiedades para prevenir los efectos del ictus, pero solo si era *inyectada directamente* en el cerebro, es decir, no en forma de pastillas como el Prevagen.

- En caso de absorción de la apoaequorina, según el doctor Speth, se pueden producir graves efectos secundarios. Pero los autores no mencionaron dichos efectos secundarios y daban a entender que el suplemento era bien tolerado.

- Los análisis estadísticos estaban llenos de errores e imprecisiones. Los participantes en este estudio empezaron a desaparecer y no se justificó su ausencia; tampoco se hizo una descripción adecuada de las pruebas cognitivas que realizaron. Ante estas anomalías, se debería cuestionar la imparcialidad en la dirección de la investigación y de los análisis, que estuvieron a cargo de la propia compañía que fabricaba el producto.

Quizás no deba sorprendernos que después de que el doctor Speth publicara sus dudas, se cursara una demanda colectiva a Quincy Bioscience, el fabricante de Prevagen. La Agencia de Alimentos y Medicamentos de Estados Unidos (FDA, por sus siglas en inglés) ha acusado a la compañía de no citar los efectos secundarios, como ataques, ictus y empeoramiento de la esclerosis múltiple: se registraron más de un millar de incidentes relacionados con dicho producto. Pero, hasta la fecha, la compañía solo se ha responsabilizado de uno o dos de ellos. En el momento en que escribí esta parte del libro, el producto seguía estando a la venta y publicitándose.

Con todo lo que ya sabes sobre las verdaderas causas de la pérdida de memoria y la demencia, y cómo evitarlas, desconfía de cualquier producto, que esté respaldado por investigaciones dudosas, que sea demasiado bonito para ser verdad; en este caso, que con una pastilla o dos basta para conseguir rápidamente una «mente más aguda» y un «pensar con claridad».

PASO 3: INFÓRMATE SOBRE LOS SUPLEMENTOS PARA LAS PERSONAS CON RIESGO ALTO DE DEMENCIA

Si tú o algún conocido os encontráis en la categoría de alto riesgo de demencia y pérdida de memoria, o dais muestras de deterioro cognitivo prematuro, vale la pena saber un poco más acerca de los suplementos que podrían ayudaros. No obstante, los que voy a mencionar no considero que sean tan eficaces como los del paso 2, hasta que se realicen más investigaciones. Algunos productos para la salud del cerebro —como Prevagen (ver el recuadro «El problema del Prevagen», en la página 209)— están respaldados por agresivas campañas publicitarias, pero ¿funcionan realmente? No existen suficientes investigaciones para confirmarlo. (En el caso del Prevagen, las investigaciones parecen ser muy poco precisas).

No obstante, los siguientes suplementos –coenzima Q10, fosfatidilserina, huperzina A y ácido alfa-lipoico– destacan por sus fascinantes posibilidades teóricas. Verás que no incluyo planes de acción Óptimo Cerebro específicos de estos suplementos, pero mi recomendación es que te informes todo lo que puedas respecto a ellos, que hables con tu médico y decidáis si vale la pena incluirlos en tu tratamiento.

Coenzima Q10 (ubiquinona): potencialmente prometedora, pero todavía no está lista para el gran desafío

La coenzima Q10 (CoQ10, conocida también como ubiquinol o ubiquinona) se suele recomendar y comercializar para mejorar la memoria; sin embargo, no he encontrado pruebas convincentes de que mejore la función cognitiva. A dosis altas, más de 200 mg diarios, es uno de los únicos agentes disponibles que han demostrado retrasar el avance del párkinson. La CoQ10 también ayuda a reducir los síntomas de quienes padecen insuficiencia cardiaca congestiva. Muchos estudios han demostrado que es muy segura y que tiene pocos efectos secundarios.

Puesto que la pérdida de memoria se ha relacionado con la disminución de la función mitocondrial, y está demostrado que la CoQ10 mejora la producción de energía mitocondrial, teóricamente podría ayudar a prevenir la pérdida de memoria.

En mi clínica, la razón más habitual por la que se la recomiendo a mis pacientes es cuando toman algún tipo de estatina para alguna enfermedad cardiaca o para el colesterol, puesto que las estatinas reducen la producción normal de CoQ10.

Encontrarás mucho *marketing* en torno a los dos tipos de CoQ10: la forma reducida activa, conocida como ubiquinol, y la forma oxidada, que es la ubiquinona (la que se usa en la mayoría de los suplementos, en la que se basan gran parte de las investigaciones). Ambas se interconvierten rápidamente (es decir, el ubiquinol se transforma rápidamente en ubiquinona y viceversa), y no he visto ninguna razón de peso para preferir una u otra, especialmente cuando te venden un producto más caro porque está hecho con la forma reducida, puesto que el ubiquinol es más caro.

Uno de los grandes inconvenientes de los suplementos de CoQ10 es su absorción. Las tabletas solo se absorben en un 1 %, que no te servirá de mucho si no puede llegar al torrente sanguíneo. Las cápsulas con base de aceite deberían tener una absorción del 4 %, mientras que hay algunas, con un diseño especial, que pueden alcanzar hasta el 8 % o más.

Si estás pensando en tomar CoQ10, asegúrate de usar una que sea altamente absorbible y de una marca de alta calidad. Sabemos que los productos baratos, como las tabletas, no se absorben bien; por consiguiente, es mejor comprar un suplemento de mejor calidad. Yo recomiendo 50-100 mg diarios. Si eres de las personas que tienen un alto riesgo de demencia y pérdida de memoria, es importante que, en algún momento, te hagas pruebas para confirmar que estás logrando un buen nivel con esta terapia, con una dosis adecuada para alcanzar un nivel en la sangre de >1,0 mcg/ml, o un nivel más óptimo de 1,5-2,0 mcg/ml. Consulta a tu médico para que te indique la dosis que has de tomar y el nivel en sangre.

Fosfatidilserina: potencialmente prometedora, pero todavía no está lista para el gran desafío

La fosfatidilserina es uno de los componentes habituales de las membranas de las células cerebrales, que suponen el 14 % de los fosfolípidos, un tipo de molécula grasa, en el cerebro humano. Es necesaria para una buena función cerebral. Como el aceite de pescado, la fosfatidilserina también nutre el cerebro.

En un principio, en la pasada década de los cuarenta, se identificó en el cerebro del ganado vacuno, y por la década de los ochenta, se utilizaba en suplementos para mejorar la función cerebral. La llamada enfermedad de las vacas locas (provocada por el consumo del cerebro de las vacas) puso fin al uso de dichos suplementos, y las investigaciones se centraron en sintetizar fosfatidilserina de los productos de soja.

Por muy popular que haya sido durante treinta años como suplemento para la salud del cerebro, todavía existe mucha controversia respecto a las pruebas de que la fosfatidilserina mejora la función cognitiva o previene la pérdida de memoria.

En un estudio reciente de pequeño alcance realizado en China,[14] en el que participaron cincuenta y siete pacientes con diagnóstico de alzhéimer, se seleccionó al azar un grupo para tomar un placebo y otro para tomar 300 mg de fosfatidilserina (fabricada con una mezcla de cerebro de vacuno y productos de soja) durante veinte semanas. Se realizaron pruebas de memoria antes y después de los tratamientos. Los que tomaron la fosfatidilserina presentaron una ligera mejoría en su memoria respecto a los del grupo de control. Esos mismos investigadores realizaron un estudio con ratas, que se publicó en el mismo artículo, y observaron que las que recibieron el tratamiento presentaban niveles de inflamación más bajos en el hipocampo.

Una de las limitaciones señaladas por el autor fue que no estaba claro si este beneficio persistiría a largo plazo o terminaría tras un periodo limitado de mejoría. Para evaluar la seguridad del producto, realizaron un segundo estudio piloto, en el que trataron a treinta adultos (de edades entre los cincuenta y los noventa años) con 300 mg diarios de fosfatidilserina, durante doce semanas. No había ningún grupo que tomara placebo para comparar. Cuatro de los treinta participantes (13 %) abandonaron el estudio por síntomas gastrointestinales (similares a los del estudio con aceite de TCM). Después del tratamiento, su memoria y su función cognitiva mejoraron, y aunque la fosfatidilserina era tolerada sin efectos secundarios preocupantes, todavía no sabemos si con una terapia a largo plazo se conseguirían estos beneficios.

La gran controversia con la fosfatidilserina[15] como tratamiento para la pérdida de memoria concierne al estudio de mayor envergadura. Para la comparación se administraron 300 y 600 mg diarios de fosfatidilserina derivada de la soja y un placebo, durante seis y doce semanas de terapia respectivamente, a ciento veinte sujetos con declive cognitivo prematuro. Luego utilizaron sofisticados medios para medir la memoria y la función cognitiva. Los resultados no revelaron ningún beneficio. Existían ciertas reservas sobre la calidad y la fecha de caducidad del producto utilizado, similares a las del aceite de pescado. (La rancidez podría repercutir en su eficacia, o incluso ser perjudicial).

Aunque la fosfatidilserina parece segura en los estudios a corto plazo, hasta que se realicen más investigaciones clínicas que confirmen su utilidad a largo plazo, su eficacia sigue estando en tela de juicio. Pero como ya he dicho antes, quienes sufren deterioro cognitivo no tienen tiempo para esperar. Si este tratamiento te resulta atractivo, consulta con tu médico, para que te diga si los suplementos de fosfatidilserina podrían ser apropiados para ti.

Huperzina A

La huperzina A es un compuesto que procede del licopodio chino (*Huperzia serrata*), una planta que se usa en la medicina tradicional china desde hace siglos.[16] En China es famosa por sus propiedades para favorecer la cognición, y en docenas de ensayos clínicos se ha demostrado que es bien tolerada. La limitación que existe con este producto, como sucede con la mayoría de los suplementos que he mencionado, es que no hay estudios que demuestren los beneficios a largo plazo para la función cognitiva o para prevenir la pérdida de memoria.

Los estudios con ratas han revelado que la huperzina A inhibe la formación de la proteína beta-amiloide en el cerebro. En un estudio aleatorizado, de doce semanas[17] de duración, con setenta y ocho participantes que padecían demencia vascular moderada, se observó que los que tomaron un placebo con vitamina C no presentaron ninguna mejoría cognitiva, mientras que los que recibieron una dosis diaria de 0,2 mg de huperzina A presentaron una ligera mejoría en las puntuaciones del MMSE.

En una revisión de veinte ensayos clínicos elegidos al azar,[18] en los que se usó huperzina A en un total de mil ochocientos veintitrés participantes, en dosis de 0,2 a 0,8 mg diarios, se indica que aporta una modesta mejoría en la función cognitiva y en las actividades cotidianas de aquellos que padecen deterioro cognitivo leve y demencia. Pero los autores llegan a la conclusión de que los estudios actuales son de tamaño reducido, que muchos de ellos contienen fallos de diseño o de protocolo y que ninguno ha podido demostrar beneficios a largo plazo; por consiguiente, consideran que se han de realizar más estudios antes de poder recomendar este prometedor compuesto.

Vale la pena destacar que la huperzina A actúa como cuatro de los cinco medicamentos aprobados por la FDA para tratar los síntomas del declive cognitivo. Cuatro son inhibidores de la colinesterasa, que impiden la descomposición de la acetilcolina, un compuesto que afecta a la memoria y la función cognitiva. Aunque estos medicamentos alivian algunos de los síntomas, ninguno de ellos ha demostrado retrasar el avance de la demencia o el alzhéimer. Una de las limitaciones es que la huperzina A, como esos fármacos, puede que solo proporcione alivio de los síntomas a corto plazo, y que no detenga el avance del declive a largo plazo. (Los efectos secundarios de los inhibidores de la colinesterasa suelen ser náuseas, vómitos, pérdida del apetito y aumento del peristaltismo intestinal). Aunque la huperzina A parece segura, consulta con tu médico si es una buena opción para ti

Ácido alfa-lipoico como refuerzo de la función mitocondrial

Muchos suplementos diseñados para favorecer la función cerebral están hechos con ingredientes que pretenden mejorar la función de las mitocondrias. Las mitocondrias son orgánulos microscópicos que producen la energía que mantiene vivas y en funcionamiento a nuestras células. Los elementos que las potencian incluyen algunos de los nutrientes esenciales de los que hemos hablado en los pasos 1, 2 y 3, como aceite de pescado (ácidos grasos omega 3 de cadena larga), curcumina, resveratrol y CoQ10. Si pudieras potenciar la función mitocondrial, especialmente en el cerebro, tus células cerebrales trabajarían mejor y tendrían menor índice de mortalidad.

Otro agente que vale la pena destacar en esta categoría es el ácido alfa-lipoico, un compuesto natural sintetizado en la mitocondria y que también ingerimos en pequeñas dosis a través de la dieta, principalmente de las vísceras de los animales. El ácido lipoico es un potente antioxidante, que tiene propiedades antiinflamatorias, mejora el azúcar en la sangre y parece tonificar la función mitocondrial.

No es de extrañar que muchos productos diseñados para mejorar la salud del cerebro incluyan ácido alfa-lipoico entre sus ingredientes, aunque debido a su precio, puede que no siempre la dosis sea suficiente como para ser eficaz. ¿Es un nutriente clave el ácido alfa-lipoico? De momento, no hay ningún estudio que confirme su eficacia para prevenir el declive cognitivo, aunque como antioxidante probado ofrece otros beneficios bioquímicos. En cuanto a aportar beneficios para el cerebro, como parte de un suplemento, creo que todavía se ha de crear la combinación de varios ingredientes en un mismo complejo, con las proporciones correctas.

Otra forma de reforzar la función mitocondrial, aumentar la energía y fortalecer la función cognitiva, además de los nutrientes que acabo de mencionar, es hacer ejercicio, que constituye el siguiente pilar de la Solución Óptimo Cerebro. Estar y mantenerse activo haciendo ejercicio regularmente puede reducir el riesgo de demencia y pérdida de memoria.

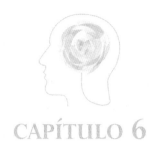

CAPÍTULO 6

Cómo mover tu cuerpo para lograr un Óptimo Cerebro

Hacer ejercicio con regularidad tiene un sinfín de ventajas, desde mejorar la vida sexual hasta reducir el riesgo de cáncer. Cuando estás activo tienes más energía, duermes mejor, controlas más el estrés y mejora tu función intestinal. Además, te ayuda a quemar grasa, mejorar la densidad ósea, eliminar toxinas a través del sudor y bajar el colesterol malo y la presión arterial alta. Ayuda a prevenir los ataques al corazón y los ictus, y frena el envejecimiento prematuro.

Puede que ya sepas todo esto y que ya seas una persona activa, pero recientemente los investigadores han hallado una extraordinaria conexión entre hacer ejercicio y la función cerebral:[1] moverse ayuda a prevenir la pérdida de memoria. Ataca las principales causas de la pérdida de memoria y de la demencia, reduciendo la placa arterial y mejorando el control del azúcar en la sangre y la sensibilidad a la insulina. (Una mezcla de ejercicio aeróbico y de fuerza es una de las mejores formas de prevenir o incluso revertir la diabetes de tipo 2).

El ejercicio mental y el físico están estrechamente interconectados gracias a que los une una ventajosa relación, y los estudios más recientes –incluidos los datos de mi propia clínica– lo demuestran. En mis investigaciones[2] sobre hacer gimnasia y la flexibilidad cognitiva (una medida de la función ejecutiva), comparé la función cognitiva en personas que hacían ejercicio menos de una vez a la semana con otras que lo hacían tres días a la semana y otras que practicaban cinco o seis días semanales. Durante un periodo de diez semanas, los que hacían ejercicio tres días (ejercicio moderado) mejoraron su función cognitiva en un 5 %, mientras que los que hacían ejercicio de cinco a seis días, y más vigoroso, mejoraron un 25 %. Los que hacían poco o nada no presentaron ninguna mejoría. He sido testigo de una mejoría de hasta un 25 % en la función ejecutiva de mis propios pacientes cuando incorporan alguna actividad aeróbica en su rutina habitual, ¡una mejoría significativa en su lucidez mental! (Ver el recuadro «Unas cuantas flexiones de brazos más pueden cambiar tu cerebro», en la página 221).

En mi última investigación, la cual ya ha sido aceptada para su publicación en el *Journal of the American College of Nutrition* [Revista del Colegio Americano de Nutrición], observé que la *condición física era el factor predictivo más importante tanto de la función cognitiva general como de la función ejecutiva*. Las personas con mayor capacidad aeróbica y fuerza dan muestras de un mejor rendimiento mental.

Aunque la alimentación y los nutrientes sean uno de los principales pilares de la Solución Óptimo Cerebro, existen nuevas y convincentes investigaciones, que despejan cualquier duda, sobre el hecho de que realizar alguna actividad física diaria[3] –un paseo a paso rápido, nadar o rastrillar hojas en el jardín– es una de las decisiones más importantes que puedes tomar, a partir de ya, para reducir tu riesgo de perder la memoria.

Sea cual sea tu forma física actual –tanto si hace años que no has hecho nada y tienes que empezar por los ejercicios básicos del paso 1 como si cada día corres diez kilómetros y puedes pasar directamente a los pasos 2 y 3—, hacer ejercicio físico reavivará tu función cognitiva.

Moverse es bueno para el corazón y fantástico para el cerebro.

Unas cuantas flexiones de brazos más pueden cambiar tu cerebro

Para aclarar los beneficios de estar más en forma: los análisis de los datos más recientes de mi clínica, obtenidos de distintas formas de evaluar la condición física, confirman que esta es la mejor manera de predecir el rendimiento cognitivo y la función ejecutiva. A continuación hago un breve resumen de los cientos de resultados obtenidos de los pacientes de mi clínica:

Los pacientes que pudieron...

- ... aumentar el número de flexiones de brazos en, al menos, un 10% mejoraron su puntuación cognitiva general un 18%.
- ... aumentar el número de abdominales *sit-ups* en, al menos, un 10% mejoraron su puntuación cognitiva general un 17%.
- ... aumentar su capacidad aeróbica en, al menos, un 10% mejoraron su puntuación cognitiva general un 19%.

Si sigues la Solución Óptimo Cerebro y quieres mejorar moderadamente tu fuerza o tu capacidad aeróbica, puedes esperar un incremento real del 16 al 19% de la función cognitiva. ¡Eso es mucha mejoría!

MÁS MÚSCULO, MÁS CEREBRO

Hacer ejercicio bombea la sangre[4] y aumenta la circulación sanguínea en el cerebro. Este flujo adicional lo protege y lo nutre aportando más oxígeno revitalizador, glucosa y nutrientes a sus células, ayuda a eliminar toxinas y favorece otras funciones que mejoran la calidad de vida. Pero hacer ejercicio regularmente tiene otro beneficio para el cerebro: prevenir la pérdida de masa muscular[5] (con el tiempo, ayuda a prevenir la reducción de su volumen). Incluso algunos octogenarios, que han incorporado el ejercicio en su rutina, han podido aumentar el tamaño del centro de la memoria: el hipocampo. Para quienes ya sufren deterioro cognitivo leve, el entrenamiento de fuerza ha demostrado que tiene el efecto de mejorar su función ejecutiva y su memoria.

Lo contrario de estar en forma es estar inactivo, condición que, desgraciadamente, refleja el estilo de vida de la mayoría de los estadounidenses. La «inactividad», tal como la define el Departamento de Salud y Servicios Humanos de Estados Unidos, significa hacer menos de treinta minutos al día de actividad moderadamente aeróbica. Ahora que ya sabes que la actividad física refuerza algo más que tu corazón y tus músculos –de hecho, puede salvar tu función cerebral–, puedes imaginar lo que la *falta* de ejercicio está haciéndole a la mayoría de la población. Es fácil entender por qué los índices de diabetes, enfermedades cardiovasculares, demencia y alzhéimer no dejan de subir. No estar en forma no solo impide a las personas desarrollar su verdadero potencial cognitivo, sino que puede poner fin a su vida prematuramente.

No cuesta tanto como imaginas pasar de la inactividad a hacer ejercicio moderado e incluso algo más que moderado. Y lo que es mejor (especialmente para los que tienen reservas sobre dedicar tiempo a la gimnasia), cuanto más en forma estás, menos tiempo te lleva hacer ejercicio.

Recomiendo dos formas combinadas de hacer ejercicio que son eficaces para el cuerpo y la mente. (Nota: si estás muy en forma y haces ejercicio la mayor parte de los días de la semana, con una rutina básica de ejercicio aeróbico *y* entrenamiento de fuerza, ve a los pasos 1 y 2 para confirmar que estás por encima de ese nivel, concretamente en lo que respecta a la capacidad aeróbica y a trabajar a tu máximo de frecuencia cardiaca. Puede que estés preparado para ir al paso 3).

ACTIVIDAD AERÓBICA: PEDALEAR EN UNA BICICLETA FORTALECE TU MENTE

La actividad aeróbica es la que acelera tu frecuencia cardiaca y la mantiene un mínimo de veinte minutos. Tiene más beneficios si puedes mantenerla más tiempo, al menos treinta o cuarenta minutos, la mayoría de los días de la semana. Un buen ejercicio aeróbico activa el metabolismo y quemarás calorías durante varias horas después de haberlo practicado (aunque estés sentado en un sofá o trabajando en tu despacho). También fortalece el corazón, mejora la rapidez cerebral y su rendimiento cognitivo y reduce los niveles de estrés. Cualquier actividad que acelere significativamente la frecuencia cardiaca es aeróbica, como caminar rápido, hacer *jogging*, ir en bicicleta, nadar, la bicicleta elíptica o bailar. (Si tienes problemas de salud, especialmente de tipo cardiaco, o no puedes controlar bien el azúcar en la sangre, el colesterol o la presión arterial, consulta siempre con tu médico antes de empezar a hacer ejercicio).

El entrenamiento de fuerza, que conlleva trabajar con mancuernas, máquinas o bandas de resistencia, puede ser una forma excelente de hacer ejercicio, pero por sí solo no beneficia al cerebro de la misma forma que lo hace la actividad aeróbica. En un estudio, una vez que se hubo establecido que la actividad aeróbica y el entrenamiento de fuerza podían mejorar la memoria en los adultos mayores y que en los adultos jóvenes sanos el ejercicio aeróbico aumentaba el volumen del hipocampo, un equipo de investigación canadiense quiso analizar cómo diversas formas de hacer ejercicio afectaban al tamaño del cerebro.[6] Seleccionaron ochenta y seis mujeres con deterioro cognitivo leve y les asignaron hacer entrenamiento de equilibrio, de fuerza o ejercicio aeróbico. Les realizaron IRM del cerebro antes del inicio y al cabo de seis meses. Las del grupo aeróbico presentaron un significativo aumento del tamaño del cerebro, concretamente del hipocampo, en comparación con las del grupo de equilibrio y de fuerza, que presentaron en ambos casos una disminución de su tamaño.

En mis propios análisis de mi base de datos clínicos más recientes,[7] de más de un centenar de marcadores que influyen en la función cognitiva, además de la edad, he observado que la capacidad aeróbica era el factor predictivo más potente de la función cerebral general, y que estar más fuerte también mejora la cognición.

La forma más sencilla de iniciar una rutina aeróbica –una con la que seas capaz de comprometerte– es encontrar una actividad que te *guste*, no importa cuál, y que te reserves de veinte a treinta minutos, cuatro o cinco días a la semana, para practicarla. Empieza con un calentamiento de tres a cuatro minutos; luego ve sumando intensidad hasta que empieces a sudar un poco. Tienes que poder hablar, pero no cantar (resérvalo para la ducha que te darás después).

Si hace tiempo que no estabas activo, este sencillo método de ponerte manos a la obra es ideal. (Para los que ya estáis más avanzados, y buscáis resultados más rápidos y mejores que los que obtenéis con vuestro programa actual de ejercicio, os recomiendo que os hagáis una prueba de condición física y que sigáis una rutina de ejercicio personalizada y guiada, de la que hablaré más adelante en este capítulo).

ENTRENAMIENTO DE FUERZA: LEVANTA PESO PARA EJERCITAR EL MÚSCULO MENTAL

El entrenamiento de fuerza fatiga los músculos a través del uso de mancuernas y resistencia, los estimula para que aumenten su masa. La mayoría de las personas pierde al menos un 1 % de masa muscular cada año a partir de los treinta, y a raíz de ello padece más dolores musculares y articulares (en parte, porque los músculos están demasiado débiles para soportar el movimiento y el funcionamiento de las articulaciones). Pero hay algo más que esos «achaques cotidianos». Cuando perdemos masa muscular, tenemos menos sensibilidad a la insulina, bajan nuestros niveles de la hormona del crecimiento y de la testosterona, se reduce nuestra masa ósea y nuestra capacidad para quemar calorías se desploma, lo que nos predispone a aumentar de peso en la madurez.

Cada medio kilo de músculo del cuerpo quema cuarenta calorías diarias, aunque estés sentado en tu despacho. A medida que pierdes dicha masa muscular, disminuye la capacidad para adelgazar, a menos que conserves la musculatura y te protejas contra esa pérdida. Engordar medio kilo o un kilo al año puede que no nos parezca alarmante; no obstante, se convierte en un problema si este patrón continúa durante varios años.

Pero lo más importante es que la masa muscular es esencial para el control del azúcar en la sangre y la sensibilidad a la insulina. A menos masa muscular, menos capacidad para almacenar la glucosa en forma de energía después de una comida. Crear masa muscular mejora la regulación del azúcar en la sangre y la sensibilidad a la insulina. El entrenamiento de fuerza reduce la inflamación, mejora la presión arterial y marca la diferencia para perder grasa corporal y conseguir una cintura bien marcada.

Las mujeres son las que más se benefician del entrenamiento de fuerza, pues por naturaleza suelen tener menos masa muscular que los hombres. El entrenamiento de fuerza no las hará corpulentas y musculosas (salvo que se excedan en él y lo combinen con una dieta muy rica en proteínas, diseñada para las personas que practican culturismo), sino que las ayudará a tener unas curvas bien marcadas y sexis.

Unos músculos fuertes ayudan a crear un cerebro fuerte. En un estudio realizado en Australia,[8] se asignó aleatoriamente a hombres y mujeres, de cincuenta y cinco años o más, a dos grupos, uno de entrenamiento cognitivo mediante un programa de ordenador y otro en el que tenían que seguir una rutina de entrenamiento de fuerza, dos o tres días a la semana. Los del grupo de entrenamiento cognitivo por ordenador presentaron ligeras mejorías en la memoria, pero los del grupo del entrenamiento de fuerza presentaron una mejoría significativa en la función cognitiva y en la memoria.

Para empezar un programa de entrenamiento de fuerza, identifica ocho o diez grandes grupos musculares, pues obtienes más beneficios de trabajar músculos grandes, como los bíceps, los glúteos y los pectorales (en general, los grandes grupos musculares incluyen los brazos, las piernas, la espalda, el pecho y el *core**). Si nunca has hecho entrenamiento de fuerza, las primeras veces hazlo con la ayuda de un fisiólogo del ejercicio, que podrá asesorarte para que empieces correctamente y te ayudará a identificar los músculos que quieres trabajar.

Elige un peso que puedas levantar, al menos, ocho o diez veces. (Si usas bandas de resistencia, te sirven las mismas directrices; en lugar de levantar peso, estarás estirando o empujando para lograr la misma sensación que obtienes con las mancuernas). Las últimas veces que haces el ejercicio harán que tu músculo esté fatigado; si al final notas algo de temblor, es una buena señal porque indica que lo has trabajado hasta agotarlo, y que ahora empezará a recuperarse y a formarse de nuevo, aumentando la masa muscular. Poder levantar un peso de diez a doce veces y sentir un temblor al final es correcto. Si puedes levantar el peso quince veces sin sentir el temblor, significa que ha llegado el momento de que agregues más peso. Has de notar que «lo estás trabajando», y si pasas a ponerte más peso, en lugar de añadir más repeticiones, crearás masa muscular con mayor eficiencia. Si te limitas a añadir repeticiones, aumentarás tu resistencia, pero no cansarás saludablemente tus fibras musculares

---

* Término que se utiliza en *fitness*, que literalmente significa 'núcleo' y que hace referencia a la zona abdominal, lumbar, caderas y glúteos (N. de la T.).

para crear masa muscular. Y añadir más repeticiones requiere más tiempo. Si quieres crear más masa muscular, has de ir añadiendo peso gradualmente.

Con estas directrices, deberías poder identificar rápidamente cuánto peso has de usar, aunque no te excedas con él. Si no puedes levantar un peso, como mínimo, ocho veces, probablemente es demasiado pesado y podrías lesionarte. *Tu objetivo debería ser ejercitar todos los principales grupos musculares, con una rutina de entrenamiento de fuerza, uno o dos días a la semana.*

Si no tienes experiencia con el entrenamiento de fuerza, hazlo bajo la supervisión de un fisiólogo del ejercicio; la mayoría de los gimnasios ofrecen este servicio con personal cualificado. (Un fisiólogo del ejercicio ha cursado varios años de estudios reglados, hasta conseguir una diplomatura o licenciatura de ciencias y está especializado en fisiología del ejercicio, a diferencia de un «entrenador personal» cualificado, que solo tiene un certificado). Si tu presupuesto es limitado, otra forma de hacer ejercicio es en pareja, alguien que te observe mientras haces los levantamientos (y a quien tú puedas observar haciendo lo mismo mientras descansas) y que te motive a seguir con tu entrenamiento. Los estudios revelan que las personas que hacen ejercicio en pareja tienen más probabilidades de seguir haciéndolo y de obtener mejores resultados.

Esta es una lista de una docena de ejercicios de fuerza muy eficaces:

- *Crunches* abdominales con balón suizo.
- Hiperextensiones de espalda.
- Flexiones de pecho o de brazos.
- Remo con mancuerna a una mano.
- *Curls* de bíceps.
- Extensiones de tríceps.
- *Press* de hombros.
- Sentadillas con balón suizo.

- Zancadas.
- Puente con isquiotibiales.
- Prensa de piernas.
- Ejercicios con mancuernas para el manguito rotador.

Para más detalles sobre la docena de grupos musculares que se deben trabajar y cómo hacer los ejercicios, entra en www.DrMasley.com/resources.

El ejercicio aeróbico y el entrenamiento de fuerza son los pilares para una gimnasia eficaz dentro del programa Solución Óptimo Cerebro.

- Para los que empiezan partiendo de muy poca actividad diaria, mejor hacerlo desde el **paso 1: muévete**.
- Si ya haces ejercicio con regularidad, probablemente estarás preparado para el **paso 2: acelera tu frecuencia cardiaca e incorpora entrenamiento de fuerza**.
- Si estás *verdaderamente* en forma (confirma que cumples con todos los valores de referencia del paso 2), puede que estés preparado para ir al **paso 3: aplícalo todo junto para convertirte en un Óptimo Cerebro**.

Alimentos poderosos

Las directrices respecto a qué comer antes y después de hacer ejercicio varían notablemente, y deberías personalizarlas de acuerdo con tus necesidades y el nivel de intensidad de tu actividad física. No obstante, puedo marcarte una pauta: toma una buena dosis de proteínas después de una sesión de entrenamiento de fuerza. El entrenamiento de fuerza fatiga los músculos esqueléticos, y estos necesitan aminoácidos (los componentes fundamentales para generar proteínas) para autorrepararse. Crearás más masa muscular si consumes, al menos, 20 g de proteína, antes de que pasen treinta minutos de tu sesión de ejercicio, que te aporte los aminoácidos que tus músculos necesitan. Es más eficaz beber la proteína que comerla, así que la proteína líquida (como un batido de proteínas) es mejor que comer edamame o pollo, aunque estos alimentos también te ayudarán a crear masa muscular. Y crearás más masa muscular si la proteína que consumes contiene una ración extra de aminoácidos de cadena ramificada, como leucina, valina e isoleucina. Una buena fuente de aminoácidos de cadena ramificada es el *whey* (suero de leche) o la proteína de soja.

A diferencia del entrenamiento de fuerza, el entrenamiento aeróbico regular no provoca a los músculos el tipo de fatiga que exige su reparación inmediata. Para el entrenamiento diario, puedes comer antes o después de llevarlo a cabo, como te sientas mejor, y necesitarás tomar algo que contenga dosis equilibradas de proteína, grasa e hidratos de carbono saludables, como un batido de proteínas, con proteína en polvo, fruta, verduras y mantequilla de frutos secos o aceite de TCM, o puedes hacerte una tortilla con verduras, si te apetece. Si te estás preparando para una actividad aeróbica estresante, procura comer algo que contenga dosis equilibradas de proteína, hidratos de carbono y grasa, al menos una hora antes de empezar, para asegurarte de que tienes combustible que te sustente.

Los atletas de fondo, en particular los que participan en las pruebas Ironman, se benefician de entrenar en un estado de cetosis. Los atletas que ingieren muchos hidratos de carbono generalmente descubren que se quedan sin energía cuando llevan unas horas haciendo ejercicio, puesto que sus reservas de glucógeno en el tejido muscular se han quedado vacías. Cuando bajan sus niveles de azúcar, «chocan contra el muro», su energía se desploma e incluso pueden entrar en un estado de confusión. Sin embargo, el cuerpo cuenta con muchas más reservas de combustible almacenado en forma de grasa que lo que podríamos almacenar como hidratos de carbono. La dificultad está en que los atletas han de cambiar su metabolismo antes del evento, para pasar a utilizar la grasa como combustible, y para ello preferiblemente tendrán que entrenar varias semanas en esta condición. Con entrenamiento en cetosis, casi el 70 % de la dieta es en forma de grasa y un 10 o 15 % procede de las proteínas e hidratos de carbono. La leche de coco, el aguacate, los frutos secos y las carnes grasas ecológicas son la principal fuente de ingesta de calorías.

A mis pacientes que no son atletas, les pido que se centren en comer algo sano y equilibrado antes de hacer ejercicio (como un batido de proteínas, ver la receta de la página 354), y que se aseguren de que toman, al menos, 20 g de proteína líquida después de una sesión de entrenamiento de fuerza.

PASO 1: EMPIEZA A MOVERTE

Este paso es para las personas que no hacen ejercicio aeróbico, las que no tienen una rutina regular. Si eres una de ellas, harás algo de ejercicio sacando a pasear a tu perro o dando una vuelta en bicicleta, de vez en cuando, pero nunca llegarás a jadear, ni a sudar, ni tu corazón podrá seguir el ritmo cuando te muevas; pasearás en lugar de caminar. Además, cualquier persona con un índice de recuperación cardiaca inferior a veinticinco latidos por minuto, durante una prueba de esfuerzo, debería empezar por el paso 1 (ver el recuadro «Índice de recuperación cardiaca: por qué importa», en la página 234, para más información sobre cómo calcular tu índice de recuperación cardiaca).

El programa de ejercicio de la Solución Óptimo Cerebro presenta fases de ejercicio aeróbico cada vez más intensas. En el paso 1, sin embargo, solo se centra en hacer que empieces a moverte y en ayudarte a aumentar tu capacidad para hacer ejercicio que active tu cerebro. Este es tu plan:

- Empieza por contar tus pasos diarios. Compra un monitor de actividad de alta tecnología o un podómetro clásico (lo que te sea más fácil de llevar y de usar), o simplemente sal a pasear, si tienes una ruta habitual alrededor de tu casa o de tu trabajo, y cuenta los kilómetros que haces. Tu meta es dar diez mil pasos al día, el equivalente a caminar entre cuatro kilómetros y medio y ocho. Si eres una persona sedentaria, puedes empezar por dos mil o tres mil pasos al día; probablemente, tardarás algunas semanas en alcanzar los diez mil pasos diarios. Prueba añadiendo dos mil quinientos pasos (aproximadamente un kilómetro y medio) cada semana, hasta que puedas alcanzar los diez mil al día. Otra opción es calcular que has caminado esos dos mil quinientos pasos, en casa o en el trabajo, y hacer el resto cuando salgas a caminar. Para las personas que están activas en casa o en el trabajo, probablemente sea mucho más fácil contar pasos que kilómetros.

- Cuando alcances los diez mil pasos diarios regularmente, habrá llegado el momento del paso 2. Si diez mil te parece una cifra exageradamente alta, recuerda esto: cada paso cuenta para llegar a tu meta, y es posible que ya estés haciendo un tercio de esa cantidad, cuando vas a comprar el periódico, cuando vas a buscar el coche o cuando compras en el supermercado.

Quienes cuentan pasos suelen buscar oportunidades para lograr sus objetivos diarios (y sumar al total): aparcar el coche más lejos de la entrada; subir por la escalera, en lugar de tomar el ascensor; bajar al vestíbulo para charlar con un compañero, en lugar de marcar su extensión de teléfono; jugar activamente con un niño o con una mascota... Cuantos más pasos cuentas, más excusas encuentras para caminar. La mayoría de las personas sanas, sobre todo las que han estado inactivas durante un tiempo, deberían conseguir caminar fácilmente diez mil pasos al día.

Advertencia: si tienes problemas de salud graves, como azúcar alto descontrolado, hipertensión, diabetes o enfermedad cardiaca, consulta siempre con tu médico antes de modificar tu actividad actual, incluido el programa de contar pasos. Lo bueno es que si tienes alguno de estos problemas de salud, hacer ejercicio –aunque empieces poco a poco y vayas aumentando– es uno de los tratamientos probados más potentes que existen.

Estar en buena forma aeróbica puede hacer milagros en tu corazón y en tu cerebro. En las investigaciones realizadas en mi clínica,[9] demostramos que las personas que estaban muy en forma tenían menos placa arterial, según las mediciones del grosor de la íntima-media carotídea. Tanto si medimos el índice de recuperación cardiaca (ver el recuadro «Índice de recuperación cardiaca: por qué importa», en la página 234) como los niveles de MET alcanzados (ver el recuadro «Prueba de la capacidad aeróbica: no tienes por qué hacerla, pero...», en la página 239) o los minutos que podían aguantar sobre la cinta de correr, en un protocolo de dificultad ascendente, todas las mediciones de la condición física revelaron que estar en forma es un factor predictivo de que se tiene menos placa arterial, y la cantidad de placa es uno de los mejores factores predictivos de la función cognitiva. Basta con que empieces yendo paso a paso.

PASO 2: ACELERA TU FRECUENCIA CARDIACA E INCORPORA ENTRENAMIENTO DE FUERZA

Para obtener los máximos beneficios para el cerebro, la estrategia doble de hacer ejercicio aeróbico y entrenamiento de fuerza combinados es más potente que practicar cada uno por separado. Dos estudios de gran magnitud a nivel nacional,[10] con más de quinientas personas que padecían diabetes de tipo 2, se centraron en conseguir mejorar el control del azúcar en la sangre haciendo ejercicio. Sin lugar a dudas, el truco para controlar el azúcar era la combinación de los dos tipos de ejercicio, pues la actividad aeróbica o el entrenamiento de fuerza, cada uno por separado, no eran tan eficaces.

Por experiencia propia a raíz de tratar a miles de pacientes sé que cada persona tiene una condición física diferente; los puntos de partida y la intensidad de los ejercicios pueden variar mucho de una a otra, una vez que se han puesto en marcha (caminando, nadando o pedaleando). Sin embargo, aun así se pueden crear unas directrices desglosando las metas aeróbicas en fases.

Las tres fases del ejercicio aeróbico: descubre tu nivel

Solo obtendrás el máximo beneficio de una rutina de ejercicio si la realizas en el nivel correcto. No te conviene excederte hasta llegar al agotamiento, o peor aún, a lesionarte. Después de hacer ejercicio, te has de sentir lleno de energía, no dolorido o exhausto. (Si te encuentras mal, es más que probable que abandones). No obstante, hay un cansancio sano: tampoco se trata de que estés por debajo de tus posibilidades y obtengas un beneficio mínimo.

Escucha a tu corazón (es decir, tu frecuencia cardiaca)

Es importante que descubras tus capacidades aeróbicas. Quizás la mejor opción sea encontrar tu meta de frecuencia cardiaca: ese punto ideal cardiovascular en el que puedes ejercitar tu corazón (como el músculo que es) y fortalecerlo, sin excederte.

Puedes usar las tablas de frecuencia cardiaca que habrás visto en el gimnasio y que normalmente se basan en la edad, o la de la página 419. Las tablas se basan en el cálculo de restar tu edad a 220, para conocer tu frecuencia cardiaca máxima; luego te aconsejan que trabajes al 60 o al 80 % de ese máximo. Por ejemplo, para una mujer de cincuenta años, el cálculo sería: 220 - 50 = 170 latidos por minuto. Esta sería su frecuencia cardiaca máxima aproximada. La recomendación típica sería que hiciera ejercicio al 60 u 80 % de esos 170 latidos por minuto, lo que significa una frecuencia cardiaca de 102 a 136 latidos por minuto. Uno de los inconvenientes es que estas tablas se basan en niveles medios de condición física, de modo que para un tercio de quienes intentan utilizarlas, simplemente, es demasiado duro, y para otro tercio, demasiado fácil.

Lo mejor es hacer un cálculo exacto de tu frecuencia cardiaca que refleje tu capacidad aeróbica personal. Para descubrir esa frecuencia, cuando hayas terminado de correr, caminar, ir en bicicleta, etc., y estés en el nivel de cansancio máximo, tómate el pulso durante quince segundos y multiplícalo por cuatro. Este número es tu frecuencia cardiaca máxima real.

Si te parece muy complicado hacer estos cálculos (para ser sincero, hace falta un poco de práctica para calcular tu frecuencia cardiaca cuando estás haciendo ejercicio), es mucho más sencillo utilizar un monitor de frecuencia cardiaca para hacerlo con exactitud, como un dispositivo con banda para el pecho o en la muñeca, o los pulsómetros que tienen en los manillares las máquinas de cardiovasculares de los gimnasios, como la cinta de correr. Los monitores que llevan una banda para el pecho son más exactos.

Asimismo, puedes pagar una visita con un fisiólogo del ejercicio para que te haga una sesión. Un profesional con titulación y experiencia podrá ayudarte a personalizar, de un modo seguro y eficaz, tu marco de trabajo físico, y probablemente también consiga que la experiencia sea más divertida, lo cual te facilitará tu camino hacia el éxito. Conocer tu frecuencia cardiaca máxima es muy importante, si quieres obtener más beneficio con menos sufrimiento y en menos tiempo.

Índice de recuperación cardiaca: por qué importa

Un excelente factor predictivo de tu condición aeróbica es el descenso de tu frecuencia cardiaca cuando terminas de hacer ejercicio, conocido como índice de recuperación cardiaca. En el momento de agotamiento máximo, tu corazón puede latir hasta a 180 pulsaciones por minuto. Cuando te detienes, cuanto más rápido baja tu frecuencia cardiaca, más rápido te recuperas de haber fatigado a tu corazón. Se han publicado estudios de la Clínica Cleveland, en los que se han utilizado cintas de correr con decenas de miles de pacientes, que revelan que cuanto peor es el índice de recuperación cardiaca, más probabilidades existen de padecer un ataque al corazón o muerte súbita. Normalmente, a los sesenta segundos, la frecuencia cardiaca debería bajar al menos en 25 pulsaciones. Algunos de mis pacientes, que están muy en forma, tienen un promedio de descenso de 40 a 60 pulsaciones. Si bajas menos de 20, tienes motivos para preocuparte. Si son menos de 12, motivos para alarmarte. No obstante, si tomas medicación para bajar tu frecuencia cardiaca, estos marcadores puede que no sean muy fiables, así que te recomiendo que consultes a tu médico. Para calcular tu índice de recuperación en un minuto, primero tendrás que contar tu frecuencia cardiaca máxima. Inmediatamente después de dejar de hacer ejercicio, camina despacio durante un minuto para calmarte. A los sesenta segundos, mide tu frecuencia cardiaca con un monitor o tómate el pulso durante quince segundos y multiplica por cuatro esa cantidad. Para calcular tu minuto de índice de recuperación cardiaca, resta este último de la cifra que te ha dado tu frecuencia cardiaca máxima. Por ejemplo, la frecuencia cardiaca máxima de Susan en el momento pico de su sesión es 170 pulsaciones por minuto. Transcurrido un minuto de descanso, pasa a 145 pulsaciones, 170 - 145 = 25. Su minuto de recuperación cardiaca es normal, ya que supone un descenso de 25 pulsaciones.

Aquí tienes tres fases aeróbicas que puedes elegir, para cuando sepas desde qué nivel de actividad has de empezar. A fin de seguir estas directrices, doy por hecho que haces ejercicio caminando rápido o corriendo, aunque se aplicarían los mismos puntos de referencia para otros ejercicios aeróbicos, como ir en bicicleta o nadar. Siempre es una buena idea hablar con tu médico antes de iniciar una rutina de ejercicio físico. Esto es especialmente importante si tienes problemas de salud.

Ejercicio aeróbico fase 1: objetivo de frecuencia
cardiaca del 60-70% de tu capacidad máxima

Si no sueles hacer ejercicio, empieza a una frecuencia del **60 al 70% de la frecuencia cardiaca máxima que has calculado (o calculado según tu edad; ver la página 419).** Por ejemplo, si tu frecuencia cardiaca máxima es de 160, calcula 160 x 0,60 = 96 y 160 x 0,7 = 112, así que tu zona aeróbica inicial sería de 96 a 112 pulsaciones por minuto.

En la fase 1, procura pasar **en esta zona aeróbica de veinte a treinta minutos, cuatro o cinco días a la semana.** La mayor parte de las personas estarán listas para pasar a la fase 2 en una o dos semanas. Si por cualquier razón no te sientes a gusto con el cambio, lo mejor que puedes hacer es consultar con tu médico.

Ejercicio aeróbico fase 2: objetivo de frecuencia
cardiaca del 70-80% de tu capacidad máxima

Cuando ya hagas ejercicio regularmente (cuatro o cinco veces a la semana), puedes pasar al siguiente nivel de capacidad aeróbica. Estás listo para la fase 2 si:

- Puedes hacer ejercicio al 60 u 80% de tu frecuencia cardiaca máxima durante veinte o treinta minutos, sin sentirte mal.
- Tienes un índice de recuperación cardiaca de, al menos, 25 pulsaciones, al cabo de un minuto. Para calcular ese índice, cuando hayas dejado de correr, caminar, pedalear, etc., empieza el descanso; al cabo de un minuto, comprueba tu frecuencia cardiaca. Si no llevas ningún monitor de medición, tómate el pulso, durante quince segundos, y multiplícalo por

cuatro. Tu frecuencia cardiaca debería descender unas 25 pulsaciones (en comparación con tu frecuencia máxima); eso es un indicativo de que estás en buena forma y que tienes un buen índice de recuperación. (Para más información sobre el minuto de recuperación cardiaca, ver el recuadro «Índice de recuperación cardiaca: por qué importa», de la página 234).

En la fase 2, deberías proponerte alcanzar **una frecuencia cardiaca aeróbica del 70 al 80 % de tu capacidad máxima.** Por ejemplo, si tu frecuencia cardiaca máxima es de 180 pulsaciones, calcula $180 \times 0,7 = 126$ y $180 \times 0,8 = 144$, así que con una frecuencia cardiaca máxima de 180, tu zona aeróbica en esta fase sería de 126 a 144 pulsaciones por minuto. Un buen índice de recuperación cardiaca sería lograr más de 25 pulsaciones por minuto. Una rutina óptima, para la fase 2, es **hacer ejercicio, en esta zona aeróbica, durante al menos treinta o cuarenta minutos, de cuatro a seis veces a la semana.**

Ejercicio aeróbico fase 3: objetivo de frecuencia cardiaca del 85-90 % de tu capacidad máxima

Normalmente, se necesitan dos o tres semanas para pasar de la fase 2 a la 3. Puedes llevar tu rutina de ejercicio aeróbico al siguiente nivel si:

- Puedes hacer ejercicio durante, al menos, treinta minutos seguidos, al límite de tu zona aeróbica de la fase 2 (del 70 al 80 % de tu frecuencia cardiaca máxima).
- Tienes un índice de recuperación cardiaca superior a 25 pulsaciones por minuto, que indica una buena tolerancia al ejercicio físico.

La fase 3 **combina ejercicio aeróbico moderado de la fase 2, dos o tres días a la semana, con el entrenamiento por intervalos (igualmente conocido como ejercicio intermitente de alta intensidad) dos o tres veces a la semana,** para obtener resultados óptimos. El entrenamiento por intervalos consiste en realizar breves periodos de ejercicio intenso, por lo general de uno o dos minutos seguidos. Para empezar, haces calentamiento en tu zona aeróbica normal, durante diez minutos.

Para pasar al entrenamiento por intervalos, has de hacer ejercicio al 85 o 90 % de tu frecuencia cardiaca máxima, durante un minuto. Probablemente jadearás. A continuación baja el ritmo y camina o corre suave, durante otro minuto más, para recuperarte. (Cuando iba al instituto, el entrenador de atletismo nos pedía que hiciéramos algo parecido: hacer un *sprint* durante un minuto, caminar otro minuto, hacer otro *sprint* y volver a caminar).

Lo ideal sería que tu sesión de ejercicio constara de unos cinco o seis periodos de alta intensidad, con sus correspondientes cinco o seis sesiones de baja intensidad, y su calentamiento y enfriamiento: toda la sesión debería durar unos veinte minutos. Para obtener el máximo beneficio, recomiendo hacer entrenamiento por intervalos dos o tres veces a la semana, pero no a diario, pues sería excesivo.

Varios estudios han demostrado que el entrenamiento por intervalos mejora el control del azúcar[11] y refuerza la sensibilidad a la insulina. Y para mayor beneficio de aquellos a los que les preocupa no tener tiempo para hacer ejercicio, requiere menos tiempo que una sesión de ejercicio normal. En un estudio realizado en el Reino Unido,[12] se les pidió a noventa participantes sedentarios que realizaran alguna actividad aeróbica moderada diariamente, o bien entrenamiento por intervalos. Los que estaban en el grupo del entrenamiento por intervalos hicieron ejercicio veinte minutos por sesión, tres veces a la semana (aproximadamente una hora a la semana en total). Los del grupo de actividad aeróbica moderada trabajaron ciento veinticinco minutos a la semana (más de dos horas), repartidos en cinco días. Los resultados mostraron que ambos grupos redujeron su resistencia a la insulina en igual medida.

Ahora que sabes esto, ¿prefieres hacer ejercicio

a. veinte minutos al día, tres veces a la semana, o
b. veinticinco minutos al día, cinco días a la semana, para obtener los mismos resultados?

Aunque el ejercicio sea más intenso, yo prefiero obtener los mismos resultados en menos tiempo. Con el entrenamiento por intervalos, te puedes poner en forma, mejorar tu salud y estar atractivo —y mantener sano tu cerebro— haciendo un tipo de ejercicio que te ahorra tiempo y que es fácil de intercalar en cualquier agenda.

Prueba de la capacidad aeróbica: no tienes por qué hacerla, pero...

He diseñado los ejercicios Óptimo Cerebro de este capítulo para que no tengas que ir a hacerte una prueba de capacidad aeróbica. (Pero, como ya he dicho antes, recomiendo que hagas, al menos, una sesión de ejercicio con un profesional que pueda ayudarte con la técnica de entrenamiento de fuerza y los cálculos de tu zona aeróbica). No obstante, si deseas obtener el máximo beneficio para tu cerebro, tu corazón y el resto de tu cuerpo, hacer una prueba de capacidad aeróbica te dará mucha ventaja. En un mundo ideal, todos deberían poder hacerse una prueba de capacidad aeróbica gratis (para muchas personas sería el primer paso hacia la buena salud). De hecho, la Asociación Estadounidense del Corazón, por fin, ha sugerido que las mediciones cardiorrespiratorias obtenidas de la prueba de capacidad aeróbica se incluyan en la lista estándar de signos vitales recopilados por los facultativos, como la presión arterial. Ya iba siendo hora. En los últimos quince años, he dado conferencias en reuniones médicas a las que han asistido un total de treinta mil profesionales. En ellas, he insistido en que la condición física es más importante para predecir el índice de muertes, la función cognitiva y el riesgo cardiovascular que la mayor parte de las otras mediciones que se realizan habitualmente, todo ello avalado con los datos de mi clínica. En realidad, una prueba de capacidad aeróbica hecha a conciencia —como una prueba de esfuerzo realizada por un médico o una prueba de condición física menos elaborada, por un fisiólogo diplomado— puede que no sea gratuita, pero, con el tiempo, vale la pena hacérsela, porque es un gran indicador de tu salud, incluida tu función cognitiva. (Si decides seguir adelante sin la ayuda de un fisiólogo del ejercicio, antes de empezar una rutina de hacer ejercicio en serio, debes tener el visto bueno de tu médico, puesto que conoce tu historial médico. Especialmente si has tenido problemas cardiovasculares o has estado inactivo durante algún tiempo, es importante que hagas este tipo de prueba con alguien que conozca tu estado). En mi clínica ofrecemos pruebas de capacidad aeróbica exhaustivas para conocer la capacidad actual del paciente y personalizar su programa de ejercicio. Si tuviera que elegir dos de las mediciones de condición aeróbica de las que hacemos en mi clínica, serían el nivel de MET y el minuto de recuperación cardiaca.

Veamos mejor el MET. Son las siglas de *METabolic equivalence of task** (equivalencia metabólica de actividad), una medida para determinar cuánta energía quemas mientras realizas una actividad. Actualmente, médicos de todo el mundo utilizan el MET para evaluar la función cardiaca, y muchas máquinas para hacer cardiovasculares también calculan la actividad en MET.

- 1 MET es la energía que gastas cuando estás tumbado en la cama.

---

* Conocido en castellano como unidad de medida del índice metabólico (N. de la T.).

- 2 MET es la energía que gastas cuando estás sentado en tu despacho, escribiendo o hablando por teléfono.
- 2,5-5 MET es la energía que gastas caminando a paso moderado (no rápido).
- 4-6 MET es la energía que gastas en el jardín o haciendo las tareas de la casa.
- 5-10 MET es la energía que gastas yendo a caminar a paso de ligero a vigoroso o pedaleando.
- 10-18 MET es la energía que gastas cuando sales a correr a la calle o en la cinta.

La mayor parte de las personas sanas deberían poder alcanzar de 10 a 12 MET «cómodamente». En mi clínica tengo personas octogenarias que todavía pueden alcanzar este nivel de actividad. Algunos de mis pacientes más atléticos alcanzan de 15 a 18 MET sin demasiado esfuerzo. Para calcular el MET por tu cuenta, tendrás que hacer ejercicio en alguna máquina de cardiovasculares que tenga esa función. Muchas cintas de correr y bicicletas elípticas tienen monitores que incluyen esta función. (Sigue las instrucciones para introducir los datos, como edad y peso, o agarra los manillares donde están los sensores cuando te lo indique). Ponte también un monitor para medir la frecuencia cardiaca. Empieza con un calentamiento de tres minutos; a continuación, ve forzándote gradualmente, aumentando el grado de dificultad, cada dos o tres minutos, hasta que empieces a sudar y a jadear. Cuando ya no puedas decir más de dos o tres frases cortas, detente. No te fuerces hasta el extremo de que alguien tenga que recogerte del suelo. Ya has terminado, pero antes de parar, anota el MET que te aparece en la máquina y revisa tu pulso con el monitor de frecuencia cardiaca. (Si lo estás haciendo con un médico o un profesional del ejercicio, esa persona se encargará de hacerlo, y será mucho más exacto que los resultados de la máquina. Para más detalles sobre el MET y las pruebas de condición física, visita my sitio web www.Dr-Masley.com/resources).

Cuanto más en forma estés, cada vez que aumentes tu capacidad máxima de MET en 1 punto, reducirás tu riesgo de sufrir un ataque al corazón o un ictus en un 12,5 %. Si aumentas tu grado de condición física en 2 MET, reducirás tu riesgo cardiovascular en nada menos que un 25 %.

De este modo, también habrás reducido tu riesgo de pérdida de memoria y demencia.

EL PASO 2 TIENE UN SEGUNDO PASO: ACELERA TU FRECUENCIA CARDIACA E INCORPORA ENTRENAMIENTO DE FUERZA

Además de la actividad aeróbica, incorpora uno o dos ejercicios de entrenamiento de fuerza a la semana. Puedes hacerlos el mismo día que el ejercicio aeróbico, o bien en los días de descanso.

Asimismo, quisiera hacer hincapié en la importancia de levantar cada vez más peso, cuando estés preparado (ver los consejos para el entrenamiento de fuerza en www.DrMasley.com/resources). Poner a prueba tus músculos parece que también pone a prueba tu cerebro, con resultados positivos. La doctora Teresa Liu-Ambrose[13] empezó su trabajo de doctorado en Vancouver, para ayudar a otros adultos mayores a evitar caídas y fracturas debilitadoras. Por razones varias, muchos de sus pacientes no se beneficiaban del ejercicio aeróbico, pero presentaban notables avances cuando hacían entrenamiento de fuerza. Una de las claves de su éxito era la progresión constante de levantar cada vez más peso: cuando alguien alcanzaba un nivel, Liu-Ambrose le añadía del 10 al 20 % más de peso a su rutina. Los pacientes no solo mejoraron y sufrieron menos caídas, sino que parecían más lúcidos mentalmente. Sus investigaciones más recientes se centran en cómo mejora la memoria y la atención en las personas mayores el entrenamiento de fuerza.

La experiencia Óptimo Cerebro de Tracie: el factor ejercicio

Tracie era una peluquera famosa, de cuarenta y cinco años, que trabajaba en un conocido salón de belleza. Lo estaba haciendo todo bien, o al menos eso creía. Comía bien, tomaba los suplementos correctos e, incluso, meditaba a diario. Era feliz en su vida privada, tenía hijos adolescentes sensatos y un marido con una excelente carrera profesional. Sin embargo, siempre se sentía cansada, no podía concentrarse y hasta le costaba relacionarse con sus clientas. En los dos últimos años, había engordado siete kilos y no podía ponerse la mitad de su ropa. Se lamentaba de que haber engordado ya era malo por sí solo, pero lo que más le inquietaba era su incapacidad para pensar con claridad. Cuando le pregunté sobre su nivel de actividad física, me miró como si estuviera loco. «¿Actividad? Estoy de pie seis horas al día todos los días. ¿No es eso suficiente actividad?», me dijo. Cuando le hice una prueba de condición física, se quedó atónita al ver que se encontraba en el percentil 20 de las personas de su edad, es decir, que el 80 % de las mujeres de su edad estaban en mejor forma. Su minuto de recuperación cardiaca se hallaba en tan solo 18 pulsaciones, lo que demostraba que su nivel de capacidad aeróbica era preocupante y reflejaba un mayor riesgo de padecer problemas de corazón graves. Los resultados de sus pruebas cognitivas reflejaban buena memoria, pero los de la velocidad de procesamiento y de función ejecutiva se encontraban en el cuartil inferior para su edad, datos que confirmaban un rendimiento cognitivo lento y explicaban su incapacidad para concentrarse en su trabajo. Cuando le sugerí que hiciera ejercicio regularmente, me respondió que estaba demasiado cansada y tenía poco tiempo para ir al gimnasio, así que le pedí que llevara encima un podómetro para contar los pasos diarios que daba. Su promedio era de tres mil a cuatro mil pasos al día, que para mí es la definición de inactividad. Le pedí que incorporara dos mil pasos cada semana, hasta llegar a los diez mil pasos diarios, que lo repartiera dando un paseo corto por la mañana, otro a la hora de comer y otro después de cenar con su esposo.

A las seis semanas de haber alcanzado los diez mil pasos diarios, había adelgazado tres kilos setecientos gramos, le entraba mejor la ropa, dormía bien y estaba menos cansada. Además, mejoró su lucidez mental y ya no le costaba relacionarse con sus clientas. A continuación, le pedí que añadiera algunos ejercicios aeróbicos de la fase 1, durante cuatro o cinco días a la semana, y entrenamiento de fuerza un par de días a la semana. Al cabo de otro mes, se encontraba de maravilla. Tenía la mente clara y podía concentrarse, la ropa le sentaba bien, tenía energía y se sentía renovada. Estaba tan agradecida que abrazó a mis empleados. Nunca dejaré de maravillarme del efecto que tiene la condición física en la función cognitiva.

Para resumir todas las investigaciones sobre hacer ejercicio y la función cognitiva: sabemos que cada forma de hacer ejercicio (aeróbica, a intervalos y el entrenamiento de fuerza) tiene beneficios no solo para el cerebro, sino para muchos otros aspectos de la salud. Una vez más, como ya hemos visto con los alimentos y nutrientes, y como se refleja en la filosofía de la Solución Óptimo Cerebro, el máximo beneficio de la actividad física lo obtendremos aplicando un enfoque combinado, lo cual nos conduce al siguiente nivel en la condición mental y física.

PASO 3: COMBÍNALO TODO PARA UN ÓPTIMO CEREBRO

El paso 3 está pensado para que obtengas el máximo beneficio del tiempo que dedicas a mejorar tu energía, motivación, aspecto y función sexual, y que te aporte las máximas ventajas para tu cerebro y tu corazón. Para obtener estos resultados:

- Incluye actividad aeróbica moderada dos o tres veces a la semana (fase 2, actividad como caminar rápido, pedalear, nadar, bailar, trabajar en el jardín vigorosamente o hacer ejercicio en la bicicleta elíptica).
- Incorpora el entrenamiento por intervalos dos o tres veces a la semana y el entrenamiento de fuerza una o dos veces a la semana.
- Haz algo para moverte, fortalecer el *core* y trabajar el equilibrio una o dos veces a la semana, como pilates, yoga o taichí (todos ellos explicados a continuación).

Estas actividades se pueden combinar en el mismo día, como el ejercicio aeróbico y el entrenamiento de fuerza, o puedes asistir a una clase de yoga y, de paso, también practicarás el equilibrio, los estiramientos y trabajarás el *core* y el entrenamiento de fuerza.

Como mínimo, harás ejercicio cuatro o cinco días a la semana. Suelo recomendar que te tomes un día de descanso, para que tu cuerpo tenga tiempo de recuperarse, pero si te gusta estar activo todos los días, puedes hacer alguna actividad de bajo impacto, como yoga o taichí, en tu día libre.

Pilates

El pilates es un tipo de actividad que desarrolló el alemán Joseph Pilates, a principios del siglo XX. Su padre era gimnasta y su madre naturópata. Sus ejercicios estaban destinados a fortalecer el *core* y a mejorar el equilibrio y la flexibilidad, y eran especialmente útiles para los bailarines y los gimnastas. Con el paso del tiempo, su trabajo se ha popularizado y ha llegado a muchas personas que desean mejorar su fuerza y su equilibrio (ahora puedes encontrar clases de pilates por todas partes). En mi clínica, lo recomiendo a los pacientes que tienen problemas de cervicales y de espalda. Una sesión de esta técnica te ofrece equilibrio, entrenamiento de fuerza y estiramientos, pero seguirás necesitando algún tipo de actividad aeróbica para que lo complemente y obtengas el máximo beneficio.

Yoga

Existen muchos tipos de yoga, pero, en general, es una forma excelente de hacer ejercicio, que incluye entrenamiento de fuerza, estiramientos, equilibrio y respiración, y con frecuencia el componente de la meditación. Los estudios han demostrado que ayuda a mejorar la presión arterial, el insomnio, la masa muscular y el equilibrio; reduce el riesgo de caídas, el dolor crónico y mejora el rendimiento cognitivo.

El yoga es una serie de prácticas físicas, mentales y espirituales que se originó en la antigua India, hace más de cinco mil años. El grado de dificultad de las clases varía de fácil a difícil, de principiantes a avanzados. Si eres nuevo en esta disciplina, habla con el instructor antes de empezar, para que te coloque en el nivel correcto.

Taichí

El taichí es un arte marcial no competitivo, que se caracteriza por sus movimientos lentos y uniformes, y por sus beneficios para la salud. Esta antigua tradición china ha ido evolucionando para poder aliviar el estrés y la ansiedad de la vida moderna y aportar equilibrio. Es una buena opción para las personas que desean combinar el movimiento con la meditación (se ha ganado el nombre de «meditación en movimiento»).

En los estudios, el taichí ha demostrado[14] que es capaz de reducir el estrés, la ansiedad y la depresión, además de mejorar la capacidad física, el equilibrio y la flexibilidad.

El pilates, el yoga y el taichí no son las únicas opciones para moverse y fortalecer el *core*, mejorar el equilibrio y hacer estiramientos, aunque son las que yo recomiendo. Otras opciones son las clases de *ballet* para adultos (u otras formas de baile), los ejercicios con barra, el taekwondo, el karate y algunas otras artes marciales; también las clases de estabilidad en las que se usa el balón suizo y muchas otras alternativas que puedes encontrar en lugares tan variados como escuelas especializadas, estudios de pilates, asociaciones, gimnasios o centros cívicos de tu zona.

Hacer ejercicio, especialmente movimiento meditativo, como el yoga o el taichí, puede aportarte algo más aparte de la buena forma física y cognitiva y la flexibilidad, puede aliviar tu estrés. Saber controlar bien el estrés aporta amplios beneficios, como veremos en el capítulo siguiente.

CAPÍTULO 7

Calma tu cerebro

Un poco de estrés es bueno, como el estrés a corto plazo que pone en marcha tu habilidad para resolver problemas o te motiva a conseguir más cosas en el trabajo o en el hogar, y te despierta un sentido de propósito. Cuando el estrés se transforma en triunfo —con una fecha tope inminente, un desafío físico o algún tema complicado que quieres resolver—, el resultado es un agradable sentimiento de éxito y felicidad. Tu cuerpo y tu mente se ponen a prueba, de una manera positiva, y cuando triunfas, tu sentimiento de autoestima y de confianza en ti mismo se dispara.

Pero los factores de estrés ordinarios y persistentes, a diferencia de los que consiguen motivarnos, tienen el potencial de sobrepasarnos mental y físicamente. Los problemas cotidianos, como las discordias familiares, las relaciones disfuncionales, los asuntos laborales y los problemas económicos, concretamente cuando se presentan de golpe varios a la vez (como es habitual), suelen ser más difíciles de resolver. Mientras intentamos solucionarlos, estos factores de estrés pueden privarnos de nuestro tiempo personal, agotar nuestra energía física y mental, y generar un tipo de estrés crónico que acabará influyendo en nuestra función cerebral.

Con el tiempo, el estrés incontrolado puede aumentar el riesgo de ataque al corazón e ictus en un 500 %, reducir la densidad ósea y la masa muscular, retrasar la curación y el crecimiento de la piel, alterar la función inmunitaria (que puede conducir a tener más infecciones e incluso a desarrollar cáncer), subir el azúcar en la sangre, aumentar la cantidad de grasa en el abdomen, bajar los niveles de DHEA (una importante hormona adrenal que nos ayuda a afrontar el estrés) y acortar los telómeros (que acelera la destrucción de nuestro ADN celular). De hecho, los estudios parecen indicar que los niveles altos de estrés no controlado aceleran el envejecimiento del ADN, como mínimo diez años.

A corto plazo, el estrés persistente suele traducirse en el descuido de uno mismo, que puede manifestarse como malos hábitos alimentarios (consumo de azúcar y grasa mala, los clásicos alimentos de consuelo) e inactividad y provocar falta de sueño y dependencia de estimulantes, como la cafeína, o de depresivos, como el alcohol. Si eres una persona normal que intenta hacer frente a los momentos más difíciles de la vida, tomarte un tiempo para hacer ejercicio, descansar y relajarte, o preparar una comida nutritiva, fácilmente puede quedar en el último puesto de tu lista de prioridades. (Y si eres una persona ordinaria que está intentando afrontar una situación extraordinaria, lo de cuidarte ni se te pasa por la cabeza).

La mejor forma de salir del laberinto del estrés es buscar el momento para controlarlo. Quizás no puedas controlar tu entorno o a las personas que te rodean, pero puedes controlar tu respuesta al estrés que te generan. Y esto es esencial para una función cerebral saludable.

LA ESPIRAL DEL ESTRÉS HORMONAL Y CÓMO DETENERLA

Los investigadores conocen bien el efecto negativo del estrés sobre nuestro organismo en general. Sin embargo, lo que es especialmente preocupante es que el estrés tiene un impacto fisiológico en la estructura cerebral. Los niveles altos y crónicos de estrés pueden deteriorar las células cerebrales, mermar la memoria y la capacidad de aprendizaje e, incluso, reducir el volumen del hipocampo. La principal culpable es la hormona del estrés cortisol, que liberan las glándulas adrenales. Una subida repentina del cortisol, tanto si se debe a una reacción por haber perdido un vuelo como a haberte peleado con tu pareja, puede provocar una elevación del azúcar en la sangre, que a su vez daña al cerebro y, en última instancia, engrosa tu cintura.

El cortisol es la conocida hormona de la respuesta de lucha o huida, y es responsable de que tengas suficiente ímpetu para luchar o escapar de tu «enemigo»; es la energía en forma de glucosa (azúcar en la sangre). Cuando estamos estresados, el cortisol utiliza el azúcar como instrumento de defensa provocando una subida de este, pero no se preocupa por lo que le sucede a esa glucosa una vez que has afrontado el estrés: cuando ya te han colocado en otro vuelo o se ha terminado la pelea, el exceso de glucosa acabará siendo reconvertido y almacenado como grasa difícil de perder. El estrés no controlado puede hacer que tus niveles de cortisol permanezcan altos, que estén «de servicio» para manejar la necesidad constante de respuestas de lucha o huida. Por consiguiente, los niveles de azúcar seguirán altos, y con el tiempo, pueden acelerar el desarrollo de enfermedades cardiovasculares, demencia y pérdida de memoria.

Las glándulas adrenales puede que no sean capaces de soportar la demanda constante y excesiva de cortisol; si sucede esto, los niveles de cortisol acabarán descendiendo y quedarán colapsados. Así, sin mecanismo de lucha o huida, somos incapaces de manejar el estrés extra, lo cual nos provocará agotamiento y depresión. El estrés crónico provoca desequilibrios similares en la DHEA (dehidroepiandrosterona), una hormona que favorece que nuestro cuerpo se recupere del estrés. La DHEA, producida igualmente por las glándulas adrenales, nos proporciona impulso, energía y libido. Si bajan sus niveles, lo cual es fácil que suceda cuando el cortisol está demasiado alto, nuestra capacidad para manejar el estrés se deteriora todavía más. Este desequilibrio hormonal se autoalimenta generando una espiral invertida física y mental, que cada vez es más difícil de detener, pero no es imposible.

Reducir el estrés no es fácil. No puedes cambiar a tus hijos, padres o familiares por otros. Cambiar de trabajo tampoco es fácil y optar por una vida más simple no es realista para la mayoría de nosotros. En lugar de intentar eliminar los factores de estrés, una estrategia mucho más sencilla y práctica es adaptarnos a él, dando proactivamente los pasos para aprender a manejarlo. El estrés no depende solo de la situación en la que nos encontremos, sino de cómo respondemos a él. Si no podemos cambiar nuestro entorno, podemos cambiar nuestra forma de reaccionar al estrés. Y eso empieza por calmar nuestra mente.

Ahora nuestra meta será lograr un estado en el que podamos invertir el sentido de la espiral del estrés y hallar el equilibrio. Esto se consigue realizando algunos cambios básicos en el estilo de vida. Una hormona que ayuda a reducir el estrés es la oxitocina. Podríamos considerarla la hormona del «abrazo», pues acentúa el cálido sentimiento que experimentan las madres cuando acunan a sus bebés y que sienten los amantes cuando se acarician mutuamente. Otro grupo de sustancias químicas que influyen en el estrés son las endorfinas, las que segregamos cuando hacemos ejercicio y que calman el dolor y favorecen la relajación. Estos dos neuroquímicos te ayudarán a calmarte; de ti depende fabricarlos y controlarlos.

A medida que vayas dando los pasos para controlar tu estrés y mejorar tu equilibrio hormonal, empezarás a dormir mejor, serás más consciente de lo que comes, tu mente estará más despierta y te sentirás mejor durante todo el proceso. Al cabo de un tiempo, tus niveles de cortisol, DHEA y adrenalina se estabilizarán y estarás más tranquilo. Cuanto mejor controles tu estrés, más fácil te resultará dormir, seguir una dieta saludable y hacer ejercicio con regularidad.

Un cerebro en calma es un cerebro mejor.

PASO 1: CONCÉNTRATE EN LO QUE PUEDES CONTROLAR, TUS ELECCIONES DE ESTILO DE VIDA

Incorpora ejercicio diario para aliviar la tensión

El primer paso para manejar el estrés es cumplir con unos mínimos de ejercicio al día, y para ello puedes utilizar las directrices Óptimo Cerebro sobre este tema. Al menos, cumple con el plan del paso 1, para moverte todos los días; cuanto antes pases al paso 2, incorporando algo de actividad aeróbica y entrenamiento de fuerza, antes empezarás a sentirte más tranquilo y relajado. (Si sigues tus progresos Óptimo Cerebro y trabajas cada uno de los cuatro pilares, procura seguir dos pasos a un mismo tiempo: paso 1 de hacer ejercicio y paso 1 de controlar el estrés).

Además de mejorar tu función ejecutiva, quemar grasa y proteger tu corazón, hacer ejercicio todos los días probablemente sea la mejor terapia contra el estrés. Durante una buena sesión de ejercicio, la tensión suele salir de nuestro cuerpo como si fuera sudor; no hay ningún medicamento más eficaz para combatirla. La actividad física vigorosa nos proporciona una inyección de endorfinas. Muchas personas no duermen bien, a menos que no solo estén cansadas mental, sino también físicamente. Hacer ejercicio cada día es imprescindible para un control óptimo del estrés.

Procura dormir bien por la noche

Todos necesitamos levantarnos frescos cada mañana, pero muchas veces dormir bien toda la noche es imposible. Muchas personas padecen una mezcla de insuficiencia y mala calidad de sueño, especialmente los adultos mayores de setenta años. El 25 % de las personas mayores tienen insomnio y su función cognitiva ha disminuido como causa de ello. Hay un mito popular que dice que a medida que te haces mayor, necesitas dormir menos. En cuanto a horas reales, los bebés, los niños y los adolescentes necesitan más horas de sueño que los adultos, pero adoptar el patrón de dormir menos de siete horas seguidas puede ser perjudicial física y mentalmente a cualquier edad.

Tanto si sucede de vez en cuando como si solo es esporádicamente, debido a que has trasnochado, a nadie le gusta la sensación que se tiene a la mañana siguiente de pereza física y agotamiento nervioso, a raíz de la falta de sueño. Intentar poner en marcha nuestro organismo con cafeína (o un tentempié dulce) puede «ayudar» aportándonos una dosis temporal de energía, pero cuando los efectos del café y de la barrita de caramelo se desvanecen, y el cerebro y el resto del cuerpo se colapsan, te encuentras aún peor. Por supuesto, esto es especialmente perjudicial si es tu forma de vida habitual. Está más que demostrado que los malos hábitos de sueño reducen nuestra capacidad para quemar calorías (índice metabólico basal bajo), y esto puede provocar aumento de peso y los múltiples problemas que se derivan de ello. (Si intentas adelgazar o mantener el peso después de haber adelgazado, será muy difícil que lo consigas si tu cuerpo no duerme lo que necesita).

En cuanto a la salud del cerebro, la falta de sueño, a cualquier edad, provoca bajo rendimiento cognitivo. Las investigaciones realizadas con estudiantes universitarios demuestran que los que duermen de siete a ocho horas cada noche tienen más memoria que los que duermen menos de siete horas, aunque pasen el tiempo extra que están despiertos estudiando. Entre las personas mayores, los resultados son idénticos: a más horas de sueño, más memoria. Dormir ayuda al cerebro a almacenar y proteger la memoria. Cuando estamos despiertos y bien descansados, los recuerdos son más funcionales, tanto si estamos intentando recordar la solución de un problema como el nombre de una persona o una tarea importante que teníamos pendiente. Si no hemos dormido bien, no significa que haya desaparecido nuestro centro de la memoria, pero es muy difícil para un cerebro cansado acceder a esos recuerdos y usarlos.

Los datos de los pacientes de mi clínica muestran que la cantidad correcta de horas de sueño es esencial para la cognición en general, y especialmente para la resolución de problemas y para la función ejecutiva. Quienes duermen de siete a ocho horas habitualmente son los que presentan un mayor rendimiento mental. Pero si duermen menos de siete, su rendimiento baja. Sin embargo, hemos observado que en los que duermen sistemáticamente más de ocho horas, también se produce un descenso del rendimiento. Al principio, me extrañó esa disminución en el rendimiento. Pero cuando revisé las publicaciones sobre este tema, me di cuenta de que otros estudios confirmaban este hecho: las personas que duermen más de ocho horas tienen una función ejecutiva más baja que las que duermen solo siete u ocho horas al día.

Los estudios han revelado que aquellos que duermen de cinco a seis horas durante toda la semana laboral, y nueve o diez los días festivos para compensar, nunca llegan a recuperarlas. Sí, es mejor que dormir solo cinco o seis horas cada noche, pero se necesita, al menos, una semana de dormir las horas correctas para que el cerebro pueda recuperar su función normal. La mayoría de la gente sería más productiva si durmiera siete horas diarias, como mínimo, y dejara de privarse de horas de sueño durante la semana.

¿Qué pasa con el sueño de quienes padecen deterioro cognitivo?

Cuando mi madre cuidaba de mi padrastro debido al ictus que padeció, inducido por un tratamiento quirúrgico, y la demencia que le sobrevino a raíz de todo ello, su mayor problema como cuidadora era que él merodeaba por la casa las veinticuatro horas del día. Cuando su cerebro se deterioró, perdió su ciclo normal de sueño y vigilia, y mi madre acabó agotada cuidando de él.

Los estudios confirman que las personas que sufren deterioro cognitivo de moderado a avanzado tienen el sueño alterado, especialmente su ciclo circadiano, el que se encarga de regular los ciclos de sueño y de vigilia. En los adultos con alzhéimer, un ejemplo clásico es el «atardecer», que es cuando están más agitados y confundidos, la hora en que se pone el sol y se produce un cambio del día a la noche.

Todavía existen discrepancias respecto a si las alteraciones del sueño aceleran el declive cognitivo. Los estudios indican que quienes padecen insomnio[1] tienen el doble de posibilidades de desarrollar demencia, en el plazo de tres años, que aquellos con patrones de sueño normales. Pero lo que no está claro es si la falta de sueño es la causa directa del declive cognitivo o si este último es la causa de los trastornos del sueño y el insomnio es un signo más de deterioro cognitivo precoz.

Probablemente, sea un poco de ambas cosas. Sea como fuere, hemos de dar los pasos necesarios para ayudar a prevenir y a revertir el insomnio en las personas mayores y hacer todo lo posible para que quienes sufren deterioro cognitivo duerman mejor. Esto no solo ha de hacerlo la persona que padece el deterioro cognitivo, sino también el cuidador que se ocupa de ella.

El sistema Óptimo Cerebro para optimizar la calidad del sueño

Si ya duermes de siete a ocho horas cada noche, protege y mejora tu calidad del sueño con estos consejos:

- **Sé sistemático**: vete a la cama y levántate a la misma hora todos los días. Si has de saltarte tu horario, procura que no sea una diferencia superior a una hora (dos horas máximo), incluso los fines de semana. De lo contrario, te estarás agotando. Por ejemplo, si sueles irte a la cama a las once y te levantas a las siete, pero te acuestas más tarde el sábado por la noche y luego duermes hasta las diez el domingo, el lunes notarás el equivalente a un desajuste horario y necesitarás unos días para recuperarte. Básicamente, habrás alterado tu zona horaria.

- **El dormitorio es para la cama:** duerme, descansa y haz el amor en la cama, y los ordenadores, televisiones, teléfonos inteligentes y otros tipos de pantallas deben quedar fuera. (Hacerle un *ping** a tu móvil es una actividad especialmente absorbente para realizarla en tu tiempo de descanso nocturno. Ponlo a «dormir», preferentemente en otra habitación). Puedes tener libros o revistas, si quieres leer unos quince o veinte minutos, pero nada que tenga que ver con tu trabajo. Y si estás muy abstraído en tu historia, mira el reloj: veinte minutos fácilmente se convierten en cuarenta y cinco. Si lees un artículo o noticia que te altere o te irrite, piensa en si eso va a tener consecuencias en tu sueño. Algunas personas son capaces de desconectar internamente, pero otras no.

- **Desconecta la luz piloto de la pantalla:** si te gusta leer en la cama en un soporte informático como un iPad, debes tener en cuenta que la exposición a la luz blanca o azul, incluso de la pantalla más pequeña, hará que te cueste más dormir. Cambia el color de la pantalla a un tono más tenue que favorezca el sueño o ponte gafas naranja para filtrar la luz artificial y brillante. Procura evitar la luz blanca o azul de las pantallas durante, al menos, una hora (mejor dos) antes de acostarte. Esto incluye trabajar con tu ordenador (si no tienes más remedio, cambia el fondo de pantalla de blanco/azul a rojo, que es más relajante).

- **Quédate a oscuras en silencio:** la luz brillante de las pantallas, de las lámparas, de la calle o del reloj de tu mesilla de

---

* Es una aplicación que sirve para testar la velocidad de conexión o direcciones de IP de los móviles y ordenadores (N. de la T.).

noche son un impedimento para dormir. Los seres humanos evolucionamos para dormir cuando se hacía de noche y levantarnos cuando salía el sol (la producción de la hormona melatonina favorece este proceso). Las luces naranja y roja le indican al cuerpo que ha de fabricar melatonina y que está listo para ir a dormir (como el color rojo-anaranjado del atardecer inducía a recogerse a nuestros antepasados cavernícolas de hace cien mil años). Pero la luz brillante (la que le dice al cerebro que se despierte) bloquea la producción de melatonina. Por consiguiente, es fundamental eliminar la luz brillante. Haz inventario en tu dormitorio y elimina todas las fuentes posibles de luz. Prueba a dormir con antifaz o con cortinas enrollables, si es necesario. Algunas personas, incluso, cambian las bombillas de sus lamparitas de las mesillas de noche por unas de color rojo, para que los induzca al sueño. Y no te olvides de los auriculares, si tienes problemas de ruido: un entorno silencioso es tan importante como la oscuridad.

- **Permanece fresco (pero evita los pies fríos)**: no duermas en una habitación caliente. Por la noche, la temperatura corporal baja espontáncamente, y eso nos ayuda a dormir. Para ayudar al cuerpo a que haga lo que tiene que hacer, mantén fresca la temperatura ambiental, pero las manos y los pies calientes. Salvo que haga mucho frío, no necesitarás un montón de mantas ni pijamas de franela (pero ponte calcetines si lo necesitas). Revisa el termostato; 20 o 22 °C es la temperatura ideal para muchas personas, pero ajústalo a tu gusto y usa un ventilador silencioso si es necesario. (A algunos les gusta la ventaja añadida del «ruido blanco» que emiten los ventiladores).

- **Comodidad en la cama**: hay muchos accesorios para «convertir tu dormitorio en un santuario», pero tampoco es necesario tirar la casa por la ventana y comprar ropa de cama de hotel de cinco estrellas para dormir bien. Un buen colchón es importante, pero no te olvides de la importancia de tener una buena almohada. Esto es algo que puedes permitirte renovar cada año, si es necesario. Una almohada ergonómica puede mejorar tus problemas de cervicales. Si prefieres almohadas bajas, las de relleno de densidad 650 o 775 son las más populares.

Si no puedes dormir (tienes insomnio) o duermes mal

- **Sé egoísta:** si tienes una pareja que se mueve y da vueltas en la cama, ronca, lee con luz brillante o te mantiene despierto, habla con ella sobre el tema y busca una solución. Hay mucho en juego. (Él o ella puede que también tenga problemas de falta de sueño; quizás sea el momento de revisar vuestras rutinas conjuntas en la hora de dormir). Y si una mascota o un niño invaden vuestro espacio, envíalos amablemente a su cama. Te lo agradecerán cuando noten que ya no estás cansado, física y mentalmente, por falta de sueño y que estás más contento.
- **Reduce la cafeína:** si bebes café (u otras fuentes de cafeína), limítate a tomar uno o dos por la mañana. Por la tarde (o al final del día), tomar cafeína puede contribuir a la falta de sueño.
- **Reduce el alcohol:** muchas personas creen erróneamente que el alcohol las ayudará a dormir, porque lo asocian con sus efectos relajantes. Pero el alcohol puede provocar insomnio, cuando menos lo deseas. Si bebes vino durante la cena o tomas algún otro tipo de bebida alcohólica, ten en cuenta que en cuanto bajen los niveles de alcohol en el cuerpo, normalmente a eso de las dos de la madrugada, puede provocar que te despiertes. Una vez que te has despertado, tal vez te cueste mucho volver a dormirte. No tomes más de dos vasos de alcohol por la noche y evita tomarlo dos horas antes de acostarte.

- **Procura no beber mucho antes de acostarte.** Si te despiertas por la noche para ir al lavabo, te costará volver a dormirte, así que empieza a reducir lo que bebes un par de horas antes de acostarte (especialmente cafeína y alcohol, puesto que son diuréticos, es decir, hacen que te entren ganas de orinar). Si no has tomado líquidos y aun así te levantas para ir al lavabo, concretamente si vas más de una vez o dos, consulta a tu médico, sobre todo si tienes problemas de vejiga o de próstata.

- **Prueba alimentos y bebidas que favorezcan el sueño.** Los alimentos ricos en triptófano (como el pavo, la mantequilla de cacahuete, los plátanos y la leche descremada) te ayudarán a dormir, si los consumes sesenta minutos antes de irte a la cama. (Sin embargo, si padeces acidez de estómago, esta puede empeorar con los alimentos ricos en triptófano, y quizás sea peor el remedio que la enfermedad; si este es tu caso, procura cenar, al menos, dos horas antes de acostarte). Además, hay algunas infusiones que ayudan a conciliar el sueño, como la valeriana.

- **Programa tus sesiones de hacer ejercicio.** Haz treinta o sesenta minutos diarios de ejercicio, pero no al menos dos horas antes de acostarte. Los efectos energizantes del ejercicio harán que te cueste más dormir.

- **Haz siestas inteligentes.** Si eres de los que hacen siestas durante el día, no duermas más de media hora, ni después de las cuatro de la tarde.

- **Desconéctate de los factores de estrés.** Las dos horas antes de acostarte son realmente importantes. Son una preparación, física y mental, para un sueño reparador. (Esta es la razón por la que en tantas de estas recomendaciones se especifica «dos horas antes de acostarse»). No hagas trabajos o actividades estresantes en este periodo de dos horas. Incluso una llamada de teléfono molesta o una riña pueden interferir en tu camino. Si tienes insomnio o mala calidad del sueño, es esencial que te tranquilices antes de acostarte.

- **Ve reduciendo el tono de la luz.** Además de seguir todas las recomendaciones para mejorar la calidad del sueño (bajar la luz y reducir el ruido), haz algo más: atenúa las luces de tu entorno, a la mitad, una media hora antes de acostarte. Esto le indicará a tu cerebro que te estás preparando para ir a dormir.
- **Y cuando sea hora de levantarte:** si tienes tantos problemas para despertarte como para dormirte, puede que necesites luz brillante para ayudarte a que tu ciclo de sueño-vigilia se sincronice. La luz solar es ideal, pero ahora también puedes comprar un despertador con simulador de amanecer que cuenta con una luz de espectro total. Programa la luz con intensidad ascendente de cinco a treinta minutos, desde que te despiertas hasta que realmente te levantas. Estarás más despierto.

Si no puedes dejar de dar vueltas, no te dediques a mirar el reloj y a preocuparte porque no puedes dormir. Enciende la luz, levántate, haz algo relajante durante diez o veinte minutos y vuelve a intentarlo. Tómate una infusión de hierbas o un tentempié de triptófano, medita o reza, escribe un diario o lee un libro que te relaje. (Evita contenidos que te pongan nervioso y que te abstraigan demasiado, ¡no enciendas la tele ni mires el móvil!).

Si el problema persiste, díselo a tu médico. Los suplementos para dormir y los medicamentos pueden ser útiles, pero lo mejor es reservarlos para momentos especiales, en lugar de usarlos regularmente (cada noche). Pregúntale a tu médico por los suplementos de hierbas cuya eficacia para mejorar la calidad del sueño esté demostrada, como la valeriana y el neurotransmisor GABA. A largo plazo, los medicamentos para dormir pueden provocar dependencia y alterar el ciclo natural del sueño. Lo ideal es que sean tus ritmos corporales los que dicten un ciclo de sueño saludable, no los medicamentos con receta y los suplementos.

En el caso de las mujeres menopáusicas, síntomas como la sudoración nocturna pueden alterar su sueño. Pregúntale a tu médico cómo tratar los trastornos del sueño relacionados con la menopausia. Muchas veces pueden ser tratados con éxito con hormonas naturales y bioidénticas. (El extracto de ruibarbo siberiano puede ayudar a aliviar la sudoración nocturna y otros síntomas que alteran el sueño).

No te excedas con los estimulantes y el alcohol, especialmente si estás estresado

Cafeína

En el capítulo tres, he hablado extensamente de los beneficios de la cafeína, pero es un estimulante, y cada persona responde a ella de un modo distinto. Para las que son sensibles a sus efectos, puede salirles el tiro por la culata si lo que pretenden es controlar su estrés, concretamente si la ingieren en su forma más habitual: el café. Una o dos tazas de café ayudarán a algunos a concentrarse y prestar atención, mientras que a otros les bastará con una taza para ponerse nerviosos. Los datos recopilados en mi clínica indican que más de tres tazas al día tienen el efecto de disminuir la función cognitiva. Cuando tienes esa cantidad de cafeína, puede que estés bien despierto, pero no verdaderamente funcional.

Para manejar bien el estrés y calmar tu mente, has de limitar el consumo de estimulantes, incluido el café y otras bebidas y alimentos que contienen cafeína. Observa cómo reacciona tu cuerpo a la cafeína, especialmente cuando estás cansado o extenuado. Una taza de café aromático y humeante puede ayudarte a activarte por la mañana, pero si dependes de ella durante el día, o si eres sensible a sus efectos, terminarás sintiéndote tenso y cansado al mismo tiempo. Tu cerebro no se beneficiará, tampoco tu corazón: un exceso de cafeína no solo acelera tu corazón, sino que puede endurecer tus arterias y provocar hipertensión. Con todos estos datos, más la forma en que cada uno metaboliza la cafeína, es mejor limitarse a tomar dos tazas al día, en todo caso no más de tres. Si te notas tenso después de haber consumido cafeína, vuelve a leer el recuadro sobre su metabolización, «La agitación que provoca la cafeína. ¿Es buena para ti?», en la página 118.

Si quieres disfrutar de una bebida caliente (o helada) para combatir el estrés que sustituya esos cafés que tomas de más, prueba a tomar unas tazas de té con o sin cafeína. Los niveles de cafeína de muchos tés son infinitamente más bajos que los del café, y el té también tiene efectos calmantes y beneficios para el cerebro y el corazón. Otra opción es una taza de cacao caliente, rico en magnesio, que tiene el beneficio añadido de que aporta fibra y compuestos antienvejecimiento. (El cacao también cuenta si lo tomas en forma de chocolate negro, que —al igual que la cafeína— se encuentra en la lista de los doce alimentos inteligentes Óptimo Cerebro. Aunque el chocolate negro tiene algo de cafeína, solo encontrarás 5 mg, aproximadamente lo mismo que en una taza de té o café descafeinado). Las infusiones de hierbas son otra buena opción, especialmente por la tarde, cuando necesitas relajarte.

Tabaco

El tabaco es otro estimulante, y a pesar de la clásica imagen de alguien que se relaja fumando un cigarrillo, no tiene un efecto sedante sobre el cerebro. Los datos de las pruebas cognitivas que hacemos en mi clínica revelan que el tabaco aumenta el periodo de atención, pero al mismo tiempo merma la función ejecutiva y reduce el rendimiento general del cerebro. Así que aunque puedas notar que estás más atento, en realidad la función cerebral disminuye. No confundas esa disminución de la función cognitiva con la relajación. El tabaco también aumenta el riesgo de padecer demencia y alzhéimer, así como cáncer, ataque al corazón e ictus, disfunción eréctil, enfisema, pérdida de masa ósea y fracturas, enfermedad de las encías, úlceras estomacales, acidez de estómago, arrugas prematuras y otros signos externos de envejecimiento.

Si fumas, ¡déjalo! Será una de las mejores cosas que hagas por tu salud.

Alcohol

Beber demasiado alcohol puede ser peor que los estimulantes, particularmente si lo que pretendes es gestionar el estrés añadido, puesto que el alcohol es un depresivo, y si se toma en exceso puede producir más depresión. La cafeína y el tabaco, al igual que el alcohol, muchas veces se utilizan erróneamente como relajantes: las humeantes tazas de café, la recompensa de un cigarrillo, algunas bebidas que se toman al final de un largo día para relajarse. Pero el alcohol, a diferencia de la cafeína y el tabaco, no es un estimulante que te ayudará a concentrarte o te aportará energía durante un rato, aunque como he dicho antes, una copa nocturna puede provocar que te despiertes sin querer en mitad de la noche.

Uno o dos vasos de vino pueden mejorar tu función cerebral, ayudarte a controlar el azúcar en la sangre y reducir el riesgo cardiovascular, pero una dependencia del alcohol —tanto si es de vino como de licor fuerte o cerveza— y tomar más de tres vasos al día, todos los días, no es saludable, ni física ni mentalmente.

No tomes alcohol para relajarte, sobre todo si estás pasando por un momento difícil. Es como echar leña al fuego. Beber demasiado puede paliar los sentimientos de ansiedad, tensión o dolor, pero no te ayudará a resolver los problemas que provocan tu ansiedad. De hecho, el alcohol tiene el efecto opuesto, por su facultad de empeorar o acabar con las relaciones personales y profesionales, que podrían ser la causa de tu estrés, aunque también podría ser a la inversa, y hacer que te enfades, justamente, con las personas que están dispuestas a ayudarte en tu vida. La realidad es que te incapacita para comunicarte con eficacia y sinceridad, y que no te permite controlar tu reacción a los factores de estrés de una manera saludable.

Un cerebro anestesiado no es un cerebro sano.

En resumen, el paso 1 para controlar el estrés, impulsar el rendimiento cognitivo y reforzar la salud en general se basa en que refuerces tu cerebro adoptando hábitos de estilo de vida inteligentes:

1. Haz ejercicio todos los días y «suda» la tensión.
2. Duerme las horas necesarias, siete u ocho diarias.
3. No te excedas en el consumo de estimulantes o café. No fumes, y cuando estés estresado, no tomes más de una o dos dosis de cafeína o de alcohol al día.

Una vez que hayas incorporado estos hábitos saludables, estarás preparado para el paso 2.

El estrés súbito: detén la espiral

Un acontecimiento inesperado puede desatar el caos en tu vida, en un instante, y meterte de lleno en una espiral de estrés. Tanto si el nuevo factor de estrés está relacionado con el trabajo como si lo ha desencadenado una crisis personal, en momentos como esos, lo primero que se suele hacer es dejar de lado tu vida normal y reaccionar al asunto urgente que tienes entre manos. Si has de priorizar y posponer compromisos sociales, o cambiar una cita, es comprensible, pero resulta fácil caer en una espiral de estrés invertida, que es difícil detener y de la que cuesta salir, *si no eres capaz de adaptarte al estrés*. Si te limitas a reaccionar a la crisis, empiezas a dormir menos, a comer peor y a dejar de hacer ejercicio. Esto hace que te encuentres cada vez peor, y por consiguiente, más estresado. Cuanto más perdura el ciclo, más te afecta a tu salud, incluida tu función cognitiva. Si te enfrentas a un estrés repentino, puedes dar los pasos para detener la espiral y manejar mejor tus circunstancias.

- No recurras al alcohol. Puedes tomarte un vaso de vino a la hora de cenar, pero no dependas del alcohol para gestionar tu estrés agudo y no tomes más de dos vasos diarios.
- Haz ejercicio y suda. Hacer ejercicio es fantástico para controlar el estrés. Muchas personas usan la excusa del «*ahora*, no tengo tiempo», pero justamente cuando estás más estresado hacer ejercicio es más eficaz y terapéutico.
- Come bien y procura no saltarte comidas. Tu cerebro y el resto de tu cuerpo necesitan combustible, especialmente en esos momentos. Si no tienes tiempo de cocinar, también puedes comer de manera saludable, sobre todo si sigues la Solución Óptimo Cerebro.
- Saca el tiempo necesario para dormir siete u ocho horas. Igual que nos sucede con el ejercicio, en los momentos en los que estamos sobrecargados solemos pasar por alto la necesidad de dormir. Pero te recomiendo que no intentes abarcar demasiado cuando estés sometido a mucha presión. (Y si está relacionado con el trabajo, no trabajes por la noche; quizás cuando estabas en la universidad eras capaz de hacerlo, pero es muy difícil que puedas dar lo mejor de ti). Si estás demasiado estresado para dormir, al menos procura descansar. Si el problema persiste varios días, plantéate tomar un suplemento o ir al médico.
- Si sabes meditar, resérvate veinte minutos para esta práctica, una o dos veces al día. No dejes de lado esta beneficiosa práctica cuando más lo necesitas. Puede que no sea muy realista pretender que está técnica te sirva de ayuda si no eres un meditador habitual, pero, al menos, prueba los eficaces ejercicios respiratorios de la «Respuesta de relajación», en las páginas 273 y siguientes.

- Proponte realizar alguna actividad relajante cada día, solo para ti, sobre todo si no eres meditador. Haz algo que te relaje, como alguna manualidad, un rompecabezas, leer, tocar un instrumento, darte un baño caliente y relajante o recibir un masaje.
- No abandones tus relaciones personales. En los momentos de estrés es cuando más necesitas a los amigos y a la familia. Sal con personas que te hagan reír y te ayuden a sentirte bien, y haz algo dos o tres veces a la semana que te divierta y te dé alegría. No eres egoísta. Estás siendo inteligente respecto a adaptarte al estrés; con ello, detendrás esa espiral invertida.

PASO 2: DESCONECTA, RECARGA Y REINICIA

Prográmate un poco de paz y tranquilidad todos los días

«Programar» tiempo para relajarte puede parecer contradictorio; los programas son rígidos y exigentes, justo lo opuesto a la relajación. Sin embargo, esto es exactamente lo que hacen mis pacientes con más éxito (los más sanos). Encuentran un momento a lo largo del día para hallar lo que yo llamo paz y tranquilidad, alguna forma de tiempo de descanso que será beneficioso para su cerebro. Sí, cuando duermes por la noche, tu cuerpo y tu mente descansan, pero si estás intentando hacer frente a tu nivel de estrés diario de una manera más eficaz, a fin de proteger tu cerebro, la mejor forma de hacerlo es reservando unas horas específicas para ello: programarlo, como programarías cualquier cita. Puedes comer bien, hacer ejercicio y mejorar la calidad de tu sueño, pero si no dedicas un tiempo a relajarte regularmente, el estrés cotidiano se infiltrará en tu vida con más facilidad.

A continuación menciono algunos de mis métodos favoritos para incorporar la paz y la tranquilidad en tu vida, que quizás te sirvan de inspiración para que encuentres tu propia forma. Algunos de ellos puedes practicarlos a diario —basta con diez o veinte minutos de actividad de relajación mental y emocional— y otros son más puntuales.

- Estar en contacto con la naturaleza. Si hace buen tiempo, tómate tu café o té de la mañana en el exterior, o simplemente sal, aunque no tomes nada, y siéntate fuera un momento.
- Sal a pasear. No se trata de ejercicio aeróbico, solo de un paseo relajante. (Esto puede ser mejor hacerlo en solitario. Si decides sacar a tu enérgico perro o te vas con un amigo charlatán, recuerda que tu meta es eliminar estrés, ¡no aumentarlo!).
- Disfruta de los sonidos y fragancias relajantes. Escucha música agradable sin interrupciones, o cualquier sonido suave que te guste, como el burbujeo de una fuente. Si te agradan los jabones y lociones aromáticos, úsalos cada día. Para algunas personas, cocinar e impregnar la cocina de aromas agradables es la cúspide de la relajación.
- Dedica un tiempo a la oración profunda. El tiempo de oración puede aportar paz y tranquilidad. Si ya tienes esa tendencia, aprovéchala. (Si prefieres la meditación, lee los consejos de las páginas 271 y siguientes).
- Programa un masaje relajante, una vez al mes (o mejor aún, una vez a la semana). Un buen masaje libera el neurotransmisor oxitocina, que despierta naturalmente una sensación de calma y bienestar.
- Prueba el yoga. Si las clases de yoga «caliente» o *Power* yoga* son demasiado agotadoras para ti (y si estás tan estresado que todo lo haces mal), busca algo menos atlético, que haga hincapié en los estiramientos (puede que incluso

---

* *Bikram* yoga o yoga con calor es un tipo de yoga que se caracteriza por la práctica de posturas a una temperatura de 40 o 42 °C. *Power* yoga es una disciplina donde predominan las posturas dinámicas y energéticas (N. de la T.).

encuentres clases de yoga a la luz de las velas). Las clases de estiramientos suaves, así como de técnicas en movimiento, como el taichí, también pueden ser muy relajantes.

- Disfruta del amor y del sexo con tu pareja, al menos dos o tres veces a la semana; el contacto con otro ser humano ayuda a segregar oxitocina y baja los niveles de cortisol. Si no tienes pareja, compartir abrazos con tus amistades también tiene beneficios para la salud.

- Si no has parado en todo el día, puedes crear tu espacio de paz y tranquilidad al final de la tarde. Prueba a darte un baño a la luz de las velas (y con la puerta cerrada, los niños acostados y el teléfono apagado). Si no te seduce esa idea, revisa tu rutina de antes de acostarte y practica de diez a veinte minutos de relajación, antes de dormirte. Escribe en tu diario, medita, reza o simplemente exhala estrés e inhala paz y tranquilidad.

Vete de vacaciones (aunque no salgas de casa)

Alejarte de tu rutina habitual con unas vacaciones, aunque sean cortas, puede restaurar tu energía y ayudarte a ver las situaciones estresantes desde fuera. Pero no esperes a subir al avión para darle un descanso a tu mente.

Móviles. Correo electrónico. Mensajes de texto. Todas las personas que conoces, probablemente, estén disponibles veinticuatro horas al día, todos los días. Y si vives en el mundo moderno, tú también lo estás. No eres más que una pulsación de «marcar» o «enviar» para quien quiere conectarse contigo, y que potencialmente puede estresarte. Se suponía que la tecnología era para facilitarnos la vida, pero, por desgracia, muchas veces sirve para lo contrario. Por consiguiente, en ocasiones tienes que esforzarte un poco más, para desconectarte, recargar tus propias baterías y desestresarte.

A menudo les decimos a los jóvenes que dejen un poco sus móviles o que dejen de mirar la pantalla, que es el foco de su atención, pero ¿cuántas veces estamos dispuestos a seguir nuestro propio consejo? Es muy fácil que no nos percatemos de la gran cantidad de tecnología que hay en nuestra vida, de modo que el truco está en ser conscientes de nosotros mismos. Puede que no te apetezca guardar un registro de todas las veces que estás enganchado a tu ordenador o a tu móvil (como si hicieras un diario de lo que comes), pero si lo haces, te sorprenderías al comprobar con qué frecuencia se desvía tu atención a causa de estos aparatos, y eso no es bueno para nuestro cerebro. Las investigaciones han demostrado que Internet está «reconfigurando» nuestro cerebro y que afecta a nuestra habilidad de concentración e incluso a nuestra capacidad de retención.

Nuestro cerebro se puede beneficiar de la tecnología, pero no dejemos que se convierta en otro factor de estrés. Desconecta, no solo en vacaciones. Los fines de semana son un gran momento para desconectar y pasar tiempo con nuestros seres queridos y en contacto con la naturaleza.

Este es tu cerebro en la CNN

El número de historias que se narran en las noticias, en la actualidad, tanto si son de buena como de mala calidad, es abrumador. No es fácil evitar el diluvio constante (las veinticuatro horas del día), con independencia de que este proceda de tus redes sociales, de la radio, de un anticuado periódico o de un programa informativo nocturno. Aunque estar al día es importante para mantenerte conectado, cuando estás intentando controlar el estrés y encontrar paz, los medios son uno de los principales estimulantes, especialmente a la hora de acostarnos. Ver las noticias de última hora de la noche o escuchar los detalles de una terrible crisis antes de acostarte seguramente hará que te pongas nervioso (o que te deprimas), en lugar de calmarte. Aunque no le grites a la televisión, no es nada fuera de lo común que mantengas con ella una estresante y perturbadora conversación antes de acostarte.

Si eres un yonqui de las noticias y te gusta estar al corriente de todo, asegúrate de que estás lo suficientemente curtido como para ser capaz de recibir todo lo que digan y de que tu consumo de medios no va a incrementar tu nivel de estrés o tu falta de sueño. Si eres sensible a lo que ves u oyes en las noticias, es mejor que te informes del estado en que se encuentra el mundo por la mañana, cuando tu cerebro está descansado y se ha podido recargar durante una buena noche de sueño. (Algunos expertos del bienestar incluso recomiendan hacer «dieta de medios», de vez en cuando: un periodo autoimpuesto de no escuchar las noticias, sobre todo en vacaciones).

Por supuesto, no todas las «noticias» proceden de las fuentes de información. Además de la infinidad de aplicaciones de noticias de última hora, nuestros teléfonos móviles se pueden poner a hacer un *ping* cada vez que aparece un *tweet* de un nombre en negritas, un mensaje de un amigo, un correo electrónico del jefe o cuando una tienda está lanzando una oferta. Los teléfonos móviles son útiles, pero también son factores de estrés del tamaño de nuestro bolsillo, que están siempre requiriendo nuestra atención. Sé consciente de tu móvil, tu iPad y los aparatos electrónicos portátiles, cerciórate de que no estás demasiado apegado a ellos. Si lo estás, llevarás la tensión y la ansiedad a todas partes, dentro de tu bolsillo. Puedes resistirte y controlar su influencia en tu mente (y en tu presión arterial) con el sencillo gesto de ponerlo en silencio, en modo avión o desconectarlo.

PASO 3: PROFUNDIZA PARA TRANQUILIZARTE

Si estás preparado para técnicas más difíciles, que tengan beneficios reales para reducir el estrés, pero para las que se requiera más práctica y compromiso, ve al paso 3. Considéralas instrumentos para lograr un estado de paz más profundo.

Meditación

La meditación es una antigua práctica que tiene beneficios modernos, entre los que se encuentra su facultad para ayudarnos a manejar el estrés. Las personas que meditan combinan la calma con la concentración y un estado de conciencia muy elevado: dos estados aparentemente opuestos pero relacionados. Sin embargo, la meditación requiere práctica y aprendizaje.

La meditación puede bajar[2] la presión arterial y la frecuencia cardiaca, relajar los músculos, bajar los niveles de cortisol y mejorar la calidad del sueño. (Uno de los primeros efectos que los nuevos meditadores suelen notar es que mejora notablemente la calidad de su sueño). También es una forma excelente de revertir los efectos del estrés en el interior del cerebro.

En los momentos de estrés, la circulación sanguínea se retira de los lóbulos frontales y temporales del cerebro —el área anterior que es la encargada de resolver problemas e inhibir la conducta impulsiva— y se dirige al cerebro medio del «dame de comer ahora». Dicho de otro modo, el estrés cortocircuita la circulación normal y saludable de sangre en el cerebro. Sin embargo, durante la meditación (tal como he mencionado en el capítulo dos), el flujo de sangre en los lóbulos frontales aumenta y nutre al tranquilo y sensible cerebro anterior. Por esta razón, la meditación puede ser una forma ideal de estar concentrado y controlar la conducta impulsiva, que puede ser especialmente útil en situaciones de estrés.

En los estilos de meditación más tradicionales, los meditadores usan un mantra (una palabra o palabras personalizadas, que un maestro ha elegido para ellos), un sonido o cántico especial o una frase significativa que los ayude a concentrarse y los tranquilice. La respiración también es un componente importante. (No es necesario forzarla para que sea eficaz. De lo que se trata es de ser consciente de ella, es decir, puede convertirse en un objeto de concentración).

Es muy importante sentarse en una postura cómoda, pero tampoco es imprescindible mantener la espalda totalmente erguida.

En realidad lo mejor es sentarse con la espalda cómodamente apoyada (pero sin acabar en una posición en que esté medio reclinada, que podría inducir al sueño).

Meditar no es fácil. Tu meta será estar concentrado y relajado durante diez o veinte minutos seguidos. Otro factor importante es la constancia. La mayoría de los maestros recomiendan meditar sentado todos los días, y hay meditadores que cuando notan sus beneficios, practican de diez a veinte minutos, dos veces al día.

No es necesario que dispongas de un entorno ideal ni que te sientes como un yogui, pero sí has de aprender la técnica adecuadamente. Aunque puedes aprender las bases de la meditación leyendo un libro, la mejor forma es que la aprendas personalmente a través de un maestro o maestra, ya sea en grupo o en sesiones individuales. Busca un maestro de meditación –no un profesor de yoga, que probablemente tendrá solo unos pocos conocimientos sobre el tema–, pues sus enseñanzas e instrucciones te ayudarán a sacar el máximo partido de esta experiencia. En Internet se ofrecen muchos cursos con meditaciones guiadas, y hay aplicaciones como Headspace que ofrecen instrucciones en audio paso a paso (ver www.DrMasley.com/resources para detalles sobre meditación).

Tanto si eliges una instrucción más formal como si no, gracias a estas dos sencillas opciones desarrollarás algunas habilidades meditativas básicas, como concentrarte en la respiración, que pueden ayudarte a reducir tu estrés.

1. Ejercicio de respiración simple: meditación de un minuto

Siéntate cómodamente en un lugar tranquilo. También puedes hacerlo tumbado en la cama, como preparación para dormir.

- Inspira en cinco segundos y espira en cinco segundos. En cada respiración, recuerda algo positivo que te dé alegría (un ser querido, una foto de unas vacaciones inolvidables) o algo que te llene de gratitud y bienestar.

- Repítelo seis veces. A medida que tu mente se vaya tranquilizando y tu cuerpo relajando, irá descendiendo tu frecuencia cardiaca y te sentirás más tranquilo.

2. Ejercicio de respiración-meditación prolongado

Este ejercicio más avanzado requiere diez o veinte minutos. Puede bajar la presión arterial hasta 10 de máxima, reduce la ansiedad y alivia el dolor crónico y ayuda a manejar el estrés. Mis recomendaciones, en parte, se basan en las técnicas del doctor Herbert Benson, que desarrolló la famosa «respuesta de relajación» para la meditación.

- Encuentra un lugar donde nadie te moleste. Desconecta tu móvil (o mejor aún, déjalo en otra habitación).
- Cierra los ojos y siéntate con la espalda erguida, pero procura estar cómodo, relaja los hombros. Sé consciente de tu respiración, mientras inspiras y espiras rítmicamente.
- Ahora vas a relajar cada grupo muscular de tu cuerpo, empezando por los dedos de los pies. Lo harás en sentido ascendente y te irás concentrando en liberar la tensión gradualmente de los dedos de los pies, las pantorrillas, los muslos, los glúteos, el abdomen, la espalda, el pecho, los hombros, el cuello, la mandíbula y el cráneo. Procura mantener la relajación de cada grupo muscular a medida que vas avanzando.
- Concéntrate en la respiración; esto te ayudará a no pensar en lo que tienes que hacer. Repetir un sonido o frase significativos, como un mantra, también contribuirá a que te concentres en el proceso. Piensa en un mantra o repítelo en voz alta cuando exhales. (Decirlo en voz alta te ayudará a exhalar).
- No luches contra los pensamientos pasajeros que pasan por tu mente. Simplemente, visualiza que pasan a través de ti.

Utiliza tu respiración y tu sonido o palabras especiales para seguir concentrado.

- Sigue con esta práctica durante diez o veinte minutos. Puedes abrir los ojos para mirar el reloj.

- Cuando llegue la hora de finalizar, no te apresures a levantarte. Simplemente, sigue sentado en silencio. Al cabo de unos minutos, abre los ojos y empieza a moverte con normalidad.

- Deberías sentirte considerablemente más relajado, tras completar este ejercicio más largo. Si te gusta la sensación, prueba a hacerlo a diario. Cuanto más practicas, más fácil y gratificante es.

- Repetir un mantra o cualquier palabra que te ayude a tranquilizarte, tanto si tiene un significado espiritual para ti como si se trata solo de un recordatorio motivacional, puede ser útil en situaciones de estrés. Tanto si estás a punto de hacer una llamada comprometida o de enfrentarte a una reunión de trabajo difícil como si estás intentando conciliar el sueño, la repetición ritualista puede:

  » Mejorar la variabilidad de la frecuencia cardiaca.
  » Disminuir el tono simpático, que se asocia a la frecuencia cardiaca rápida, que a veces puede ser peligrosa.
  » Sincronizar los ciclos respiratorios y de frecuencia cardiaca.
  » Liberar tu mente de los pensamientos y preocupaciones cotidianos.

Si te sientes bien después de hacer estos ejercicios, plantéate asistir a una clase de meditación completa. En general, hay muchos sitios donde ofrecen clases. Se necesita práctica y habilidad. (Muchos meditadores nuevos abandonan, en parte, porque lo hacen por su cuenta y sus errores impiden que puedan disfrutar de los beneficios de esta práctica). Si la meditación alivia el estrés y hace que nuestra mente se tranquilice, el tiempo que empleamos en ella está más que justificado.

Heartmath

A muchos de mis pacientes meditar les parece difícil, pero les va bastante bien con el programa de *software* Heartmath, porque proporciona un *biofeedback** que ayuda al cerebro a encontrar un estado de paz y tranquilidad parecido al de la meditación. La técnica combina la relajación con sentimientos positivos de gratitud, a la vez que monitoriza la variabilidad de la frecuencia cardiaca. Cuando estás en un estado de relajación, la frecuencia cardiaca se acelera y disminuye gradual y cíclicamente; tiene una bonita variabilidad. Pero cuando estás estresado, carece de este tipo de variación rítmica.

Los militares, bomberos y oficiales de policía que padecen trastorno por estrés postraumático han obtenido grandes resultados con Heartmath. Las empresas, al enterarse del éxito que estaba teniendo con el personal de emergencias, empezaron a ofrecer este tipo de terapia a los ejecutivos, que padecían de un alto grado de estrés, y observaron signos de mejoría en su productividad. Me enteré de la existencia de este programa gracias a mi trabajo en programas de bienestar para empresas. Ahora, este tipo de tratamiento es muy popular y está al alcance de todos.

Puedes instalar Heartmath en tu ordenador o en tu móvil. La finalidad es trabajar con el programa de diez a veinte minutos cada día. Te ayuda a concentrarte, a medida que te va guiando para controlar tu respuesta fisiológica al estrés a través de la respiración; mientras tanto, te concentras en las emociones positivas y vas midiendo tus ritmos cardiacos con un accesorio especial. El accesorio

---

* Método mediante el cual una persona aprende a controlar sus constantes vitales u otros procesos físicos o mentales utilizando información proporcionada por algún tipo de monitor (N. de la T.).

adjunto mide el pulso y lo traduce en gráficos en tu ordenador. Cuando practicas el protocolo, los gráficos van cambiando para reflejar cómo se equilibran y sincronizan tu frecuencia cardiaca, tu mente y tus emociones, y te vas quedando en un estado mucho más relajado y creativo.

Los creadores de Heartmath se basan en estudios clínicos que han demostrado que su programa ayuda a los usuarios a mejorar su concentración, a dormir mejor y a reducir su ansiedad. En mi propia práctica, he descubierto que es útil para quienes padecen estrés pero que no pueden (o no van a) meditar. Para más información sobre Heartmath, ver www.Dr.Masley.com/resources.

Por último, diviértete

Para la mayoría de las personas encontrar tiempo para divertirse es el paso más difícil de todos, cuando se trata de combatir los efectos del estrés y de lograr un cerebro más sosegado y sano.

En los tiempos de estrés resulta muy difícil preocuparse de los cuidados personales básicos. Lo de divertirse parece un lujo, se considera algo superfluo. Hay que pagar facturas, hay cosas que hacer, atender a los hijos y a los padres... ¿Diversión? ¿Amor? ¿Risas? Olvídalo.

Sin embargo, la felicidad es un poderoso tónico para el cerebro. Es lo que lo estimula para liberar las poderosas endorfinas que favorecen la relajación, la calma, el alivio del dolor y la felicidad. Puedes experimentar felicidad cuando te partes de risa por un chiste tonto, juegas con una mascota o con un niño, vas a tomar un café con un amigo o, simplemente, sonríes cuando ves algo que te hace sentir bien.

Estar conectado —con tu comunidad, con tus seres queridos y con el mundo— también genera felicidad, como lo hace tener un propósito, en particular cuando nuestra vida laboral toca a su fin y nuestras familias dependen menos de nosotros para satisfacer sus necesidades de la vida diaria. Por el bien de tu cerebro —y por tu salud y tu bienestar general— programa algo de diversión en tu vida, por muy estresado que estés.

Busca actividades y compañía que te ayuden a animarte, y toma nota de las que te producen el efecto contrario. Como he dicho al principio, aunque no podamos controlar las circunstancias que desencadenan el estrés que perjudica al cerebro, lo que sí podemos controlar son nuestras respuestas para afrontar sus efectos físicos y mentales, y una de las formas en que podemos hacerlo es eligiendo un entorno favorable y feliz.

Ahora que ya tienes los cuatro pilares de la Solución Óptimo Cerebro (alimentación, nutrición, condición física y gestión del estrés), ha llegado el momento de pasar a otro aspecto esencial para proteger tu cerebro. Puedes comer de maravilla, tomar los nutrientes que necesitas, estar muy en forma y controlar el estrés estupendamente, pero todo esto no sirve para nada si te estás envenenando.

Vamos a aclarar qué son las toxinas del cerebro y vamos a aprender a evitarlas.

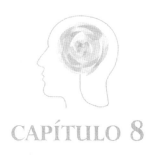

CAPÍTULO 8

Protege tu cerebro de las toxinas

Los seres humanos hemos vivido en un entorno prístino durante cien mil años. No teníamos la necesidad de desintoxicarnos,
porque nuestro planeta estaba limpio. Pero en la actualidad, todo
eso ha cambiado. Ahora es demasiado fácil estar cargado de toxinas, incluso desde el nacimiento, y nuestros cuerpos todavía no han
desarrollado suficientes mecanismos para eliminarlas.

Durante el último siglo, la química nos ha facilitado una extraordinaria gama de productos «útiles», que abarcan desde plásticos hasta pesticidas. El problema es que la mayoría dimos por
hecho que las sustancias químicas que contenían habían sido testa-
das y que no eran nocivas para la salud. Pero eso no ha sido así. En
la sangre de los fetos se han detectado unas doscientas sustancias
químicas,[1] eso antes de nacer, y muchas de ellas son nocivas. En
realidad, solo una pequeña fracción de los millares de sustancias
químicas que se usan en Estados Unidos se ha sometido a pruebas
de seguridad sanitaria.

Veamos un ejemplo de una toxina del cerebro que se ha colado
en nuestra cadena alimentaria muy fácilmente. El bisfenol A (BPA,

por sus siglas en inglés), se suele encontrar en los recubrimientos de las latas de comida, y hasta muy recientemente se usaba para fabricar los biberones de los bebés y las omnipresentes tazas biberón infantiles. Cuando se ingiere una toxina como el BPA, puede afectar a la función natural de la regulación del azúcar en la sangre, la principal causa del declive cognitivo. Acumular BPA es más fácil de lo que te imaginas. Consumir dos raciones semanales de alimentos enlatados o que estén contenidos en recipientes que tienen BPA, a largo plazo, aumentará los niveles de esta toxina en la sangre y en la orina, y bloqueará los receptores de insulina, lo cual duplicará el riesgo de que desarrolles diabetes a lo largo de tu vida. También se ha demostrado[2] que provoca un aumento brusco de la tensión arterial, después de que los participantes de los estudios ingirieran una sola ración de comida de una lata que contenía BPA.

Los compuestos conocidos como ftalatos se usan para fabricar plásticos, incluidas las botellas de plástico para el agua y otros recipientes alimentarios, así como para artículos de uso doméstico tan comunes como cortinas de ducha, suelos plásticos, muebles, juguetes para niños y aparatos electrónicos. Los estudios han demostrado que la exposición continuada y la ingestión de sustancias químicas, como el BPA y los ftalatos, pueden aumentar el riesgo de cáncer y diabetes. El nivel de ftalatos en los tejidos también se asocia a puntuaciones del cociente intelectual más bajas en los niños.[*]

Afortunadamente, ahora se ha eliminado el BPA de los biberones, pero los niños y los adultos todavía tienen que evitar toxinas que se cuelan en su vida cotidiana. Es difícil, pero no imposible. Puedes empezar a buscar productos enlatados que no tengan BPA (la lata ha de indicar «libre de BPA»). Para evitar los ftalatos, no cocines o calientes los alimentos en envases de plástico en el

---

[*] En 2012 la FDA prohibió oficialmente el uso de BPA en la fabricación de biberones y tazas infantiles, aunque eso fue después de que, en 2008, se declarase que era un material seguro y luego se rectificase esa decisión en 2010, y por último se prohibiera definitivamente, dos años después.

microondas y procura no beber en botellas de plástico. En el recuadro «Elimina las toxinas de tu plato», en la página 288, encontrarás más consejos.

Sin embargo, es mucho más fácil centrarnos en las principales toxinas para el cerebro que se pueden eliminar de una forma muy directa siendo muy selectivos y realizando cambios en nuestro estilo de vida.

SIETE TOXINAS PARA EL CEREBRO QUE PUEDES EMPEZAR A EVITAR AHORA

Aunque una dieta saludable con los nutrientes apropiados, hacer ejercicio y controlar el estrés mejorarán nuestro cerebro y lo protegerán, cada una de estas toxinas puede sabotear nuestros valiosos esfuerzos y perjudicar nuestra salud y nuestra memoria. Reconocerás muchas de las toxinas de la lista que viene a continuación, que son claramente perjudiciales para nuestra salud. No obstante, la novedad, y de lo que quizás no seas del todo consciente, está en la magnitud del daño que pueden ocasionar estos «venenos cotidianos» a tu cerebro. Si estás expuesto a alguna de ellas, es el momento de desintoxicarte.

1. Tabaco

El consumo de productos de tabaco elevará tu riesgo de inicio prematuro de demencia y alzhéimer. Además, es altamente adictivo y dejarlo cuesta mucho, incluso aunque conozcas los riesgos. Por desgracia, debido al inmenso poder que tiene la industria del tabaco en todo el mundo, uno de los productos más perjudiciales y letales de nuestro planeta sigue siendo legal.

El consumo de tabaco aumentará tu riesgo de sufrir un ataque al corazón o un ictus, así como más de una docena de cánceres letales, arrugas, pérdida ósea y fracturas discapacitantes. El tabaco es la principal causa de enfisema. Provoca infecciones respiratorias y sinusales frecuentes, mal aliento y acidez de estómago. Dificulta las relaciones sexuales, especialmente en los hombres, pues el tabaco es una de las principales causas de la disfunción eréctil.

Su relación con el riesgo de cáncer y enfermedad cardiovascular ha sido muy estudiada y está bien documentada, pero muchas personas no son conscientes del efecto que puede tener el tabaco sobre su cerebro. Una de las razones de esta falta de conciencia es que el tabaco se suele asociar a un estado de mayor alerta. Los fumadores argumentarán que fumar los ayuda a estar más concentrados. Es cierto que, como sucede con muchos estimulantes, el tabaco te despierta y te ayuda a prestar atención. De hecho, los datos de mi propia clínica lo reflejan, pero hasta cierto punto: aunque los pacientes fumadores muestran mejoría en las puntuaciones de atención, lo más importante es que estas reflejan una disminución de la función ejecutiva (resolución de problemas) y una *disminución general del rendimiento neurocognitivo*. Con el tiempo, el tabaco empeora la función cognitiva en general.

Si los otros riesgos más populares que conlleva el tabaco no les bastan a sus consumidores para motivarlos a dejarlo, quizás si lo haga saber que su salud cerebral también está en juego, así que cuanto antes lo dejes tanto mejor. Ahora existen muchos programas subvencionados para dejar el tabaco. Consulta a tu médico. Muchos de ellos son gratuitos, aunque no tengas seguro médico.

Aquí tienes parte de la información que doy a los pacientes de mi clínica para dejar el tabaco. Si no consumes tabaco, pero tienes a un ser querido que sí, tal vez estas directrices podrán ayudarlo y ayudar a su cerebro.

Plan de acción Óptimo Cerebro para dejar el tabaco

1. **Escoge una fecha para dejarlo.** Algunas personas hallan motivación eligiendo la fecha de un cumpleaños, aniversario, el día en que se graduó su hijo o la fecha de su boda. Informa de ello a tus amigos y a tu familia para que también estén preparados; así cuando te pongas de mal humor

o tenso, serán más comprensivos porque sabrán que estás intentando dejar una adicción. Al hacer pública tu intención y comprometerte con una fecha en concreto, te estás garantizando una ayuda extra.

2. **Consulta a tu médico respecto al uso de medicación para ayudarte a dejarlo.** Hay fármacos específicos, como Chantix y Wellbutrin, que favorecen el éxito. Actúan bloqueando el placer que se obtiene del tabaco. Pregúntale a tu médico si son una buena opción para ti. Si lo son, empieza a tomarla dos semanas antes de dejarlo.

3. **Antes de dejarlo, identifica las tres preguntas clave.** ¿Cuándo fumas? ¿Por qué (qué necesidad satisface)? ¿Qué otra cosa puedes hacer para satisfacer esa necesidad? Escribe las respuestas en una libreta. La primera pregunta es fácil de responder (cuándo), pero has de ahondar en el por qué y en el qué. La mayoría de las personas atribuyen a los productos del tabaco la consecución de ciertos logros: relajarse, hacer una pausa, dejar de comer. Según ellos, son buenas razones. La dificultad está en identificar la razón y, luego, conseguir satisfacer esa necesidad de una manera más saludable, por ejemplo meditando, montando en bicicleta o mejorando la dieta.

4. **Planifica satisfacer tus necesidades.** Una cosa es el hábito o la acción, y otra, la adicción. Una opción para dejarlo es romper primero con el hábito del tabaco y a continuación abordar la adicción. Si has averiguado por qué fumas y qué necesidad estás cubriendo, diseña un plan para satisfacer esa necesidad. Si necesitas hacer una pausa cada hora, hazla sin encender un cigarrillo. Si te gusta hacer el movimiento de la mano y la boca, tómate un té o masca chicle con un edulcorante inofensivo como el xilitol. Prepárate para dar este paso. Si no tienes un plan, puede que sientas la tentación de sustituir el tabaco por

comida, especialmente por cantidad de comida basura, y que engordes.

5. **Pregúntale a tu médico si eres un buen candidato para la terapia de sustitución de nicotina.** Los fabricantes de cigarrillos han alterado el procesamiento del tabaco para que sea más fácil inhalar y absorber dosis más altas de nicotina. Además, han modificado las plantas de tabaco para que incrementen su contenido en nicotina. El efecto general es conseguir que un paquete de cigarrillos sea más adictivo hoy de lo que lo era hace cincuenta años. Probablemente, si fumas más de medio paquete de cigarrillos al día (o su equivalente en otras formas de tabaco), tienes que romper con la adicción a la nicotina. Si tu médico considera que la terapia de sustitución de nicotina está indicada en tu caso, la regla general será usar un parche con 1 mg de nicotina por cada cigarrillo que consumes al día. Si fumas un paquete diario (veinte cigarrillos), necesitarás un parche de 20 mg al día. (Los parches suelen comercializarse en dosis de 21, 14 y 7 mg al día). Un fumador de un paquete diario tendrá que empezar con una dosis de 21 mg al día, durante dos semanas, luego tendrá que usar uno de 14 mg otras dos semanas y, por último, uno de 7 mg dos semanas más. A las seis semanas, habrás encontrado otras formas de satisfacer tus necesidades y te resultará mucho más fácil romper con tu adicción a la nicotina. Cuando lo hayas dejado, celébralo, haz algo divertido y da las gracias a las personas que te han ayudado.

6. **Evitar engordar incluye una rutina de ejercicio.** Se suele engordar de cinco a diez kilos cuando se deja de fumar. Antes de que te eches atrás por las implicaciones que tiene para la salud, los estudios han demostrado que tendrías que engordar treinta y seis kilos para perjudicar tanto a tu cuerpo como lo hace fumar un paquete de tabaco al día.

Hacer ejercicio activa tu cuerpo y quema calorías. También reduce el estrés, uno de los factores que pueden despertar las ganas de fumar. Seguir el plan alimentario de la Solución Óptimo Cerebro te ayudará a no aumentar de peso.

Si retomas el consumo de tabaco, vuelve a programarte otra fecha para dejarlo y repite los pasos anteriores. No malgastes tu tiempo sintiéndote culpable. En cierto modo, es como ir en bicicleta: cuando estás aprendiendo, es normal caerte unas cuantas veces antes de dominar la técnica. Vuelve a intentarlo todas las veces que haga falta. Las investigaciones han revelado que cuantas más veces intentes dejarlo, más probabilidades de éxito tienes.

2. Exceso de alcohol

Ya he mencionado que tomar uno o dos vasos de alcohol al día, especialmente de vino tinto, es bueno para tu cerebro. (La dosis de un vaso de vino equivale a 150 ml, y la de licor es de 44 ml). Pero excederte en el alcohol[3] no es bueno ni para tu salud ni para la de tu familia, compañeros de trabajo y seres queridos. Si no eres capaz de ser moderado con el alcohol, no lo tomes.

El exceso de alcohol se convierte en azúcar y favorece el aumento de peso y la resistencia a la insulina, que perjudican la función cognitiva, afecta al hígado, el corazón y los tejidos. Aunque el vino es el que menor riesgo tiene, el alcohol también aumenta el riesgo de cáncer, especialmente si consumes más de tres vasos diarios.

Las toxinas se forman espontáneamente en la sangre, a raíz de las sustancias químicas extra que se encuentran en la cadena alimentaria, del exceso de nutrientes e incluso de los derivados naturales de la digestión de los alimentos. El hígado proporciona el imprescindible «servicio de limpieza» de esas toxinas, con la precisión de un reloj. Cuando el alcohol llega al torrente sanguíneo, tiene prioridad absoluta, se pone en cabeza de la fila de elementos por desintoxicar y bloquea la eliminación de otras toxinas. Cuando consumes alcohol, tu hígado interrumpe su proceso de desintoxicación cotidiano hasta haber procesado todo el alcohol. Entretanto, se van acumulando las otras toxinas, alcanzando niveles que a veces son peligrosos.

Debido al impacto que consumir alcohol en exceso tiene sobre el cerebro, además de otros daños que puede ocasionar a la mente y al cuerpo, los excesos son perjudiciales, aunque solo sean unos pocos días a la semana. Si el exceso se produce a diario, puede ser especialmente dañino.

Plan de acción Óptimo Cerebro para el alcohol

Si bebes alcohol, presta atención a qué cantidad bebes realmente. No tomes más de dos o tres vasos al día.

3. Nitrosaminas

Las nitrosaminas son conservantes químicos que se usan en la fabricación de la mayor parte de las carnes procesadas, como los embutidos para los bocadillos, las salchichas en general, el chorizo picante *peperoni*, el jamón y el beicon, para alargar su vida. No solo se asocian a un mayor riesgo de padecer cáncer y de fallecimientos en general, sino que los estudios realizados en los roedores demuestran que son tóxicas para el cerebro.

La doctora Suzanne de la Monte,[4] profesora de Patología y Medicina de Laboratorio de la Universidad Brown, ha demostrado que administrar nitrosaminas a los roedores no solo provoca resistencia a la insulina, diabetes e hígado graso, sino que conduce al deterioro neurodegenerativo y al alzhéimer. Cuando ella y sus colaboradores inyectaron un compuesto relacionado con la nitrosamina (estreptozotocina) en ratones, estos inmediatamente desarrollaron resistencia a la insulina y presentaron signos de lesión cerebral.

El tabaco también contiene nitrosaminas perjudiciales para el cerebro (otra razón para dejarlo). La doctora De la Monte y sus colaboradores han demostrado que el perjuicio que ocasiona el tabaco[5] va mucho más allá del cáncer. Los datos nuevos de los que disponemos indican que los productos de tabaco —cigarrillos y su humo, tabaco para mascar y los cigarrillos electrónicos— contienen nitrosaminas, que tienen efectos nocivos para el cerebro. Estos descubrimientos ayudan a explicar el aumento del índice de enfermedades neurodegenerativas y de resistencia a la insulina entre los fumadores.

Plan de acción Óptimo Cerebro para evitar las nitrosaminas

- Revisa las etiquetas. No compres alimentos que contengan nitrosaminas. Las denominaciones de las nitrosaminas incluyen: nitrosaminas, nitrito + un amino y otros compuestos nitro, como NDMA (N-nitrosodimetilamina) o NDEA (N-nitrosodietilamina).
- Si compras embutidos, beicon, jamón, salchichas en general y otros productos cárnicos curados, es muy importante que leas la etiqueta, así como los ingredientes, para estar seguro de que no estás ingiriendo dicha toxina. Busca alimentos orgánicos, pasteurizados y sin nitrosaminas (nitratos). Hay muchas marcas, como ahora Applegate, que elaboran productos cárnicos orgánicos, sin nitratos.
- Deja el tabaco en todas sus formas: los cigarrillos, el tabaco para mascar, el tabaco en polvo, los cigarrillos electrónicos, etc. Si no fumas, ten en cuenta que si eres fumador pasivo, también puedes estar expuesto a las nitrosaminas.

Elimina las toxinas de tu plato

Las formas más eficaces de reducir la exposición al BPA y los ftalatos son directas, pero como hay muchos platos preparados que contienen estas toxinas, quizás tengas que hacer algunas modificaciones en tu forma de comprar, preparar y guardar la comida.

- Evitar o reducir el consumo de alimentos y bebidas envasadas en plástico, en latas con revestimiento de BPA o en cajas de cartón (incluidas las botellas de plástico de agua). Guarda tu comida en recipientes de vidrio, no de plástico.
- No calientes nada en el microondas en recipientes de plástico. Calentar los plásticos acelera la secreción de ftalatos en la comida. Utiliza siempre vidrio para el microondas.

Elegir un producto que esté mejor empaquetado compensa el precio que pagas de más y el tiempo extra que puedes necesitar para cocinarlo.

Algunas toxinas que afectan a la sensibilidad a la insulina y el riesgo de padecer diabetes de tipo 2 hace décadas que están en el medioambiente, aunque su fabricación haya disminuido notablemente. Entre ellas se encuentran:

- DDT (dicloro difenil tricloroetano, el infame pesticida que se utilizó en Estados Unidos hasta 1972).
- Dioxinas (que se liberan de la combustión del combustible y de otros procesos industriales).
- PCB (bifenilos policlorados, un compuesto muy utilizado en productos refrigerantes, papel carbón y fluidos eléctricos que termina en el agua).

Estos compuestos permanecen en nuestro entorno durante décadas, a la espera de ser consumidos y acumulados por nuestros tejidos. El DDT, que fue prohibido en Estados Unidos hace casi cincuenta años, y en el resto del mundo a partir de 1986, todavía se cuela en nuestra cadena alimentaria. En un estudio, un residuo del DDT,[6] conocido como DDE, cuadruplicaba su nivel en pacientes de alzhéimer respecto al grupo de participantes mayores sanos.

Las personas estamos expuestas al DDT y a otros pesticidas, dioxinas y PCB a través del consumo de productos animales, concretamente de las carnes grasas y la grasa de los productos lácteos. Un modo de reducir tu exposición a toxinas que pueden afectar a tu azúcar en la sangre es comprar productos cárnicos de animales criados en libertad, alimentados ecológicamente, que hayan pastado o que hayan comido hierba. Si evitas comer carne procedente de las grandes explotaciones ganaderas, reducirás tu exposición a los pesticidas y a otros venenos para el cerebro. Si ves que eso es muy difícil, evita la carne grasa y la leche. (Cuando los animales consumen alimentos o agua contaminados, las toxinas se almacenan en sus tejidos grasos).

4. Mercurio

El mercurio es un metal común que se ha empleado en la industria y en las aplicaciones médicas y científicas durante cientos de años. Por desgracia, también es una conocida toxina para el cerebro.

Incluso en las personas que podríamos considerar sanas, los niveles de mercurio suelen ser altos. En los últimos quince años, he medido los niveles de mercurio de casi todos los pacientes de mi clínica, y mis datos demuestran que un 25 % tienen niveles altos. La medición del suero (el líquido de la sangre) no es una forma eficaz de medir el mercurio; se necesitan muestras de sangre entera. La mayoría de los laboratorios consideran normal un nivel inferior a 11 μg/L (microgramos por litro). Más del 14 % de mis pacientes superan los 15 μg/L. A niveles más altos que eso, mis pacientes presentan una disminución en el procesamiento de la información compleja, y cuando exceden de 20 μg/L, la disminución en la función es importante.

La causa más común de los niveles altos de mercurio es por comer demasiado pescado de boca grande, como el atún o el pez espada. En los últimos treinta años, los niveles de mercurio han aumentado en todo el planeta debido a la combustión de carbón, que libera este metal, que termina contaminando notablemente lagos y mares. Se puede encontrar mercurio en el plancton en niveles ínfimos, menos de 0,1 partes por millón. Pero a medida que vamos ascendiendo en la cadena alimentaria, desde el plancton hasta los diminutos copépodos, las gambas, los peces pequeños, los peces grandes y los peces de boca grande, los niveles de mercurio aumentan exponencialmente.

Los que mayores niveles de mercurio tienen son el atún, el mero, el pargo, la lubina, la caballa gigante, el blanquillo, el pez espada y el tiburón. Cuanto más grande y viejo es el pez, mayor cantidad de mercurio contiene. El salmón salvaje es un pez bastante grande, pero es de boca pequeña y, principalmente, come gambas y arenques, que están bastante abajo en la cadena alimentaria. Esto explica por qué el salmón tiene poco mercurio.

En 2012, mis colaboradores y yo[7] analizamos los datos de mi clínica para estudiar la relación entre el consumo de pescado, los niveles de mercurio y la función cognitiva en cuatrocientos pacientes. Observamos una clara mejoría en la función cognitiva cuando los pacientes comían más pescado y consumían más ácidos grasos omega 3, hasta que sus niveles de mercurio alcanzaban los 15 μg/L (15 partes por millón). Los niveles superiores a dicha cifra revelaban un declive en su capacidad para procesar la información compleja. Un nivel superior a 20 μg/L mostraba un declive aún mayor en la función.

La capacidad de cada persona para eliminar el mercurio después de consumirlo depende de la capacidad de desintoxicación de su hígado, así que este proceso varía mucho de un individuo a otro. En el seno de una familia donde todos coman lo mismo, los niveles de mercurio pueden fluctuar significativamente entre sus miembros. Por ejemplo, mi esposa parece que puede tolerar comer pescado de boca grande cada semana y su nivel de mercurio nunca sobrepasa los 5 μg/L. Yo he de ir con más cuidado, y si como, aunque solo sea un par de veces al mes, pescado de boca grande, mi nivel se dispara a 15-20 μg/L o más.

En un estudio publicado en *Integrative Medicine*, en 2012, se observó que el 30 % de quienes comían pescado de boca grande al menos tres o cuatro veces al mes tenían un nivel de mercurio elevado que podía deteriorar su rendimiento cognitivo (un nivel superior a 15). Si comes más de dos raciones de pescado de boca grande al mes, pídele a tu médico que te analice tu nivel de mercurio en la sangre. Puede que tu nivel sea normal (inferior a 11), pero si es superior, deja de comer este tipo de pescado. Si supera los 20, habla con tu médico sobre opciones de tratamiento o visita mi centro de recursos en www.DrMasley.com/resources.

La experiencia Óptimo Cerebro de Jeffrey: eliminar las toxinas

Jeffrey era un alto ejecutivo de una empresa de su localidad que vino a verme porque le preocupaba su pérdida de memoria. Durante los meses anteriores a su visita, no podía recordar los nombres del personal que hacía años que conocía ni ningún teléfono de siete dígitos durante el tiempo suficiente para marcarlo. Estaba agotado, iba todo el día como arrastrándose y tenía pitidos en los oídos. Le hicimos el MMSE y los resultados fueron totalmente normales, pero no pudo responder correctamente a cuatro de las diez preguntas de nuestro cuestionario de Valoración de los Síntomas del Cerebro. Su prueba cognitiva por ordenador era claramente anormal; presentaba una disminución de la memoria y puntuaciones bajas en la función ejecutiva. En su historial pudimos ver que, hacía seis meses, había cambiado de dieta para estar más sano. Su hermano había tenido un ataque al corazón un año antes, y tomó la decisión de dejar de comer carne y comer de cinco a diez raciones de pescado a la semana, concretamente de atún blanco. La exploración médica fue normal, como todas las pruebas de laboratorio que he mencionado, salvo por el nivel de mercurio, que estaba extremadamente alto, a 44 µg/L. Le pedí que eliminara el pescado de boca grande de su dieta. Los únicos tipos de pescado que lo autoricé a comer eran salmón salvaje, sardinas, lenguado salvaje, bacalao y mariscos. Debido a que sus niveles de mercurio eran tan altos y tenía síntomas neurológicos, empezamos una terapia de quelación oral con el quelante DMSA y le dimos suplementos que contenían ingredientes que duplicarían la función hepática de desintoxicación de los metales pesados. (Para más información sobre la terapia de quelación, ver www.DrMasley.com/resources). A los tres meses había mejorado su memoria y dejado de tener pitidos en los oídos; además, su nivel de mercurio bajó de 44 a 18. A los seis meses su nivel estaba a 10. (Como recordatorio, menos de 11 µg/L es el valor de referencia normal que suelen usar los laboratorios con los que trabajamos). Sus síntomas desaparecieron y su test por ordenador de la función cognitiva volvió a la normalidad. Afortunadamente, esta condición fue identificada y tratada con bastante rapidez. En otro entorno clínico, podía haberse pasado por alto y haberle provocado una pérdida permanente de la memoria. Mis recomendaciones generales son que si comes pescado de boca grande más de tres veces al mes o si te preocupa tu memoria, te revises el nivel de mercurio.

¿Qué hay de las otras fuentes de mercurio?

Tengo muchos pacientes que me preguntan por los empastes de amalgama y los niveles de mercurio. La mayor parte de las amalgamas tienen, al menos, un 50 % de mercurio (liberan, aproximadamente, 1 microgramo de mercurio al día). Suelen ser las responsables de un aumento de 2 a 5 puntos en los niveles de mercurio en la sangre. Dado que el tiempo medio que se tarda en eliminar el mercurio es de dos meses, a tu cuerpo puede costarle bastante deshacerse de esta carga adicional. Si te has de hacer un empaste, evita las amalgamas y opta por la cerámica. (Algunos seguros médicos puede que no cubran la diferencia de coste, pues los de amalgama son más económicos).

Si ya tienes algunos empastes de amalgama, planifica con tu dentista cambiar gradualmente esos empastes por otros de porcelana. También tendrás que asegurarte de que el dentista utiliza un protocolo seguro para este procedimiento, pues su extracción puede aumentar involuntariamente los niveles de mercurio en la sangre a corto plazo. En el mundo de la odontología, los dentistas que usan técnicas adecuadas para la extracción de amalgamas se llaman dentistas ecológicos. Sin embargo, si te preocupa que puedas tener niveles altos de mercurio, recuerda que si comes pescado de boca grande, probablemente sea el tema más urgente.

Raros son los casos en que la exposición al mercurio no se deba al pescado de boca grande o a las amalgamas dentales. Puede que recuerdes haber roto alguna vez un termómetro de mercurio y haber jugado con el resbaladizo y «mágico» mercurio: el altamente tóxico y peligroso metal líquido. Actualmente, si se nos rompe un termómetro de mercurio en una consulta médica, llamamos a una agencia de salud ocupacional para que lleve a cabo la limpieza, porque ahora somos plenamente conscientes de lo venenoso que es este metal en cualquiera de sus formas.

Aunque en la actualidad somos mucho más conscientes respecto al manejo del mercurio, otras fuentes de exposición son los protectores de la madera, los fungicidas para el césped, los arbustos y los entornos naturales, las pilas, el equipamiento industrial y de laboratorio, los cosméticos, las vacunas que contienen mercurio (aunque hay vacunas sin mercurio) y las contaminadas aguas residuales industriales, sobre todo las procedentes de la minería.

*Plan de acción Óptimo Cerebro para evitar
la intoxicación por mercurio*

- No comas pescado de boca grande más de dos o tres veces al mes (mero, atún, pargo, lubina, caballa gigante, tiburón, blanquillo y pez espada). Si comes demasiado de este pescado y esperas seguir haciéndolo, pídele a tu médico que te haga un análisis para conocer tu nivel de mercurio en la sangre.
- Si te gusta el pescado, toma salmón salvaje, sardinas, lenguado, platija, bacalao, tilapia y marisco.
- Evita los empastes de amalgama. Si llevas alguno, busca un dentista ecológico para que te saque los más antiguos y gastados, gradualmente.
- No te expongas a los fungicidas que se usan en los entornos naturales.
- Si trabajas en la industria o en la minería, identifica los compuestos relacionados con el mercurio.

5. Plomo

En Flint (Michigan), las autoridades locales decidieron economizar en el servicio de aguas y utilizar el agua, que contenía un alto grado de acidez, de un río local contaminado. La acidez provocó la corrosión de las obsoletas cañerías de plomo de la ciudad, que filtraron dicho material en el agua potable para la población. Las personas que consumieron esa agua y se bañaron con ella enfermaron, desarrollaron problemas digestivos y dermatológicos, sufrieron una caída del cabello, cansancio y confusión mental. Para los bebés y los niños que consumieron el agua contaminada, los problemas potenciales para su salud son catastróficos, pues la intoxicación por plomo puede ocasionar daños irreversibles en los cerebros que todavía están en fase de desarrollo.

Este asunto no se limita a Flint, pues hay muchas zonas de Estados Unidos que tienen un nivel muy elevado de plomo. El plomo es tóxico para el cerebro, aunque sea en dosis ínfimas, y puede causar daños irreversibles en niños y adultos. Si vives en una casa o trabajas en una oficina construida antes de 1978, puede que hayan usado pintura con base de plomo, que podría contaminar la estructura. Las cañerías de plomo, que se usaron en la década de los sesenta, son otra fuente habitual de exposición al plomo.

Recomiendo a todos los niños y adultos que vivan o trabajen en un edificio construido antes de 1978 que se hagan un análisis del plomo, especialmente si tienen algún síntoma de disfunción cognitiva. No dudes en pedirle a tu médico que revise tu nivel de plomo en la sangre (debería ser cero). Los niños con niveles de plomo inferiores a 5 mcg/dL tienen puntuaciones más bajas de cociente intelectual que los niños con niveles cero. Si las pruebas revelan que tienes niveles de plomo que se pueden medir, háblale de la terapia de quelación.

6. El cobre

El cobre es un oligoelemento esencial, que a niveles bajos es imprescindible para la buena formación de glóbulos rojos, la función inmunitaria y la salud ósea y nerviosa. Sin embargo, a niveles altos es tóxico, especialmente cuando está presente como cobre inorgánico, una de las dos formas que puede que ingiramos (la otra es el cobre orgánico). La cantidad diaria recomendada es de 0,9 mg (900 mcg) diarios.

El cobre orgánico procede de los alimentos y de los suplementos que están ligados a aminoácidos (ligados a proteínas). Algunas fuentes ricas en cobre orgánico son los frutos secos, las semillas, las legumbres, las setas y las hortalizas de hoja verde. Se pueden alcanzar niveles saludables de cobre en la sangre comiendo estos alimentos regularmente.

Las fuentes inorgánicas de cobre proceden de las tuberías (como las cañerías de cobre de tu casa) y de las sales de cobre inorgánicas que se suelen incluir en muchos complejos vitamínicos baratos.

Recientemente, el cobre también se considera uno de los factores de riesgo para el alzhéimer, y los datos son asombrosos. En estudios realizados con animales, en los cuales unos ratones ingirieron suplementos de cobre inorgánico (también conocido como cobre-2 o cobre divalente), mientras que otros tomaron un placebo, en los primeros se observó un aumento de la producción de beta-amiloides en el cerebro y un elevado índice de alzhéimer, en comparación con el grupo de control. Como recordarás, la beta-amiloide es la proteína pegajosa que se acumula en el cerebro de los enfermos de alzhéimer.

El investigador y médico George Brewer ha estudiado la relación entre el consumo de cobre inorgánico y el drástico aumento de los índices de alzhéimer. Relaciona directamente las cañerías de plomo utilizadas en las casas con el rápido aumento de esta enfermedad en Estados Unidos. Sus datos demuestran una correlación entre los niveles de cobre en el suministro de agua potable y el alzhéimer. El nivel de cobre en el agua debería ser de 0,01 partes por millón, pero los datos del doctor Brewer indican que dos tercios de los hogares estadounidenses tienen niveles que superan esa cifra.

En los últimos cincuenta años, los índices de alzhéimer se empezaron a disparar, quizás no tan casualmente como se piensa, pues era la primera vez que los estadounidenses estaban expuestos al cobre inorgánico. El uso de cañerías de cobre en la construcción se puso de moda en la década de los sesenta, justo cuando se empezó a observar un aumento en la demencia. En la década de los setenta, el cobre era el material por excelencia utilizado en las cañerías de agua, y ahora se calcula que más del 90 % de todos los hogares construidos después de esa fecha tienen cañerías de cobre. El agua con un pH inferior a 6,5 puede provocar corrosión en las cañerías, cuya rotura aumenta el nivel de cobre en el agua. (La ironía es que muchos propietarios, con la intención de garantizarse un suministro de agua más seguro, han actualizado sus cañerías viejas, anteriores a la década de los setenta, sustituyéndolas por otras de cobre, a fin de eliminar el plomo, potencialmente corrosivo).

Los seres humanos han evolucionado para metabolizar formas orgánicas de cobre, y este es un nutriente esencial. Sin embargo, el cobre inorgánico es algo totalmente nuevo para nuestro medioambiente, y parece ser que no estamos bien preparados para metabolizarlo. Aunque todavía no existen pruebas concluyentes de que el cobre inorgánico sea la causa del alzhéimer, las pruebas van en aumento, y ahora existen muchas razones para que adoptes unos sencillos pasos para evitar la exposición a esta forma de cobre.

Plan de acción Óptimo Cerebro para evitar el cobre inorgánico
- Elige suplementos que no tengan cobre o ingredientes que tengan cobre orgánico.
- Algunos ejemplos de ingredientes con cobre orgánico:
  » Glicinato de cobre.
  » Bisglicinato de cobre.
  » Quelato de cobre (quelato de aminoácidos).
- Algunos ejemplos de ingredientes con cobre inorgánico que se deben evitar:
  » Óxido de cobre.
  » Sulfato de cobre (normalmente, utilizado como pesticida, pero también muy habitual en los suplementos de mala calidad).
  » Carbonato de cobre.
- Si tienes cañerías de cobre en tu casa, ponte un filtro de osmosis inversa, para eliminarlo del agua que usas para beber y cocinar. Un filtro con osmosis inversa es una forma fácil y segura de conseguir agua potable de confianza. También

eliminará la clorina, el plomo, los fluoruros y otras impurezas. Para ser práctico, no hagas instalaciones por toda la casa. Concéntrate en el fregadero de la cocina, tu fuente de agua potable y para preparar los alimentos.

- No uses menaje de cocina con revestimiento de cobre. El menaje de cobre es muy popular, porque es un gran conductor del calor, pero al mismo tiempo el cobre recalentado puede impregnar los alimentos con los que está en contacto, especialmente los alimentos ácidos (como la salsa de tomate). El menaje de cocina con revestimiento de cobre exterior se puede usar, pero asegúrate de que por dentro no lo lleve.
- Toma cobre orgánico de los alimentos, que tu cuerpo pueda procesar y utilizar. Come más frutos secos, semillas, chocolate negro, setas y hortalizas de hoja verde a diario.

7. Pesticidas

Hace años que los estudios han demostrado que existe una relación entre la exposición a los pesticidas y un mayor riesgo de demencia. Como sucede con el tabaco y otros carcinógenos, la relación de los pesticidas con el cáncer es alarmante, pero las investigaciones siguen demostrando que también son extremadamente perjudiciales para el cerebro.

En un estudio con novecientos ochenta y nueve hombres y mujeres de más de setenta años, los científicos midieron las concentraciones de pesticidas en sangre,[8] y controlaron a los participantes durante diez años. En comparación con los que tenían niveles bajos de pesticidas, los que los tenían altos corrían un riesgo trescientas cincuenta veces mayor de desarrollar demencia. Un estudio realizado en Taiwán[9] reveló que incluso un único incidente agudo de intoxicación por pesticidas duplicaría el riesgo de demencia de una persona para el resto de su vida.

Debido a su prevalencia en la agricultura y en la industria, es imposible erradicar los pesticidas por completo, ya que están por todas partes, incluidas la atmósfera y el agua. Sin embargo, puedes reducir notablemente tu exposición a ellos. La principal fuente de pesticidas no son las frutas y las verduras que han sido fumigadas con estos productos, sino la carne roja o de aves y los productos lácteos de los animales que comen alimentos y beben agua contaminados por pesticidas. Los cálculos varían, pero casi el 80 % de la ingesta de pesticidas en Estados Unidos procede de productos derivados de animales, mientras que las frutas y las verduras representan tan solo un 10 %. Esta es la razón por la que es tan importante comprar aves, carnes y productos lácteos ecológicos.

Plan de acción Óptimo Cerebro para evitar los pesticidas

1. Si comes carne roja o de ave, productos lácteos o cualquier otro producto de origen animal, que sea siempre ecológico. Los residuos de los pesticidas se acumulan en la grasa del animal y se transmiten a través de ella; por lo tanto, si no puedes comprar lácteos ecológicos, como leche o yogur, cómpralos desnatados.

2. Para las frutas y verduras, procura averiguar cuáles son las más fumigadas, por ejemplo las fresas, las cerezas, las manzanas, el apio, los pepinos y los pimientos morrones. Los aguacates rara vez son tratados con pesticidas, y algunas hortalizas, como las cebollas, tampoco, y cuando lo son, se utiliza muy poca cantidad. El Environmental Working Group ['grupo de trabajo medioambiental'] proporciona unas listas de hortalizas y frutas denominadas «Las quince limpias» y «Las doce sucias», actualizadas anualmente. Para revisarlas puedes visitar su sitio web www.ewg.org.

¿NECESITAS DESINTOXICARTE?

Si a raíz de esta revisión de las toxinas más comunes te preocupa haber estado expuesto a ellas y crees que necesitas una desintoxicación y evitar futuras exposiciones, aquí tienes algunos consejos para empezar. Aunque pienses que no corres demasiado riesgo, a todo el mundo le va bien una desintoxicación de cuatro a siete días, una o dos veces al año, para que nos ayude a eliminar y a procesar las toxinas que hemos ido almacenando con el tiempo.

Ciertos alimentos y suplementos mejoran nuestra capacidad para eliminar los metales pesados y otros compuestos. Las hortalizas crucíferas (brócoli, coliflor, coles de Bruselas, col kale, bok choy y repollo) son de las primeras de la lista, pues contienen sulfuranos, que ayudan al hígado a eliminar toxinas del organismo. Para intensificar el poder desintoxicante a largo plazo, ponte como objetivo comer, al menos, una taza de crucíferas al día. Verás que en mis recetas suelen aparecer estas hortalizas (ver el capítulo diez). Para una dosis de sulfuranos aún mayor, toma germinado de brócoli, la mayor fuente de estos compuestos desintoxicantes. Durante una desintoxicación breve, toma dos tazas de crucíferas al día.

El ajo, las chalotas y las cebollas son otra fuente de potentes agentes desintoxicantes. Tienen mucho sulfuro, que favorece la expulsión de toxinas. El ajo, concretamente, se ha utilizado durante miles de años para desintoxicar el organismo y mejorar la salud. Para obtener sus beneficios, no uses ajo desodorizado, pues el aroma del ajo tiene agentes activos. Evita cocinarlo demasiado, puesto que se vuelve un poco amargo y, cuando está demasiado hecho, pierde sus propiedades de desintoxicación; lo más recomendable es añadirlo en el último o los dos últimos minutos de cocción a fuego lento. Las cebollas y las chalotas retienen gran parte de su contenido nutricional durante la cocción, así que puedes cocinarlas como prefieras. Lo ideal sería que consumieras, como mínimo, un cuarto de una cebolla mediana y un diente de ajo al día. Durante un periodo de desintoxicación breve, recomiendo tomar dos ajos al día; prueba a cortarlos a trocitos y echarlos en la ensalada o en los acompañamientos de verduras, con una vinagreta de vinagre balsámico.

Durante un periodo de desintoxicación de cuatro a siete días, debes incluir estos alimentos, pero también hay otros alimentos

saludables que debes evitar. Las hortalizas de la familia de las so-
lanáceas pueden retrasar algunos aspectos clave de la desintoxicación hepática; entre ellas se encuentran las patatas, los tomates,
las berenjenas y los pimientos, incluida la pimienta de cayena. En
circunstancias normales, no tienes por qué evitarlas, a menos que
tengas intolerancia a ellas, pero si estás haciendo una desintoxicación, no las comas.

Además de los alimentos, un ayuno parcial intermitente también te ayudará en este proceso. Ayunar durante quince horas genera cetonas y activa el proceso de quemar grasa (ver el ayuno
parcial intermitente en el capítulo cuatro). Cuando quemas grasa,
liberas las toxinas almacenadas en tu tejido adiposo. Si haces un
breve periodo de limpieza corporal, procura ayunar durante quince horas cada día. Si quieres facilitar el ayuno, puedes beber café
ecológico con *ghee* y aceite de TCM para empezar el día. (Puedes
tomar café durante estos periodos, siempre que sea ecológico).

Evita todo tipo de alcohol durante la limpieza. Recuerda que
cualquier clase de bebida alcohólica bloquea la desintoxicación del
hígado. Lo que menos deseas, cuando estás liberando toxinas de
tus almacenes de grasa en el torrente sanguíneo, es retrasar tu función de eliminarlas.

Algunos suplementos son excelentes para este proceso de limpieza; tómalos mientras dure y, como mínimo, una semana después, para ayudar a expulsar todas las toxinas que todavía estén
circulando por tu sistema. La curcumina tiene muchos beneficios
para la salud, especialmente para el cerebro (ver el capítulo cinco), y también ayuda al hígado a eliminar toxinas. Para reforzar el
proceso de desintoxicación, toma diariamente un suplemento de
curcumina de 1.000 mg. El glucomanano (raíz de *konjac*) es otro
suplemento muy útil para la desintoxicación. Elimina toxinas de
nuestro organismo actuando como una esponja. (Una versión comercial del glucomanano es el PGX). El glucomanano no solo ayuda a eliminar toxinas, sino que es una forma muy viscosa de fibra

que mejora el control del azúcar en la sangre y el perfil lipídico. Pregúntale a tu médico si es recomendable que tomes 3 g de glucomanano, de una a tres veces al día. Si tienes dificultades para encontrarlo, todas las formas de fibra van bien para eliminar toxinas.

Además de los alimentos y los suplementos, sudar es otra forma de eliminar toxinas. Procura sudar haciendo ejercicio todos los días. Y para sumar beneficios, procura sudar en una sauna o baño de vapor una o dos veces a la semana. Los seres humanos han utilizado los lugares de sudoración durante millares de años para mejorar muchos aspectos de la salud. Sigue siendo una gran tradición. Durante una desintoxicación de cuatro a siete días, resérvate un tiempo para ir a la sauna o al baño de vapor, o disfruta de un agradable baño muy caliente que emane vapor.

Cuando te propongas hacer una limpieza de tu organismo, recuerda que estás sacando las toxinas que están alojadas en los huesos y en la grasa y que las estás eliminando. Muchas personas tienen síntomas a corto plazo mientras eliminan toxinas, puesto que estas circulan por el torrente sanguíneo durante este proceso. Los síntomas más comunes que se pueden producir durante una desintoxicación son erupciones cutáneas, heces y orina con olor fuerte, congestión, dolor de cabeza y dolores musculares. A pesar de estas molestias de corta duración, los beneficios de eliminar toxinas superan estas desventajas. Si tienes síntomas graves, puede que seas más sensible que la media o que tuvieras más carga de toxinas. Si este es tu caso, interrumpe el proceso y coméntaselo a tu médico para que te oriente.

Evitar la invasión de toxinas en el cerebro no es fácil, pero si estás atento, puedes reducir significativamente tu exposición a las más comunes que dañan tu cerebro. Con esto protegerás tu función cognitiva y tu salud general. Ahora vamos a seguir los pasos para hacer que nuestro cerebro sea más feliz y funcione mejor durante el resto de nuestra vida.

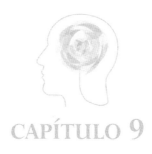

CAPÍTULO 9

Un óptimo cerebro (más feliz) para toda la vida

L a Solución Óptimo Cerebro está diseñada para ayudar a prevenir la pérdida de memoria, proteger la salud del cerebro, crear lucidez mental y conservarla en los años venideros. Sin embargo, a medida que envejecemos, hay una serie de factores, además de los que hemos discutido, que pueden influir tanto en la función cognitiva como en el bienestar emocional, y ambos están íntimamente relacionados.

Algunos de ellos son cambios normales que toda persona sana acabará experimentando. Por ejemplo, las mujeres y los hombres sufrirán fluctuaciones hormonales a lo largo de su vida, que pueden influir en la función cognitiva. Hay otras condiciones y circunstancias que pueden influir en la salud del cerebro, como la depresión o el aislamiento social, que no son consecuencias inevitables del envejecimiento.

Si miramos hacia el futuro, nos será útil comprender cómo factores tan variados como estos influyen en la salud del cerebro y en la del resto del cuerpo. Hay ciertos aspectos del envejecimiento que no podemos controlar, pero la Solución Óptimo Cerebro nos ofrece una vía para amortiguar su impacto negativo y una inspiración para elegir opciones que no solo nos mantendrán físicamente fuertes, sino intelectualmente implicados, y emocionalmente conectados y felices.

LOS CAMBIOS HORMONALES Y EL CEREBRO

Cuando los niños y niñas pequeños van vestidos iguales, con pantalones cortos y cortes de pelo parecidos, es difícil distinguirlos. Pero, al final, la pubertad los transforma en chicas y chicos, con diferencias físicas muy evidentes. Con el paso del tiempo, llega la menopausia y la andropausia, y ambos empiezan a parecerse de nuevo. A edad avanzada, vestidos y peinados iguales, puede ser difícil distinguir a las mujeres de los hombres. Al fin y al cabo, tenemos las mismas hormonas, es la proporción hormonal lo que nos diferencia.

Después de la pubertad, los chicos tienen claramente más testosterona, mientras que las chicas tienen más estrógenos y progesterona, pero cuando envejecemos, estas grandes diferencias en los niveles hormonales van desapareciendo de forma natural. Después de la menopausia, los niveles de estrógenos y de progesterona bajan significativamente; los hombres, a su vez, después de la andropausia, experimentan un descenso de los niveles de testosterona.

Del mismo modo que la pubertad es una etapa de profundos cambios, y a veces de frustración, tanto para chicos como para chicas, la menopausia y la andropausia[1] pueden poner a prueba a hombres y mujeres y afectar a su calidad de vida, a su lucidez y claridad mental, a su sueño y al riesgo de padecer depresión y ansiedad. Sin embargo, hay formas de afrontar estos cambios y, al mismo tiempo, de proteger la función cerebral.

La menopausia

La menopausia es una etapa normal en la vida de la mujer: es el cese de la menstruación. El diagnóstico suele ser retrospectivo y llegar al cabo de un tiempo, cuando la mujer ha dejado de menstruar durante doce meses seguidos y los ovarios ya no liberan un óvulo cada mes. La edad media para la menopausia son los cincuenta y un años, pero puede producirse en cualquier momento entre los cuarenta y los sesenta años. Los síntomas varían ampliamente, como insomnio, sofocos, sudoración nocturna, falta de libido y sequedad vaginal. La disfunción cognitiva (o confusión mental) también es un síntoma muy común. Un tercio de las mujeres tienen trastornos mínimos a corto plazo, otro tercio tiene síntomas moderados que le duran uno o dos años y otro tercio tiene síntomas más agudos que pueden durar hasta veinte años.

La perimenopausia suele empezar dos o tres años antes que la menopausia, pues los ovarios producen menos estrógeno y progesterona y los ciclos se vuelven más irregulares, a medida que los ovarios empiezan a fallar y ya no liberan un óvulo cada mes. Muchos síntomas de la menopausia pueden presentarse durante la perimenopausia, especialmente los sudores nocturnos y los sofocos.

Mis propias pacientes me cuentan que la disfunción cognitiva y el insomnio son los síntomas más molestos relacionados con la menopausia, pues son los que más influyen en su capacidad para funcionar con normalidad en la vida cotidiana. (Si dejamos a un lado el tema laboral, vivir con esas molestias ya es muy difícil de por sí). El insomnio —que puede intensificar la sensación de confusión mental— es fácil que empeore con los sudores nocturnos (los sofocos que tienen lugar por la noche). Puesto que algunos de estos síntomas son interdependientes, si tratamos con éxito uno o dos de ellos, se puede producir un efecto dominó positivo sobre el resto. Frenar la sudoración nocturna, por ejemplo, puede mejorar el insomnio. Y dormir bien por la noche puede hacer desaparecer la confusión mental.

Hay ciertos cambios en el estilo de vida que se ha demostrado que alivian los síntomas de la menopausia. Aunque no son tan potentes como la terapia de sustitución hormonal (como la terapia con estrógenos, progesterona y testosterona), cada uno de ellos puede reducir los síntomas de la menopausia en un 20 o 30 %.

- Para una mujer que no hace ejercicio, incorporar treinta minutos de actividad aeróbica diaria, cuatro o cinco días a la semana, o yoga, una hora al día, reducirá los síntomas de la menopausia en un 20 o 30 %.
- Una o dos raciones de productos de soja al día reducirá los síntomas un 25 %, y además ayudará a reducir el riesgo de desarrollar cáncer de mama y mejorará la densidad ósea. (Consume solo productos de soja ecológica). Sin embargo, aproximadamente el 15 % de las personas tienen intolerancia a la soja; si eres una de ellas, no la tomes.

Si estás siguiendo la Solución Óptimo Cerebro, hacer ejercicio físico con regularidad y comer alimentos de soja (como el edamame) o soja fermentada (que encontrarás en el *natto*, el miso y el *tempeh*) puede que ya esté incluido en tu programa. Para las que todavía han de llegar a la perimenopausia o a la menopausia, la Solución Óptimo Cerebro es una excelente forma de reducir el riesgo de tener síntomas.

Si experimentas síntomas importantes de la menopausia, especialmente disfunción cognitiva, deberías comentarle a tu médico que te explique los riesgos y los beneficios de las terapias de sustitución hormonal bioidéntica, concretamente la de estradiol tópico (que se suele aplicar en parches, crema o gel), progesterona oral y testosterona tópica. (Las hormonas bioidénticas tienen la misma estructura molecular que las hormonas que fabrica nuestro cuerpo). Aunque los cambios en el estilo de vida pueden ayudar a reducir los síntomas, la terapia de sustitución hormonal sigue siendo el tratamiento más eficaz.

¿Puede la terapia de sustitución hormonal afectar a la conexión corazón-cerebro?

Puesto que la salud del cerebro y la del corazón están estrechamente relacionadas, es importante resaltar que el tratamiento de sustitución de estrógenos, una forma tradicional de terapia de sustitución hormonal (TSH), se ha relacionado con las enfermedades cardiovasculares. Tiene muchos beneficios, pero debido a sus riesgos cardiovasculares potenciales, es imprescindible que te la recete personalmente tu médico de confianza.

En las décadas de los ochenta y los noventa, cuando las mujeres llegaban a la menopausia, se les recomendaba sistemáticamente la terapia de sustitución de estrógenos, por sus efectos para la prevención de enfermedades cardiovasculares. Sin embargo, los resultados del Estudio sobre la Sustitución de Estrógenos/Progestina para el Corazón y la Iniciativa de Salud para las Mujeres demostraron lo contrario. Los datos que se publicaron en la década de los noventa revelaron que la terapia de sustitución de estrógenos parecía ser más perjudicial para la salud cardiovascular de las mujeres que beneficiosa, en particular para aquellas que hacía más de diez años que eran menopáusicas. Y aunque la TSH era muy eficaz para un amplio espectro de síntomas de la menopausia, la conclusión a la que llegaron los expertos fue que los riesgos cardiovasculares eran mayores que las ventajas. Así que se recomendó que se dejara de dar este tratamiento a las mujeres.

En los años subsiguientes, los investigadores descubrieron que la *duración* de la TSH era de vital importancia, así como el *tipo de hormonas* implicadas. Una vez más, los pros y los contras de esta terapia fueron reconsiderados por médicos y pacientes.

Estos son los tres factores que se deben recordar respecto a la TSH:

1. **La duración es vital:** dos estudios han demostrado[2] que durante los seis o diez primeros años de la menopausia tomar estrógenos

puede reducir el riesgo de ataque al corazón e ictus. Esto se confirma especialmente con las hormonas bioidénticas (ver el punto 3, más adelante). Sin embargo, cuando se llega a los diez o doce años, los estrógenos pueden incrementar el riesgo de ataque al corazón. Si sigues con esa terapia, a partir de esos años, se ha de valorar si el aumento del riesgo compensa las ventajas.

2. **Es muy importante el tipo de progesterona utilizada.** La progesterona se suele tomar con los estrógenos. Pero lo que muchas mujeres (y, por desgracia, sus médicos) no tienen en cuenta es que el tipo de progesterona utilizada es de suma importancia para el resultado de la terapia, independientemente de su edad, y eso también puede tener implicaciones para la salud del corazón.

    La medroxiprogesterona (MPA) es un tipo de progesterona sintética que *recomiendo evitar*, pues eleva el riesgo de enfermedad cardiovascular, pérdida de memoria y cáncer de mama. A pesar de sus peligros, todavía se comercializa. Asegúrate de que conoces el tipo de progesterona que te ha recomendado tu médico. Además de la MPA, están las progestinas, un fármaco que es una pseudoprogesterona. Puesto que las empresas farmacéuticas no pueden patentar la progesterona bioidéntica natural, la manipulan en su estructura para crear compuestos «únicos» que puedan patentar. Por desgracia, cuando comparamos algunos de estos casiclones con la progesterona natural, aumenta el riesgo de efectos secundarios, incluidos los problemas cardiovasculares.

    Recomiendo la *progesterona bioidéntica micronizada*, que tiene efectos secundarios mínimos. Si estás tomando progesterona, háblale a tu médico sobre la posibilidad de que te cambie a este tipo. Pídele que te la suministre vía oral, en lugar de tópica, para una mejor absorción.

3. **Los estrógenos bioidénticos tópicos son los mejores.** En lo que respecta a los estrógenos, vuelvo a recomendar los bioidénticos.

El estradiol es el más popular, pero elige *formas tópicas en lugar de orales* (tradicionalmente, se ha tomado en píldoras). Según un estudio, el estradiol oral aumenta los niveles de inflamación[3] en un 192 % y el riesgo de coágulos sanguíneos en un 400 %, en comparación con el estrógeno tópico. (El aumento de la inflamación, según la medición de la proteína C-reactiva, es un indicador de que existe síndrome metabólico). Puesto que la presentación en píldoras es tan habitual, muchos médicos no se han enterado de que la FDA ha aprobado varios estrógenos tópicos. Yo recomiendo administrarlos en parche, gel o crema.

Por último, la opción de aventurarse con la TSH es una decisión personal que ha de tomar cada mujer aconsejada por el profesional que la trate, pero si te decides por ella, es evidente que hay ciertas decisiones que puedes tomar para reducir tu riesgo de enfermedad cardiovascular y, por extensión, proteger tu cerebro.

La andropausia (menopausia masculina)

Después de los cuarenta, los hombres experimentan, cada año, un descenso en sus niveles de testosterona. Un hombre de veinte años probablemente tiene un nivel de 1.100 ng/dL. Treinta años más tarde, sus niveles normales de testosterona pueden oscilar entre los 300 y los 800 ng/dL, lo que supone un promedio de 500. Algunos hombres desarrollan síntomas de testosterona baja cuando su nivel está por debajo de 400 y la mayoría tienen síntomas si están por debajo de 300 ng/dL. Casi el 20 % de los hombres de cincuenta años tienen niveles bajos, y sus índices empeorarán con el tiempo.

Los signos de testosterona baja son muy diversos y pueden incluir falta de energía, poco ímpetu (ejercicio, trabajo y libido), pérdida de lucidez mental, peor función sexual (incluida la disfunción eréctil), y dificultad para controlar el peso, que se caracteriza por la pérdida de masa muscular y el aumento de grasa, especialmente alrededor de la cintura. Además de estos síntomas, los niveles de testosterona bajos pueden conducir a una pérdida de densidad ósea y al aumento de riesgo de fractura, así como a un mayor riesgo de ataque al corazón e ictus.

El nivel de testosterona total solo es una parte del problema, pues el nivel de testosterona libre (activa) también desempeña un papel importante en los síntomas. Debido a este factor, algunos hombres tienen síntomas cuando su testosterona está por debajo de 400 o 500, mientras que otros experimentan síntomas mínimos incluso cuando están por debajo de 300. Cabe la posibilidad de que una parte importante de la testosterona total se una (adhiera) a algunas proteínas y que no esté disponible para estimular los tejidos, de modo que el porcentaje que está libre es tan importante como la testosterona total.

Los beneficios de la terapia de sustitución de testosterona para un hombre con niveles bajos son numerosos. La terapia de sustitución de testosterona parece que:

- Mejora la energía, el ímpetu y la función sexual.
- Aumenta la lucidez mental.
- Mejora la densidad ósea.
- Afecta a la composición corporal, aporta más músculo y reduce la grasa de la cintura.

Igualmente importante es que la terapia de sustitución de testosterona parece[4] reducir el riesgo de ataque al corazón e ictus, según un estudio de gran magnitud, en el que participaron ochenta y tres mil hombres, de hospitales para veteranos, durante catorce años. Estos beneficios cardiovasculares, en última instancia, aportan una gran protección de la función cerebral.

Si tienes síntomas de testosterona baja, habla con tu médico sobre qué tipos de pruebas te han de realizar y posibles tratamientos. Los cambios en el estilo de vida mejoran los niveles de testosterona, pero no son tan eficaces como la terapia hormonal. Aun así, se pueden aumentar los niveles de testosterona y reducir los síntomas de su deficiencia haciendo los siguientes cambios, todos ellos en sintonía con la Solución Óptimo Cerebro:

- **Duerme lo suficiente:** la mayor parte de la testosterona se produce durante las horas de sueño. Si te falta sueño, experimentarás un descenso en la producción de esta hormona.
- **Pierde grasa corporal:** las células adiposas convierten la testosterona en estrógenos. Pierde cinco o diez kilos, y experimentarás un aumento en los niveles de testosterona.
- **Come más grasa saludable:** come grasa de aguacate, frutos secos y aceite de oliva y de pescado. La testosterona está hecha de grasa, y las personas con dietas bajas en grasa sufren descensos de sus niveles.
- **Consume más zinc:** los hombres con deficiencia de zinc tienen la testosterona baja (el cuerpo necesita cantidades adecuadas de este metal para producir testosterona). Entre las buenas fuentes de zinc se encuentran las ostras, el chocolate negro y los complejos vitamínicos de calidad. (Los hombres que ingieren dosis normales de zinc no generarán más testosterona aunque tomen más cantidad).

Además, has de intentar aumentar la testosterona libre. Si la testosterona está unida (adherida) a una proteína, no es libre para estimular los receptores de testosterona y activar su actividad.

- **Toma suficiente vitamina D:** necesitas, al menos, de 1.500 a 2.000 IU diarias. La dosis adecuada de vitamina D reduce la globulina fijadora de hormonas sexuales, que se une a la testosterona.

- **Evita comer azúcar e hidratos de carbono refinados**: evita cualquier fuente de harina o azúcar. Una subida en los niveles de azúcar aumenta la viscosidad de la sangre y hace que la testosterona se pegue a la proteína.
- **Haz ejercicio a intervalos de alta intensidad**: hacer ejercicio intenso aumenta los niveles de testosterona libre, liberando la testosterona que se fija a las proteínas.
- **Haz entrenamiento de fuerza para crear masa muscular**: generar masa muscular aumenta los niveles de testosterona libre.

Para desbloquear los receptores de testosterona:

- **Come carnes rojas y de aves y productos lácteos sin hormonas**: los estrógenos bloquean los receptores de testosterona y reducen su actividad. Evita comer hormonas en la dieta, consumiendo proteína animal ecológica procedente de animales criados en libertad o alimentados con pasto.
- **Evita el plástico**: intenta no cocinar y almacenar los alimentos en plástico. Contiene compuestos similares a los estrógenos que bloquean los receptores de testosterona.
- **Procura reducir el consumo de bebidas en botellas de plástico**: las botellas de plástico blando liberan compuestos plásticos (moléculas parecidas a los estrógenos) en el líquido.
- **Evita las latas y los recipientes que tengan un recubrimiento de BPA**: son tóxicos.

Si estás siguiendo la Solución Óptimo Cerebro, ya estás poniendo en práctica muchas de estas acciones para impulsar la testosterona y proteger tu cerebro. Ahora ya tienes más motivación para realizar estos cambios esenciales en tu estilo de vida.

EL ESTADO DE ÁNIMO Y LA MEMORIA: CÓMO AFECTA AL CEREBRO LA DEPRESIÓN

La combinación de niveles de estrés crónico y alto, poca actividad física y una dieta baja en nutrientes esenciales es la tormenta perfecta para provocar una disminución de la función cerebral, que conducirá a la depresión clínica. Puesto que hay tantos individuos, especialmente los que padecen estrés, que pasan sus ajetreados días con malos hábitos de cuidado personal, no es de extrañar que la depresión sea uno de los problemas de salud comunes que los médicos de atención primaria se encuentran a diario. Además de sus efectos paralizantes sobre el bienestar emocional, la depresión puede pasar una costosa factura en la salud general, incluida la función cerebral a corto y largo plazo.

Muchos de mis pacientes confunden la depresión con el duelo. El duelo es sentir el dolor de una pérdida, como la muerte de un familiar o de un amigo, un divorcio o la ruptura con un amigo o amiga muy cercano, un revés dramático en la vida, el final de una carrera profesional (inesperado o planificado) o marcharse de la casa de un ser querido.

Estas pérdidas son dolorosas, cada una a su manera, y puede que suframos y derramemos lágrimas. El duelo es un mecanismo de defensa normal que nos ayuda a sentir nuestra pérdida y a hacer frente a nuestro sufrimiento. No siempre conduce a una depresión, aunque casi la mitad de quienes han sufrido una gran pérdida acaban con depresión clínica. En el duelo, una persona pasa por buenos y malos momentos. Puede divertirse y reírse cuando ocurre algo gracioso, aunque momentos más tarde se eche a llorar al recordar su pérdida. Por lo general, el duelo va desapareciendo gradualmente; no obstante, puede ser intenso durante, al menos, de tres a seis meses. La tristeza desaparece poco a poco, se van produciendo más buenos momentos y menos de sufrimiento. Sin embargo, como cabe esperar, es natural que sintamos algo de dolor cuando se produce una pérdida importante en nuestra vida.

Pero la depresión es diferente. Es probable que el desencadenante sea una de las pérdidas mencionadas, como una muerte, un divorcio o el final de una etapa de nuestra vida. Personalmente, les diagnostico depresión a mis pacientes cuando percibo una reminiscencia de un estado de función cerebral reducida. Esta afecta a nuestras funciones fisiológicas, no solo a nuestro estado de ánimo, y no «mejora», como lo hace espontáneamente el duelo.

Las personas que padecen una auténtica depresión tienen patrones de sueño anómalos (o duermen constantemente o no pueden dormir), falta de energía, mala concentración y memoria, achaques de distintos tipos y, simplemente, sienten que son incapaces de superar su tristeza. Uno de los signos más significativos de la depresión es la anhedonia o incapacidad para sentir placer. Una persona deprimida aparentará funcionalidad en lo que respecta a realizar sus tareas —pagará sus facturas, sacará a pasear a su perro—, pero no disfrutará como solía hacerlo en el pasado. También experimentará un marcado descenso en su ímpetu: libido, ejercicio, trabajo y otros.

En una depresión clínica real, al cerebro le faltan los neurotransmisores y los nutrientes necesarios para funcionar con normalidad, y ya no hay buenos ni malos días: solo soportar estos síntomas de función cerebral deprimida. Sin embargo, es posible invertir este proceso y recuperarse de la depresión. A medida que se envejece, se puede pensar que la depresión es un estado normal de la mente, algo inevitable que todos hemos de soportar. Aunque tener momentos de tristeza sea normal (a cualquier edad), los periodos de depresión clínica continuada no lo son. La depresión no sobreviene con la edad, ni hemos de aceptarla como algo inevitable, especialmente por su relación con la demencia. Podemos dar pasos para prevenir el declive cognitivo y la depresión clínica, pero antes de pasar a estas acciones, aclaremos primero la interconexión entre la depresión y la pérdida de memoria.

ROMPER LA CADENA DE LA DEPRESIÓN
Y LA PÉRDIDA DE MEMORIA

La depresión no solo afecta a la calidad de vida, sino que aumenta el riesgo de alzhéimer. Las mujeres con un historial de depresión tienen un 300 % más de riesgo de padecer demencia en el futuro. En el caso de los hombres el riesgo es del 400 %.

No obstante, es complicado valorar qué grado de riesgo de demencia se asocia a la depresión. Muchas de las deficiencias nutricionales que aumentan el riesgo de pérdida de memoria, como niveles bajos de vitamina B_{12} y folatos mixtos, también aumentan el riesgo de depresión. Los niveles altos de estrés no controlado y los niveles bajos de actividad y de condición física incrementan el riesgo de depresión y de pérdida de memoria. El estrés prolongado y no controlado eleva el riesgo de reducción del tamaño del cerebro y de pérdida de memoria, en parte debido a los altos niveles de cortisol, la hormona del estrés. Con el tiempo, el estrés consume nutrientes y sustancias químicas que son esenciales para una buena función cerebral. La carencia de neurotransmisores provocará síntomas físicos de depresión (como mala calidad del sueño; falta de concentración, de ímpetu y de energía, y anhedonia).

Otro factor que complica este cuadro de causa y efecto es que la depresión suele ser un *síntoma* de la pérdida precoz de memoria. Al fin y al cabo, lo normal es que no quieras reconocer ante tu familia que estás perdiendo la memoria. Pero lo más probable es que ya te hayas dado cuenta, y eso ya es bastante deprimente en sí mismo.

¿Qué pasa con la medicación? ¿Puede esta cubrir los diversos factores que contribuyen a la depresión? Por desgracia, un mito sobre la depresión es que los medicamentos son tratamientos altamente eficaces, pero no es cierto que sean una apuesta segura. Aunque las terapias con medicamentos tienen un modesto efecto en las personas con depresión diagnosticada, ofrecen menos beneficios de los que la mayor parte de la gente imagina, especialmente a largo plazo. Los antidepresivos son todavía más ineficaces en los individuos inactivos y que no se nutren correctamente.

Lo bueno es que las mismas elecciones de estilo de vida que mejoran la función cerebral y previenen la pérdida de memoria también ayudan a prevenir y revertir la depresión. Cuando estudiaba medicina, aprendí que debía recetar antidepresivos a aquellos que mostraran síntomas de depresión, pero jamás observé una mejoría notable, que llegara a impresionarme, únicamente con este tipo de terapia.

Ahora hace ya varios años que ofrezco una versión de treinta días de mi Solución Óptimo Cerebro, no solo para prevenir y revertir la pérdida de memoria, sino para tratar la depresión. Las mejorías que he podido observar son increíbles. Cuando hago la revisión de los treinta días a los pacientes que padecían depresión, la inmensa mayoría de los que siguieron estas recomendaciones experimentaron que sus síntomas de depresión desaparecían, y si no mejoraban, todavía les quedaba la opción de añadir la medicación.

Como sucede cuando tratamos la pérdida de memoria, la respuesta no está solo en aplicar una sola estrategia, sino varias a la vez. Estas son mis recomendaciones para mis pacientes con depresión. Observarás que son parecidas a las que doy para mejorar la función cognitiva.

La nutrición (no olvides las grasas buenas)

Las deficiencias de nutrientes aumentan tu riesgo de pasar del duelo a la depresión, y de estar siempre estresado a la depresión clínica. Bastante al principio de la lista se encuentran los ácidos grasos omega 3 de cadena larga, la vitamina B_{12}, formas mixtas de folatos activos, grasas inteligentes y magnesio. Los antidepresivos no funcionarán correctamente si no corriges estas necesidades nutricionales básicas; tampoco funcionará bien tu cerebro. (Nota: los nutrientes sugeridos con sus correspondientes cantidades, se refieren a las recomendaciones de suplementos Óptimo Cerebro del capítulo cinco).

Las **vitaminas B** son los principales instrumentos que tiene el cuerpo para crear sustancias bioquímicas que levantan el ánimo. Los complejos vitamínicos de buena calidad contienen la gama completa de vitaminas del grupo B, pero la B_{12} y los folatos mixtos (no solo el ácido fólico) son especialmente importantes. Un estudio longitudinal de la Universidad Rush[5] reveló que los niveles más altos de B_6 (piridoxina), B_9 (folato) y B_{12} (metilcobalamina) estaban relacionados con un menor índice de depresión en el transcurso del tiempo, durante, al menos, los doce años que duró el seguimiento. Recomiendo formas de folato activo mixto, como 400-800 mcg de 5-metilentetrahidrofolato (5-MTHF), y, al menos, una dosis extra de 100-500 mcg de vitamina B_{12} (preferiblemente metilcobalamina) para asegurarte un nivel adecuado en sangre.

El cerebro está compuesto por un 60 % de grasa, y las dietas bajas en grasa —concretamente, las que carecen de grasas nutritivas inteligentes— pueden provocar depresión. Tu cerebro necesita **grasas omega 3 de cadena larga**. Come al menos dos raciones a la semana de salmón salvaje o sardinas, o 1.000 mg de EPA y DHA al día. Hay otras grasas buenas que también son importantes para equilibrar la química cerebral, así que no dudes en comer más **grasas inteligentes**, como aguacate, frutos secos, aceite de oliva y chocolate negro cada día.

Los minerales (que encuentras en los complejos vitamínicos de calidad) como el **zinc**, el **yodo** y el **selenio** también te ayudarán a prevenir la depresión. El **magnesio**, una molécula demasiado grande para caber en un complejo vitamínico, es necesario tomarlo aparte. Consume 400 mg de magnesio al día, como mínimo. Aunque puedes conseguir una buena dosis de los alimentos (ver la tabla «Contenido de magnesio en los alimentos» de la página 201), alcanzar esa meta es bastante difícil para la mayoría de las personas. Si crees que lo necesitas, toma un suplemento de magnesio (elige glicinato de magnesio con proteína, mejor que otras presentaciones).

La actividad física: buena para el corazón, excelente para la mente

Hacer ejercicio es bueno para cualquier cerebro, pero es especialmente importante y eficaz para un cerebro deprimido y perezoso. Hacer ejercicio no solo mejora la rapidez y el rendimiento mental, sino que refuerza el sentimiento de bienestar (el tan conocido «subidón del corredor») y ayuda a que nos liberemos del estrés y la ansiedad que exacerban la depresión. No es necesario dedicarse a correr maratones para obtener los beneficios mentales y emocionales del subidón del corredor. Recomiendo treinta minutos de actividad aeróbica diaria, especialmente a mis pacientes que sufren depresión.

La calidad del sueño: relaja tu cerebro

La depresión puede alterar el ciclo del sueño, y quienes la padecen pueden dormir más de la cuenta o padecer insomnio y sueño interrumpido. Dormir menos de siete horas o más de ocho se asocia a un mayor riesgo no solo de pérdida de memoria y aumento de peso, sino de depresión. Si tienes problemas de sueño, revisa las recomendaciones del capítulo siete. Si el cerebro está descansado, relajado y feliz, el cuerpo también lo estará. La meditación, en particular, puede ser muy útil para las personas que tienen depresión y trastornos del sueño, porque puede ayudar al cerebro a serenarse y relajarse. Los meditadores habituales dicen que uno de los beneficios inmediatos de la meditación es la espectacular mejoría que observan en sus patrones de sueño.

La diversión: el toque final

Divertirse es como si se produjeran unos fuegos artificiales en tu circuito cerebral, que restauran su función saludable normal. Mis pacientes siempre se sorprenden cuando les preparo su plan para revertir la depresión e incluyo la instrucción de que reserven, al menos, dos días a la semana a actividades de ocio. Al igual que hacer ejercicio y dormir bien, tomarte un tiempo para divertirte es una forma de combatir el estrés que protege contra la depresión y que devuelve la felicidad a tu vida. Para quienes tienen depresión, sin embargo, la recomendación de que se diviertan puede resultarles muy difícil de llevar a cabo. Aquí es donde un poco de presión por parte de las amistades puede ayudarlas. Si planificas actividades de ocio (tomar un café o comer juntos, ir a un museo o al cine) con otra persona, ya sea tu pareja, pariente o amigo, y te lo marcas en tu agenda, tienes más probabilidades de salir de casa y dejar que la diversión entre en tu vida.

POR QUÉ TODOS LOS «CEREBROS VIEJOS» DEBEN APRENDER TRUCOS NUEVOS

La clásica imagen de la jubilación viene a ser algo parecido a esto: dejas atrás tu ajetreada vida de locos, te acomodas en una cómoda silla y te relajas para el resto de tus días.

Eso, por supuesto, es lo peor que puedes hacer. Aunque todavía te quede mucho para jubilarte, para estar física y mentalmente en forma y prevenir la pérdida de memoria, has de ejercitar *más* tu cerebro y el resto de tu cuerpo a medida que envejeces, no al contrario.

Tu cerebro, al igual que tus músculos, necesita hacer ejercicio para conseguir un funcionamiento óptimo. Si no usas los bíceps, estos se encogerán. El investigador alemán[6] Ulman Lindenberg, un experto en el envejecimiento del cerebro, ha demostrado que los ejercicios de entrenamiento cognitivo en adultos mayores, con el tiempo, pueden frenar la reducción del volumen del cerebro y mejorar las habilidades cognitivas. Es decir, el cerebro necesita ejercitarse con regularidad para estar fuerte.

El truco para proteger tu cerebro y mejorar el rendimiento cognitivo es el aprendizaje continuo de cosas nuevas. Esto hace que los senderos neuronales experimenten una expansión constante y se genere una reserva cognitiva. ¿Significa eso que has de apuntarte a un programa estructurado de «entrenamiento mental»? ¿O basta con leer más sobre temas difíciles, resolver más problemas y rompecabezas o ponerte a aprender a tocar el piano o a hablar italiano? ¿Y es posible ser «más inteligente» al final de la vida?

Veamos cómo funciona.

Entrenamiento mental de alta tecnología: sigue desafiándolo

Uno de los debates de la comunidad científica es si el entrenamiento mental solo puede hacerte más rápido y lúcido o si también puede mejorar tu inteligencia. Recientemente, la mayoría de los estudios parecen indicar que el entrenamiento mental puede mejorar el CI en varios puntos, quizás de un 2 a un 8 % de mejoría. Algunos de los primeros científicos en publicar resultados en este campo fueron una pareja suiza, la doctora Susanne Jaeggi[7] y el doctor Martin Buschkuehl. Han demostrado repetidas veces que los juegos de ordenador extremadamente difíciles pueden mejorar la inteligencia fluida, esto es, la capacidad para resolver problemas e identificar relaciones y patrones.

Sin embargo, por muy alentadoras que hayan sido sus investigaciones —de que el entrenamiento con un programa informático durante treinta minutos, cuatro o cinco días a la semana, mejora el CI del cerebro—, lo más impactante es que puedes mejorar tu función cognitiva siguiendo la Solución Óptimo Cerebro. En mis investigaciones, los hombres y mujeres que siguieron mi programa solo hicieron eso y experimentaron un 25 % de mejoría en lucidez mental, que les permitió ampliar su gama de logros diarios.

Para las personas que sientan curiosidad por los programas de entrenamiento mental estructurados, los más conocidos son los de Luminosity, una de las empresas más importantes de juegos para ejercitar la mente, a los cuales se puede acceder desde tu ordenador de casa. En 2013, proporcionó datos que demostraban que sus programas de entrenamiento mental habían ayudado a cuarenta millones de usuarios a mejorar su función cognitiva, y que sus beneficios perduraban varias semanas, aunque los adultos más jóvenes experimentaban más beneficios que los mayores. En Luminosity también observaron resultados similares a los míos: las personas que dormían un mínimo de siete horas (en comparación con las que dormían menos de siete o más de ocho) y las que tomaban uno o dos vasos de alcohol al día (ni más ni menos) obtenían mejores resultados en los test. Además, observaron que el factor más importante de estilo de vida que influía en la función cognitiva era hacer ejercicio con regularidad.

Luminosity anunció —falsamente, como se comprobó después— que tenía pruebas de que jugar a juegos de ordenador durante diez o veinte minutos al día, varios días a la semana, podía retrasar el declive cognitivo, proteger contra la demencia y el alzhéimer y mejorar el rendimiento escolar, laboral y atlético. Sin embargo, carecía de datos que respaldaran esta afirmación, aunque se podían observar mejorías a corto plazo en las pruebas cognitivas de los adultos jóvenes. Al final, la Comisión Federal de Comercio le puso una multa de dos millones de dólares, por prácticas comerciales fraudulentas, que la compañía accedió a liquidar.

Otra empresa que crea programas de entrenamiento cognitivo es BrainHQ (www.BrainHQ.com), que ha publicado varios estudios que demuestran que sus programas de entrenamiento mental, al cabo de un tiempo, pueden mejorar la función cerebral, mediante ejercicios *online* que se centran en la atención, la rapidez mental, las habilidades sociales y la inteligencia.

Incluso la prestigiosa Clínica Mayo actualmente recomienda el entrenamiento cognitivo para prevenir la pérdida de memoria. Estudió la función cognitiva de cuatrocientas ochenta y siete personas sanas, mayores de sesenta y cinco años, que realizaron «entrenamiento mental» en sus ordenadores de casa una hora al día, cinco días a la semana, durante ocho semanas. Los resultados revelaron que su memoria había mejorado un 21 %. (A diferencia de

Luminosity, la Clínica Mayo no hizo grandes promesas respecto a la prevención del alzhéimer o la mejoría del rendimiento laboral, escolar o atlético).

El gobierno de Estados Unidos también se ha lanzado a la aventura de los juegos de entrenamiento mental por ordenador. En 2014, la Actividad de Proyectos de Investigación Avanzados de Inteligencia, que forma parte de la red de agencias de inteligencia estatales, dio a conocer un programa que había costado doce millones de dólares, llamado Strengthening Human Adaptative Reasoning and Problem Solving [Reforzar el razonamiento humano adaptativo y la resolución de problemas], conocido igualmente como entrenamiento SHARP. El objetivo de dicho programa es ayudar a las tropas de élite, de todas las ramas del ejército, a mejorar su memoria de trabajo y rendimiento cognitivo.

Es evidente que el entrenamiento cognitivo tiene algunos beneficios, pero la trampa de muchos de estos programas es que siempre has de enfrentarte a desafíos nuevos para poder mejorar, y con el tiempo es difícil mantener ese reto. Sí, puedes mejorar durante ocho o doce semanas, pero ¿cómo lo haces para mantener esa mejoría? Por ejemplo, jugar al *bridge*. Un principiante se esfuerza para saber qué cartas ha de jugar y cuándo mienten. Durante un escáner de resonancia magnética funcional, el cerebro se ilumina con la actividad de los esfuerzos del jugador novato cuando tiene que jugar su mano. Sin embargo, un jugador experto seguramente afrontará esa misma mano con facilidad: basta con encontrar a la reina y la jota de picas, y ya está. Una iRMF revelará que el experto apenas piensa.

La clave para mejorar la función cerebral es *seguir aprendiendo*. Si puedes ganar el sudoku más difícil todos los días, enhorabuena, pero luego pasa a algo que te resulte más difícil. Lo mismo sucede con los crucigramas. (Quizás también veas el paralelismo con hacer ejercicio: no puedes mejorar tu condición física a menos que vayas superando retos cada vez mayores). Si te apuntas a un programa de entrenamiento mental, recuerda que solo es eficaz si siempre intentas superar lo que has aprendido. Y hay otras formas de entrenar tu cerebro sin pagar una suscripción mensual a los juegos de ordenador.

Aprendizaje de bajo nivel tecnológico: la recompensa (y el placer) de ser de los que empiezan tarde

Los adultos que deciden ponerse a estudiar un segundo idioma ganan mucho más que la habilidad de poder expresarse en otra lengua en sus próximas vacaciones. Está demostrado que aprender un idioma nuevo ayuda a prevenir la pérdida de memoria. Pero me estoy refiriendo a aprenderlo y a usarlo regularmente, no solo a sacarle el polvo a algo que ya conoces.

Los investigadores han descubierto que los adultos que viven en hogares bilingües[8] y los que aprenden un idioma en edad avanzada —es decir, que llegan a hablarlo con fluidez— pueden retrasar el inicio del alzhéimer de cuatro a cinco años. El efecto es mayor si usan a menudo el segundo idioma. Retrasar en cinco años el inicio del alzhéimer reduce un 50 % de los casos, puesto que suele presentarse al final de la vida. Esta es una razón muy poderosa para recomendar a todo el mundo que aprenda un idioma nuevo y que lo use.

Si aprender una segunda o tercera lengua no te apetece, puedes optar por la música, que también ejercita el cerebro de una forma estimulante. Cuando iba a la facultad de medicina, decidí aprender a tocar la flauta clásica. Cada día practicaba de treinta a cuarenta y cinco minutos, e iba a clase una vez a la semana. Me reservaba estudiar mis asignaturas más difíciles para después de la sesión de música, pues esta parecía que me ayudaba a estar más atento y a recordar más información.

Hay muchas investigaciones que relacionan la educación musical con un mejor rendimiento cognitivo. En Londres, los niños de un programa denominado Bridge Proyect [Proyecto Puente] fueron elegidos al azar para participar en clases de música, en las que aprendían a tocar algún instrumento o a cantar. Los niños que estudiaron música sacaron mejores notas (18 % más altas) en matemáticas y en lectura y escritura que los del grupo de control, que no estudiaron música. En Toronto, Glenn Schellenberg y su equipo de investigación eligieron aleatoriamente a ciento cuarenta y cuatro niños de seis años, para participar en un grupo de teatro, en uno de control y en uno de música, donde se enseñaba piano y canto. Los que participaron en el grupo de música obtuvieron puntuaciones más altas en CI que los del grupo de teatro y de control.

Realizar una manualidad o actividad artística,[9] tanto si es hacer punto de media como pintar o música, también parece tener algunos efectos protectores para el cerebro, si se hace en la mitad de la vida y se continúa con esa actividad en los años venideros. En otro estudio se observó que las personas que realizaban dichas actividades, acompañadas de interacción social, tenían aproximadamente un 50 % menos de riesgo de padecer deterioro cognitivo leve cuando llegaran a los ochenta. Según parece, las actividades en sí mismas mantienen y estimulan el crecimiento neuronal, sobre todo si se obliga al cerebro a dar más de sí.

Un idioma nuevo,[10] tocar un instrumento, un programa de ordenador, arquitectura paisajística, un rompecabezas o un juego, pintura al óleo o cualquier otra actividad que te apetezca aprender de adulto, y que cuando hayas conseguido dominar sus niveles básicos, sigas avanzando para perfeccionarla, es una forma gratificante y agradable de prevenir y retrasar el declive cognitivo.

LA CONEXIÓN (PUESTO QUE TU CEREBRO NO PUEDE HACERLO SOLO)

La misma tecnología que nos une a través de las redes sociales es la que nos aísla de los demás. Mandamos un mensaje de texto o un correo electrónico en lugar de hablar, nos conformamos con las fotos de nuestros amigos y seres queridos en lugar de visitarlos en persona, y realizamos transacciones comerciales por Internet en lugar de hacerlas personalmente. Además de esto, en nuestra vida empiezan y terminan etapas, cuando crecen nuestros hijos y se marchan de casa, cuando cambiamos de profesión y cambian nuestras relaciones. A medida que nuestras circunstancias se modifican, hemos de estar más conectados, no solo por nuestra satisfacción emocional, sino porque nuestro cerebro necesita esa conexión. Los beneficios de desarrollar relaciones afectivas y de apoyo, y conservarlas, pueden durar hasta el final de nuestros días.

Amar y ser amado por tu pareja, compañero o compañera, padre o madre, hijo o hija, o algún otro pariente o amigo o amiga, es bueno para nuestro cerebro y el resto de nuestro cuerpo, desde el plano puramente bioquímico. El estrés sube el cortisol, pero la oxitocina (la hormona de la conexión) lo reduce. Cualquier actividad que aumente la oxitocina (incluidas las relaciones íntimas y el sexo) es una gran forma de reducir el estrés. Pero no es necesario tener relaciones sexuales para disfrutar de los beneficios de esta hormona. Las caricias, veinte segundos de abrazo, tener a un nieto entre los brazos y jugar con niños también ayuda a liberarla.

Las mascotas son una fuente segura y adorable de consuelo y conexión, y con frecuencia son como miembros de la familia o amigos. Los seres humanos han gozado de la leal compañía de los animales domesticados durante miles de años, y existen buenas razones para ello. Las investigaciones han revelado que el acto de acicalar, acariciar y cuidar a un animal es un don para la salud humana, físico y emocional, ya que baja los niveles de estrés y alivia el sentimiento de soledad. Los animales necesitan hacer ejercicio con regularidad, como los perros y los caballos, y eso supone una excelente motivación para estar activos y en la naturaleza. Si te gustan los animales y no tienes ninguno, plantéate acoger uno.

Además de las relaciones afectivas y de apoyo, también nos beneficiamos estando en contacto con nuestra comunidad. Cuando compartimos nuestra energía positiva con los demás, nos sentimos comprometidos y recibimos apoyo para conseguir nuestras metas. Esta es la razón por la que pertenecer a un grupo religioso (iglesia, sinagoga, templo o mezquita) o participar activamente en obras de beneficencia puede ser muy eficaz. Por otra parte, cuando ofrecemos nuestro tiempo y nuestra energía, cosechamos recompensas que jamás hubiéramos imaginado. Nos sirve para forjar relaciones sólidas, ayudar a quienes más lo necesitan y crear oportunidades que antes eran inexistentes; todo ello puede hacernos sentir bien con nosotros mismos. De hecho, las investigaciones confirman que las personas que viven con generosidad y altruismo pueden descubrir relaciones más profundas, ser más felices, estar más sanas e incluso vivir más tiempo.

Si tienes mucho estrés en tu vida, pasa más tiempo con tus seres queridos y dedícate a proyectos de la comunidad que te gusten. Para obtener mayores beneficios, realiza actos de amor y amabilidad al azar con otras personas, sin esperar nada a cambio.

Algunas de las barreras más comunes para desarrollar relaciones de afecto satisfactorias son nuestros traumas del pasado. A veces, no somos conscientes de cómo nos está afectando algún hecho traumático que nos sucedió en la infancia, o cuando éramos jóvenes, hasta que han pasado muchos años. Un terapeuta de la salud mental, un psicólogo o psiquiatra pueden sernos muy útiles para ayudarnos a ver de qué forma estos hechos tienen el potencial de generar estrés en nuestras relaciones personales actuales. Muchos hemos olvidado lo que ha desencadenado nuestra ansiedad o nuestro miedo, pero trabajar esos temas nos ayuda a reforzar nuestras relaciones más íntimas y a aliviar la tensión que estas nos producen.

Es posible sentirse solo aun teniendo una relación de pareja, especialmente si hay temas pendientes de tratar con ella. Los científicos han descubierto que la soledad puede provocar un aumento de la inflamación crónica, que se sabe que puede causar muchos problemas graves, la demencia entre ellos. Todo ello son razones de más para contrarrestarla creando vínculos.

Nunca es demasiado tarde para que des los pasos necesarios para proteger tu función cognitiva y tu salud general, y para que disfrutes de la ventaja añadida de estar más lúcido mentalmente y en mejor condición física. Esto es justamente lo que te sucederá si sigues la Solución Óptimo Cerebro. Los sencillos cambios en el estilo de vida son la esencia de este programa, entre los que se incluye la preparación y el disfrute de deliciosas comidas repletas de nutrientes, diseñadas para ofrecer toda una gama de beneficios para el cerebro. Invita a tus amigos y familiares a tu cocina, y cread vínculos a través de sabrosos platos, que os nutrirán a ti y a tus seres queridos en mente, cuerpo y alma.

En el capítulo siguiente encontrarás mis recetas favoritas, diseñadas para ti, para tu cerebro.

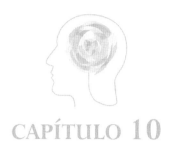

CAPÍTULO 10

Empecemos: recetas para nutrir tu cerebro

E s un hecho que gracias a las cuatro estrategias que constituyen la Solución Óptimo Cerebro mejorará tu función cognitiva, a la vez que prevendrás o retrasarás la pérdida de memoria. Empezar un programa para hacer ejercicio, incluir suplementos de calidad si es necesario y practicar técnicas para reducir el estrés puede implicar tener que hacer algunos gastos o tareas, como comprar ropa cómoda para hacer ejercicio, buscar una fuente de vitaminas de alta calidad o ir a una clase de yoga. Sin embargo, para la mayoría de las personas, el principal cambio en su forma de pensar y en las acciones que tendrán que emprender estará relacionado con la comida.

Después de leer este libro sabrás qué has de comer para mejorar tu cerebro. Este capítulo está dedicado a enseñarte cómo hacerlo. Las cincuenta recetas que he creado para que empieces ofrecen una variedad de ideas para el desayuno, los tentempiés, los platos fuertes de almuerzos y cenas, e incluso los postres, realista y satisfactoria. Hay opciones vegetarianas, así como para los que comen ave, pescado y marisco y carne roja. He incluido recetas de salsa, caldos y condimentos para completar tus platos. Y si eres sensible al gluten, *todas* estas recetas son sin gluten.

Aquí tienes la lista de recetas, que empiezan en la página 354.

Desayunos

1. *El batido de la mañana de Steven.*
2. *Café (o té) con* ghee *ecológico y aceite de TCM (para el ayuno parcial).*
3. *Huevos benedictinos con salmón ahumado y espinaca.*
4. Frittata *con corazones de alcachofa, tomates secados al sol y espinacas.*
5. *Panqueques de almendra y coco.*
6. *Bol de yogur con frutos del bosque.*

Tentempiés

7. *Guacamole.*
8. *Salmón con rodajas de pepino y alcaparras para untar.*
9. *Alitas de pollo con salsa búfalo.*
10. *Crema de alubias blancas, coliflor y avellana para mojar.*
11. *Salmón ahumado con endivias.*

Sopas

12. *Sopa de aguacate y espárragos.*
13. *Sopa de alubias negras.*
14. *Sopa de miso.*

Platos principales

15. Curri *de garbanzos, tomate y okra.*
16. *Sopa de* curri *y coco tailandesa.*
17. *Suflé de espinacas y setas* shiitake.
18. *Tofu con especias y piña acompañado de verduras rehogadas.*
19. *Pastel de nueces pecanas.*

Opciones de pescado y marisco

20. *Tilapia recubierta de almendras.*
21. *Langostinos con salsa de* curri *tailandesa.*
22. *Pinchos de langostinos.*
23. *Salmón con piña salteado con salsa* teriyaki.
24. *Vieiras a la parrilla con salsa pesto.*

Opciones de ave

25. *Pastel de carne de pavo a la italiana.*
26. *Pollo salteado con brócoli y setas.*
27. *Gallinas de Cornualles asadas con hierbas mediterráneas y cala-baza violín.*
28. Curri *de pollo.*
29. *Pato con salsa de cerezas.*
30. *Pollo al vino de Marsala.*
31. *Solomillo de pavo con especias de Oriente Medio.*

Otras opciones de carne

32. *Cordero asado con verduras.*
33. *Solomillo con pimiento, cebolla y ensalada mixta.*
34. *Chuletas de cerdo con hierbas italianas y setas.*

Acompañamientos

35. *Ensalada mixta.*
36. *Col kale con pimiento morrón y ajo.*
37. *Ensalada de queso de cabra con espinacas y remolacha.*
38. *Brócoli con salsa de limón.*
39. *Garbanzos al* curri *con espinacas.*
40. *Alcachofas al vapor con crema para mojar de chalota y limón.*
41. *Ensalada de lentejas.*
42. *Judías verdes con romero y vinagreta.*

Postres

43. *Delicia de pera, chocolate y frutos secos.*
44. *Migas de frutas.*
45. Mousse *de chocolate.*

Salsas/caldos/aliños

46. *Salsa pesto.*
47. *Salsa holandesa.*
48. *Salsa espesa de setas.*
49. *Caldo de verduras.*
50. *Vinagreta Masley de la casa.*

Antes de que te dirijas a la cocina, lo primero que has de hacer es asegurarte de que tienes alimentos que te nutran y sean buenos para tu cerebro, y eliminar todo aquello que es obvio que te perjudica. Para la mayoría de las personas eso implica una remodelación de la cocina y de la despensa, para hacer sitio a los doce alimentos inteligentes que activan el cerebro, junto con otros ingredientes y artículos que harán que cocinar y preparar la comida sea fácil y divertido.

RENOVACIÓN DE LA COCINA Y DE LA DESPENSA

Ha llegado el momento de deshacerte de lo que no necesitas y de lo que tu cerebro no quiere. Busca una caja o una bolsa de basura y empieza a revisar tu cocina, nevera, congelador y despensa y elimina todos los comestibles que dañan tu cerebro. Dónalos a un banco de comida de tu zona, si no te seduce la idea de tirarlos a la basura. Si conservas estos alimentos, probablemente acabarás comiéndotelos y renunciando a los increíbles beneficios físicos y cognitivos que obtendrías con la Solución Óptimo Cerebro. Deberás eliminar lo siguiente:

Empieza por los aceites de cocinar y las grasas nocivas

- Cualquier alimento que contenga aceite hidrogenado o parcialmente hidrogenado (lee la lista de ingredientes para encontrar estos términos).
- Todo aceite que haya caducado o que esté en botella de plástico.
- Aceite de maíz o de colza (salvo el aceite de colza ecológico, extraído con prensa de tornillo y envasado en botella de cristal).
- Mantequilla que no sea ecológica.

A continuación, deshazte de los comestibles con alta carga glucémica

- Ver la página 163 para la lista de dichos alimentos. Los productos que contengan azúcar y sirope de maíz (no solo los que son evidentes, como los refrescos, sino condimentos como salsa barbacoa, aliños de ensalada envasados que lleven azúcar o kétchup).
- *Chips*, galletas *crackers*, *bretzels*, cereales (excepto los copos de avena gruesos o la avena en grano cortada), barritas de cereales, galletas, panes y otros productos hechos con harina, que actúan como el azúcar en nuestro organismo.
- Todos los alimentos empaquetados o comidas preparadas que contengan azúcares añadidos poco saludables. (Consejo: si te preocupan los azúcares ocultos, en la página 136 tienes una lista de los nombres más comunes del azúcar añadido; lee los ingredientes de la etiqueta para detectarlos).
- Edulcorantes (sustitutos del azúcar). Si tienes frascos de Splenda, Nutrasweet, Equal o Sweet & Low, tíralos. Los edulcorantes que puedes conservar son la estevia, el eritritol y el xilitol. (Pero demasiado eritritol y xilitol pueden provocar retortijones y heces sueltas, así que no te excedas).

Si tienes alguna miel especial o sirope de arce, puedes guardarlos si lo deseas y usarlos con moderación. Pero ¿los reserváis tu familia y tú para las ocasiones especiales o los consumís regularmente? Si terminas consumiéndolos, día sí y día también, y te cuesta controlar tus antojos de dulce, tener estos productos a mano, aunque sean más saludables, hará que los antojos sean más difíciles de controlar. Si luchar contra el antojo de una «recompensa dulce» es un problema en tu casa, mejor será que no tengas miel ni sirope de arce.

No te olvides de tirar los alimentos que contienen nitrosaminas (toxinas para el cerebro)

- Los embutidos, el beicon, las salchichas y el jamón contienen nitrosaminas. Tienes la opción de sustituir algunos de estos alimentos, pero solo con productos sin nitrosaminas.

¿Qué pasa con el gluten?

- Son los productos hechos con trigo, centeno o cebada. Si sospechas que puedes ser sensible al gluten; si has tenido problemas de salud crónicos intestinales, en el cerebro, de tiroides, en las articulaciones, en piel o si has engordado de manera inexplicable, esta es una ocasión excelente para no tomar gluten durante un mes y observar si se produce algún cambio en tus síntomas y en tu vida. Si es así, no consumas más estos productos.

Si no sufres problemas de salud crónicos inexplicables, simplemente procura eliminar los comestibles que he citado e introducir los alimentos de la siguiente sección, que son buenos para tu cerebro.

GUÍA PARA HACER LA COMPRA

Haz una lista de la compra donde aparezcan los doce alimentos inteligentes (ver el capítulo tres). Si te sirve de ayuda para organizarte, usa una aplicación para esto. Empieza por los alimentos que ayudan a tu mente que tú y tu familia ya tomáis o que ya sabes cómo preparar. Incluye ingredientes para algunas de las recetas de este capítulo (echa un vistazo a continuación y elige los que quieras probar enseguida). Con el tiempo, añade más variedad y sabor a tu lista de la compra con nuevos productos que no reconozcas o suelas preparar.

Para una lista más actualizada de frutas y verduras ecológicas, descarga la aplicación gratuita para hacer la compra del Environmental Working Group [Grupo de Trabajo Medioambiental], para conocer «Los quince limpios» y «Los doce sucios», en www.ewg. org/foodnews/. O, simplemente, evita «Los doce sucios».

Aquí tienes los doce alimentos básicos que has de comprar y tener a mano, para que puedas disfrutarlos a diario:

- **Hortalizas de hoja verde,** como brócoli, col kale, espinacas, coles de Bruselas, lechugas varias, acelgas de hoja larga o berza. Elige las que te gusten y cómpralas frescas o congeladas. Las congeladas suelen ser más económicas y no se pondrán malas en la nevera. Entre los alimentos que actualmente menciona la lista de «Las doce sucias» de EWG, que has de comprar ecológicos, se encuentran la lechuga y las espinacas.
- **Otras verduras,** como remolacha, zanahoria, calabaza violín, judías verdes, hinojo, pimientos de cualquier color, tomates, apio, corazones de alcachofa y alcachofa. Entre los alimentos que actualmente menciona la lista de «Las doce sucias» de EWG, que has de comprar ecológicos, se encuentran los pimientos morrones y el apio.
- **Pescado y marisco rico en omega 3,** como filetes de salmón salvaje, lenguado, trucha, mejillones, ostras y almejas. No lo niego, el pescado salvaje fresco es caro. Es mucho más económico y fácil comprar salmón salvaje y sardinas en lata. El

salmón salvaje en lata (especialmente el rosa) se puede usar como sustituto del atún en casi cualquier receta, y es ideal para untar. Los filetes de salmón salvaje congelados y envasados al vacío también son más baratos que el salmón salvaje fresco. Después de descongelarlo, suelo aclararlo bajo el grifo y luego lo marino con zumo de naranja durante cinco o diez minutos para que tenga menos sabor a pescado.

- **Aceite de oliva y otros aceites saludables para cocinar:** te aconsejo que tengas de dos a cuatro tipos de aceite en tu despensa, para las ensaladas y para cocinar. El aceite de oliva virgen extra es un imprescindible para aliños y salsas. Para cocinar utiliza aceite de aguacate, de almendra, de nuez de macadamia, de oliva virgen y *ghee* (mantequilla clarificada). También puedes usar accite de sésamo y de coco, solo que no lo utilices a temperatura media-alta o alta. Un recordatorio importante: asegúrate de que usas el aceite correcto a la temperatura correcta o corres el riesgo de que un aceite saludable se estropee y se vuelva tóxico (como el aceite de oliva virgen extra o el aún más delicado aceite de coco). Para más detalles sobre los puntos de humeo del aceite, consulta el capítulo tres y visita mi sitio web www.DrMasley.com.

¿Es caro el aceite de aguacate?

Ten cuidado, porque los precios varían mucho. Yo compro una botella de litro por menos de diez dólares [nueve euros aproximadamente] en Costco (solo cinco centavos por cucharada sopera); sin embargo, en algunas tiendas venden aceite de aguacate ecológico de alta calidad en sofisticadas botellas de medio litro por dieciocho dólares (dieciséis euros aproximadamente), casi cuatro veces más. Recuerda que, por ración, hasta el aceite de aguacate más caro solo supone cincuenta centavos por plato; incluso aunque compres aceite caro en botellas pequeñas donde suelas ir a comprar, invertir en aceite de aguacate, a la larga, no te destrozará el presupuesto. En general, los aguacates son bastante limpios; por consiguiente, no es necesario que pagues de más comprando aguacates o aceite de aguacate ecológicos. Un buen lugar donde comprar productos básicos de gran calidad, como el aceite de aguacate, y a buen precio, es Thrive Market (ver mi sección de recursos en www.DrMasley.com/ Resources, para encontrar el enlace), donde ofrecen alimentos un 30 o un 50 % más baratos que los que encontrarás en cualquier tienda o supermercado.

- **Frutos secos y otras grasas saludables**: mis frutos secos favoritos son las almendras, las nueces pecanas, las nueces, los pistachos, las avellanas y las nueces de macadamia. Compra los que más te gusten. Los frutos secos, salados o sin sal, vienen en latas o en frasco. Suelen ser más baratos si los compras a granel. Basta con que los guardes en un recipiente hermético, o en el congelador en un frasco bien cerrado, para mantenerlos frescos. No te olvides de comprar aguacates y leche de coco en latas que no tengan BPA.
- **Frutos del bosque y cerezas**, arándanos negros, fresas, frambuesas, moras y cerezas. Los que has de comprar ecológicos son los arándanos negros, las fresas y las cerezas. Puedes comprarlos a granel o congelados, en lugares como Costco, Walmart y Sam's Club.
- **Cacao y chocolate negro**: el chocolate ha de tener, al menos, un 70 % de cacao, y del 74 al 80 % es aún mejor. A la mayoría de mis pacientes no les gusta el chocolate con un 80 o 90 % de cacao, porque es bastante amargo; el del 74 % parece ser el más popular. Si una etiqueta pone «chocolate

negro», pero el primer ingrediente que menciona es el azúcar, vuelve a dejarlo en su sitio; ten por seguro que no es realmente negro. Las marcas que utilizan menos del 70 % suelen poner «chocolate negro», pero no revelan la proporción de manteca de cacao. Para que el cerebro se beneficie de beber cacao, elígelo no procesado. (Para obtener el mayor contenido en flavonoides, busca las palabras *natural* o *no alcalinizado* y evita las variedades que pongan «Proceso holandés»).

- **Vino tinto**: los vinos más caros no son más saludables, así que elige uno que te guste y que puedas pagar. Toma uno o dos vasos con las comidas, pero no más de tres. Si no bebes vino, procura consumir otros alimentos con pigmentos, como granada, sandía, cerezas, ciruelas y arándanos.

- **Fuentes de cafeína, como el té verde y el café**: si no tomas cafeína, los productos descafeinados también son una buena opción. Recomiendo el café y el té ecológicos, puesto que la industria utiliza demasiados pesticidas en las producciones comerciales. El té a granel es mejor que el que viene en bolsitas. Si bebes café, todas las opciones son buenas para el cerebro si lo consumes con moderación; no es necesario que compres uno con un tueste específico.

- **Hierbas y especias**: hay cientos de ellas, y comprarlas todas no sería práctico. Aquí tienes las que yo más uso en mis recetas para varios estilos de cocina:

» Mezcla de hierbas italianas	» Pimienta negra entera
» Finas hierbas	» Curri (mezcla)
» Tomillo	» Canela
» Eneldo	» Cardamomo
» Pimentón molido	» Sal marina
» Pimienta de cayena	» Ajo fresco
	» Jengibre (raíz fresca)

Lo ideal es tener hierbas frescas en tu jardín o en macetas en el alféizar de la ventana, concretamente perejil, cilantro, albahaca, menta y romero. Puedes comprarlas frescas, pero la comodidad y el ahorro que supone cultivarlas compensa el esfuerzo; ¡es tan sencillo como plantarlas y recolectarlas!

- **Legumbres**, cualquier tipo que te guste, garbanzos, alubias negras, rojas, lentejas, alubias blancas, alubias garrofón [Lima], pintas, etc. Si las compras en lata, busca envases que no tengan BPA, o cuécelas en casa.
- **Alimentos probióticos**, como yogur y kéfir ecológico, chucrut, encurtidos, miso, *tempeh*, kombucha o *natto*. El *natto*, el *tempeh* y la kombucha no son productos demasiado corrientes; quizás tengas que ir a una tienda de productos naturales o asiáticos. Y a la mayoría de las personas no les gustan, así que si eres un poco especial con la comida, tienes mi permiso para no probarlos inmediatamente.

Otros alimentos que debes tener en cuenta

- **Opciones de proteínas**: compra huevos y productos avícolas de aves criadas en libertad y alimentadas ecológicamente. Si compras carne roja, procura que sea de animales alimentados con pasto y que no lleven nitrosaminas. Los productos congelados seguramente serán más baratos.
- **Otras frutas frescas**, especialmente cítricos; siempre va bien tener a mano limones, limas y naranjas, así como manzanas, peras y melón. Puedes comprar melocotón a rodajas congelado (para los batidos), que son más baratos que los frescos.
- **Condimentos**: el vino tinto y el vinagre balsámico, la salsa chile picante, el *tamari* sin gluten, la salsa mexicana, la mostaza de Dijon y el caldo de verduras o de pollo.
- **Harina**: en vez de usar la harina más común de trigo, la harina de almendra (también se conoce como almendra molida) es un excelente sustituto. Tiene casi el mismo contenido en

fibra que la harina integral, pero una carga glucémica muy baja y tiene muchos nutrientes. Si no la encuentras en los lugares donde compras habitualmente, visita mi lista de recursos en www.DrMasley.com/resources para encontrar el enlace con Thrive Market. O prepárala tú mismo. Procesa 1¼ tazas de almendras crudas o tostadas en un robot de cocina o en una batidora para conseguir una taza de harina de almendra y guárdala en un recipiente hermético para usarla cuando la necesites.

- **Bebidas**: compra leche de almendras sin azúcar, de soja ecológica, kéfir ecológico, té sin edulcorar y agua (con o sin gas). Busca envases de cristal o *brik* o latas sin BPA. Lo ideal es tener un filtro de osmosis inversa en tu cocina para el agua, así no tienes que comprar el agua para cocinar y beber.

ANTES DE SALIR DE CASA PARA IR A COMPRAR

Echa un vistazo a algunas de las recetas de este capítulo. Escoge las que te gustaría probar en los días siguientes y compra los ingredientes para preparar las que han despertado tu interés.

Si vas a donar los productos que no quieras a un banco de alimentos, ha llegado el momento de que dejes la caja y vayas al supermercado. Recuerda que los supermercados y las tiendas de comestibles están diseñados para atraerte a comprar comida que no te conviene o necesitas. Céntrate en tu lista de la compra. No te sorprendas si gastas más de la cuenta en tu primera compra de lo que solías gastar, quizás el doble que antes. Las especias extra, el aceite de cocinar y los condimentos son caros, pero no tendrás que adquirirlos en cada compra.

Si vas justo de presupuesto, aquí tienes algunos consejos para ahorrar dinero cuando compres alimentos saludables:

- Compra alimentos congelados en grandes cantidades. Los frutos del bosque, las cerezas, el pescado, el marisco y las verduras son mucho más baratos que frescos, e igualmente nutritivos.

- La carne ecológica de ave y de otros tipos es de un 50 a un 100 % más cara. Si no te lo puedes permitir, come raciones más pequeñas y acompáñalas de raciones de verduras y otros acompañamientos más grandes. Si tienes congelador, comprar carne ecológica a granel supone un gran ahorro.
- Compra a granel directamente en los almacenes. Costco, Sam's Club y Walmart suelen ser más baratos, si te ciñes a los artículos de tu lista de la compra. Lo difícil es no comprar todos los demás artículos que están a la vista. Recientemente, debido a la gran demanda de los consumidores, las grandes superficies han ampliado su gama de productos ecológicos a precios competitivos.
- Apúntate a una cooperativa de productos agrícolas* de tu comunidad. La cooperativa te enviará a casa los productos que se cultivan en tu zona, y en algunos casos carne y leche de animales alimentados con pasto, o bien podrás recogerlos en algún punto de entrega. Puede que los productos sean más económicos. Para más información y una lista de cooperativas agrícolas de tu región, entra en www.localharvest.org. O alguna otra cooperativa de carácter privado. En Estados Unidos, la gente ofrece algunas horas de su tiempo a la semana para obtener descuentos y tener acceso a una variedad de productos ecológicos frescos.

ALMACENAR LOS ALIMENTOS

Es importante cómo almacenas la comida, pues apilarla en la nevera, tal como la traes de la compra, puede provocar que al cabo de un tiempo aumente el número de pesticidas en tu refrigerador.

---

* En Estados Unidos, las cooperativas suelen tener el soporte de la comunidad de la zona en que vives, y están muy organizadas. Se denominan CSA [Agricultura con Soporte de la Comunidad] (N. de la T.).

Es mejor que laves las frutas y las verduras con agua fría y con jabón suficiente como para generar burbujas. Luego aclara el jabón. Primero, lava los productos orgánicos y sécalos, y lava los no ecológicos después.

Los frutos del bosque, las setas, las cebollas y los tubérculos no se han de lavar y guardar, pues podrían estropearse. Guárdalos en una bolsa o recipiente aparte y lávalos individualmente antes de consumirlos.

Evita los recipientes de plástico, en la medida de lo posible. Yo prefiero usar los de cristal con tapas herméticas de plástico para guardar lo que me ha sobrado de la comida, sopas y salsas. No cocines nunca con plástico, ni siquiera en el microondas; pon los alimentos en un recipiente de vidrio o de cerámica para recalentarlos.

MENAJE DE COCINA QUE FACILITA LAS COSAS

Cocinar ha de resultar agradable, y tener los utensilios correctos (y algunos divertidos) hace que la preparación sea más sencilla y agradable. Compara la lista que viene a continuación –utensilios que encontrarás en mi cocina– con los que tú tienes actualmente, y piensa en comprar los que te faltan.

1. **Cuchillos y tijeras**: el utensilio más importante es un buen cuchillo de chef. Los de hoja larga son los mejores. Yo uso tanto el de 20 cm como el de 32. Un cuchillo pequeño de pelar y un par de robustas tijeras de cocina también son imprescindibles.

2. **Tablas de cortar**: eeberías tener dos o más, y no confíes en una tabla que sobresalga de la encimera de la cocina y se mueva cuando cortes. Agarra la tabla por su mango, ponla encima de un trapo de cocina y corta sin que se mueva. Las de madera y las de plástico tienen diferentes ventajas, y ambas están bien. Algunas personas prefieren las de vidrio

para el pollo, la carne roja o el pescado, porque son más fáciles de limpiar y desinfectar.

3. **Sartenes para saltear**: necesitarás de tamaño mediano y grande. Evita las de aluminio y hierro fundido. Cómpralas de acero inoxidable o de anodizado de aluminio. Evita las de teflón u otros recubrimientos de plástico antiadherentes.

4. **Cazuelas**: necesitas, al menos, dos, una pequeña y otra mediana.

5. **Olla grande para sopas**: deberías tener una olla de unos 8 l. Igual que las cazuelas y las sartenes, debería ser de acero inoxidable, no de aluminio.

6. **Colador de agujeros grandes y colador de malla**: algunos cocineros usan centrifugadoras de ensalada para lavar y escurrir las verduras y hierbas frescas.

7. **Vaporera**: para incorporarla a tus cazuelas u ollas.

8. **Cucharas de medir**: a mí me gusta tener un par de juegos; así cuando uno está sucio, tengo otro de repuesto.

9. **Jarras medidoras de vidrio**: hay distintas opciones de una, dos y cuatro jarras.

10. **Batidoras**: son ideales para hacer salsas y batidos. Las batidoras eléctricas de mano también son muy prácticas y fáciles de limpiar.

11. **Robot de cocina y batidor de huevos**: si no te gusta cortar verduras, un robot de cocina es indispensable.

12. **Cucharas y espátulas de madera**: es práctico tener de varios tamaños, materiales y formas.

13. **Pelador, rallador de queso o un rallador Microplane para la piel de limón**: también puedes usar una mandolina para cortar las verduras.

14. **Recipientes para horno (de 23 y 33 cm)**: cómpralos de vidrio o de cerámica, preferiblemente dos.

15. **Bandejas de horno, algunas con borde**: las bandejas con borde son especialmente útiles para asar grandes cantidades de verduras.

16. **Envases de vidrio con tapas de plástico para almacenar**: compra de varios tamaños y formas para guardar las sobras. Encontrarás marcas que pueden pasar sin problemas del congelador a la nevera y al horno.

17. **Boles para mezclar de vidrio y de metal**: compra de varios tamaños.

MINDFULNESS A LA HORA DE COMER

Tan importante como el valor nutricional de los alimentos es la forma en que te los comes. Algunos de los beneficios de la dieta mediterránea no tienen que ver con lo que comes, sino con cómo lo comes. En el Mediterráneo se suele comer en la mesa, con tranquilidad y en familia o con amigos. No se come delante de la televisión o del ordenador. Se habla de la comida, se saborea y se disfruta. Algunos de mis consejos favoritos para ser consciente cuando comes son los siguientes:

1. **Concéntrate**: no hagas otras cosas mientras comes. Deja a un lado tu lista de tareas pendientes, apaga todas las pantallas y ¡concéntrate en comer! Disfruta de la compañía de amigos o familia, hablad de los sabores y aromas de la comida que estáis compartiendo. Comer viendo la televisión (o mientras estás usando el móvil o el ordenador) es hipnotizador o dispersante; la gente come mucho más cuando mira la televisión y tiene la sensación de que no se llena nunca, porque no es consciente de lo que come ni de cuánto come.

2. **Siéntate a la mesa cuando vayas a comer**: cuando comes de pie, no estás atento al acto de comer y comes más de lo que deberías; lo mismo sucede cuando comes mirando

la televisión. Tampoco comas mientras miras dentro de la nevera o de la despensa, o cuando estás de pie frente la encimera de la cocina. Sírvete el plato de comida y disfrútalo sentado.

3. **Saborea cada bocado y disfrútalo:** esto no solo mejorará tu digestión, sino también tu aprecio por la comida.

4. **Come al final lo que más te guste:** se recuerda mejor lo último que se ha comido. Esto ayuda a no volver a comer al cabo de un rato, porque esta deliciosa experiencia perdura en tu memoria.

SALIR A CENAR

Salir a cenar debería ser divertido. No tienes que cocinar, ni has de limpiar la cocina ni fregar los platos. Puedes relajarte y gozar de la comida y de la compañía de tus amigos o familiares. Lo ideal sería estar ya lo bastante sano como para poder comer lo que quieras, sin preocuparte de las consecuencias. Sin embargo, si tienes problemas de salud importantes o si comes fuera de casa (por razones de trabajo o personales) a menudo, es muy importante que elijas con cuidado lo que vas a comer. Hoy en día, afortunadamente, es mucho más fácil modificar una comida para que se adapte a tus necesidades, y los dueños de restaurantes astutos que quieren hacer negocio suelen estar dispuestos a satisfacer a sus clientes como sea.

Cuando leo una carta, pienso en todos los platos que ofrecen como posibles opciones. No es necesario que tomes el pollo al vino de Marsala con puré de patatas de acompañamiento. Si ves trucha a la parrilla con acompañamiento de brócoli y salsa de limón, deberías poder pedir pollo al vino de Marsala con brócoli y salsa de limón.

No tengas reparo en preguntar cómo preparan los platos. Deberías poder modificar una salsa y pedir que usen aceites más saludables. Muchas veces pregunto qué tipo de aceite usan para un plato específico, y si no me gusta la opción, les pido que usen aceite de oliva, e incluso que le añadan más cantidad de hierbas o ajo al mismo tiempo. Cuando preguntes por el tipo de aceite, pregunta también si usan algún edulcorante, y pídeles que no lo pongan.

La forma más sencilla de pedir un plato que te guste y que nutra tu cerebro es no tocar la cesta del pan y pedir una ensalada con salsa vinagreta de entrante. Luego pide la opción de proteína más limpia que puedas encontrar, con ración doble de verduras y legumbres como acompañamiento, y sáltate las féculas (generalmente, alguna opción de alta carga glucémica como patatas, arroz, pan o pasta). Acompaña tu comida con un vaso de vino o con agua con gas y limón, y no tomes postre (cómete un buen trozo de chocolate negro cuando llegues a casa). Si realmente tienes algo que celebrar, permítete el pan (o el acompañamiento de fécula) o el postre, pero mejor que no comas las dos cosas. Si has elegido el pan, pide aceite de oliva para mojar; si eliges el postre, compártelo con otra persona, seguirá habiendo de sobra.

No deberías tener problemas al hacer estas peticiones, ni en un restaurante barato ni en uno de lujo. Si no pueden satisfacer estas peticiones razonables, hazle saber al encargado que no volverás. Los restaurantes de comida rápida son más problemáticos, porque no tienen mucho margen para modificar tu pedido. En este caso, la mejor opción suele ser pedir una ensalada con proteína encima y un aliño de vinagreta.

En los bufés libres suelen colocar las féculas al principio. La gente que va a un bufé libre tiene la costumbre de ponerse más cantidad de lo primero que ve. Da una vuelta por todo el bufé, antes de empezar a servirte. Busca los alimentos que deberías comer, como tipos de proteína limpia y verduras y legumbres. Una vez que lo hayas hecho, procede a llenarte el plato con los alimentos que más te convengan. Si estás preparando una cena con varios platos para tus invitados, hazles un favor y coloca los tres alimentos más sanos al principio de la fila, pues es lo que comerá la mayoría.

CÓMO IMPLICAR A TUS AMIGOS Y A TU FAMILIA

Cuando anuncias que vas a cambiar tu forma de comer, tus amigos y tu familia suelen responder de dos formas. Unos estarán a tu lado apoyándote en tu esfuerzo durante todo el camino. Si has tenido problemas de salud o si han expresado su preocupación por tu bienestar, quizás hayan sido ellos los que, durante mucho tiempo, te han estado pidiendo que hicieras cambios en tu estilo de vida. Estarán entusiasmados de que por fin te hayas decidido a pasar a la acción. Diles que siempre han tenido razón y que estás dispuesto a aceptar su ayuda. (Tus elogios te convertirán en su niño mimado).

Luego, hay otra posible respuesta: la resistencia. Empiezas a tirar las galletas y los tentempiés de *chips*. No vas a comer el desayuno habitual de cereales y tostada, ni vais a comer juntos en la hamburguesería grasienta que era toda una «tradición» para vosotros. Estás *cambiando*. Algunas personas, por mucho que te quieran, tendrán problemas para aceptar eso.

Si se resisten, no les regañes ni les supliques. Todo lo contrario, dales ejemplo. A medida que vayas siguiendo la Solución Óptimo Cerebro, ve compartiendo lo bien que te encuentras. (Es posible que se den cuenta de que tienes mucho mejor aspecto). Muchas veces, el deseo de hacer cambios saludables en el estilo de vida que den resultados es un buen tema de conversación para una reunión familiar (pero no para la hora de comer, porque podrían interpretar que estás juzgando lo que están comiendo). Comparte tus metas, lo que esperas alcanzar, y pídeles su ayuda y su apoyo moral, sin decirles lo que tienen que hacer. De este modo, es mucho más probable que te ayuden tus seres queridos.

Conviértelo en un asunto tuyo y de tu salud cerebral, no te impliques en sus decisiones. Diles que para conseguirlo, necesitas que no haya caramelos ni tentempiés de *chips* en casa, porque *terminarás* comiéndotelos, no porque ellos tampoco deberían comerlos. Haz esta petición, dejándoles claro que ellos pueden comer lo que les plazca, pero que no quieres estar expuesto a la tentación de tener ciertos alimentos en la nevera y en los armarios de la cocina. Si están dispuestos a probar los alimentos que vas a comprar y a preparar, mejor que mejor, ofréceles probarlos si quieren, pero no los fuerces. Si empiezan a acercarse a ti, invítalos a la cocina para que te ayuden en la preparación, y puede que, al final, también se pasen a este estilo de vida más saludable.

Si tienes hijos, los doce alimentos inteligentes y todas las recetas de este libro son fantásticos para ellos. Existe el mito de que hay que recompensar habitualmente a los niños con galletas, pasteles, caramelos y refrescos, casi como si el azúcar fuera una parte imprescindible de la infancia. Pero los alimentos nocivos están arruinando la salud y el potencial de la juventud. Dejemos que coman pastel el día de su cumpleaños, pero no dulces ni comida basura todos los días. Yo he criado a mis hijos con los alimentos que recomiendo en este libro. Estoy encantado de poder decir que tengo dos hijos muy sanos (con la ventaja adicional de que tienen paladares aventureros) y que les gusta comer de esta manera. Me encantaría que tus hijos y tus nietos también se criaran sanos y productivos, y con un cerebro sano, fuerte y vital.

MÁS ALLÁ DE LA COMIDA

Voy a hacer un breve repaso de los otros tres componentes de la Solución Óptimo Cerebro, para ayudarte a empezar y a combinar las cuatro estrategias: alimentación, suplementos, ejercicio y control del estrés.

Suplementos

Cuando sigues el programa alimentario de la Solución Óptimo Cerebro, ingieres muchas vitaminas, minerales y otros elementos de la comida. Pero como no siempre podrás conseguir las cantidades adecuadas de estos nutrientes esenciales de los alimentos, aquí tienes las opciones de suplementos para mejorar tu dieta. Para más detalles consulta el capítulo cinco.

Paso 1. Toma los básicos, como:

- Vitamina D: 2.000 UI al día.
- Un complejo multivitamínico cada día, que incluya:

  » Vitamina B$_{12}$, al menos 100 mcg
  » Folatos: al menos, 400 mcg de folatos mixtos
  » Cromo: 400-800 mcg

- Ácidos grasos omega 3 de cadena larga (aceite de pescado): come pescado de dos a tres veces a la semana o toma 1.000 mg de EPA y DHA, de un suplemento de alta calidad.
- Los vegetarianos pueden tomar 500 mg de DHA de algún suplemento de algas.
- Si tienes el genotipo ApoE4, te recomiendo 2.000 mg de EPA y DHA al día.
- Alguna fuente de probióticos: los alimentos primero, los suplementos después.
- Magnesio: al menos, 400 mg diarios. Los alimentos primero, los suplementos después.
- Las personas con deterioro cognitivo leve deben hablar con su médico para saber si pueden tomar 2.000 mg de magnesio L-treonato al día, que incluye 144 mg de magnesio elemental.

Paso 2. Toma algún otro suplemento adicional, por ejemplo:

- Curcumina: 500 mg, una o dos veces al día.
- Resveratrol: 200-250 mg de trans-resveratrol, una o dos veces al día.
- Aceite de TCM: empieza con 10 g al día y ve aumentando hasta los 20 g.

*Paso 3. Conoce más sobre los suplementos
si eres una persona de alto riesgo:*

- Coenzima Q10.
- Fosfatidilserina.
- Huperzina A.
- Compuestos diseñados para favorecer la función mitocondrial (ácido alfa-lipoico).

Hacer ejercicio

Puesto que cada persona que empieza la Solución Óptimo Cerebro tiene una condición física distinta, es importante identificar uno de los tres pasos recomendados para empezar. Para más detalles, consulta el capítulo seis.

- Si realizas poca actividad diaria, empieza por el paso 1.
- Si ya haces una rutina regular de ejercicio, probablemente estés listo para el paso 2.
- Si estás activo y en forma (cumples con los requisitos del paso 2), prueba el paso 3.

Paso 1. Empieza a moverte

- Cuenta tus pasos diarios y ve aumentando hasta llegar a los diez mil pasos, cinco o seis días a la semana (es el equivalente de caminar de seis a ocho kilómetros). Cuando alcances este nivel de actividad, ve al paso 2.

*Paso 2. Acelera tu frecuencia cardiaca e
incorpora entrenamiento de fuerza*

- Averigua qué nivel aeróbico es el correcto para ti determinando tu objetivo de frecuencia cardiaca. (Te recomiendo que hagas una sesión de ejercicio con un fisiólogo del ejercicio para descubrir a qué frecuencia cardiaca has de trabajar). Sea cual sea la actividad aeróbica que elijas (caminar rápido, correr, nadar), estas son las fases que deberás realizar:

» *Fase 1*: objetivo de frecuencia cardiaca del 60-70 % de tu capacidad máxima, veinte o treinta minutos, cuatro o cinco veces a la semana.
» *Fase 2*: objetivo de frecuencia cardiaca del 70-80 % de tu capacidad máxima, treinta o cuarenta minutos, cuatro o cinco veces a la semana.
» *Fase 3*: ejercicio aeróbico moderado, dos o tres días a la semana, combinado con entrenamiento por intervalos de alta intensidad, al 80-90 % de tu capacidad máxima, dos o tres veces a la semana.

• Añade una o dos sesiones de entrenamiento de fuerza a la semana, ya sea el mismo día que haces el ejercicio aeróbico o bien los otros días.

Paso 3. Combínalo todo para ser un Óptimo Cerebro
• Haz ejercicio cuatro o cinco días a la semana como mínimo. (Tómate un día de descanso, aunque puedes usarlo para hacer ejercicio de baja intensidad, si lo deseas). Combina la actividad aeróbica moderada dos o tres días a la semana, entrenamiento por intervalos dos o tres días a la semana y una actividad como pilates para reforzar el *core* y el equilibrio una o dos veces por semana.

Gestión del estrés

Introduce en tu vida conexión social, diversión y placer, para ser más feliz y estar menos estresado. Para más detalles, consulta el capítulo siete.

Paso 1. Concéntrate en lo que puedes controlar: tus elecciones de estilo de vida
- Haz ejercicio a diario para liberar tensión.
- Duerme bien por la noche, de siete a ocho horas.
- No tomes demasiados estimulantes, como cafeína y alcohol, y evita todo tipo de productos del tabaco.

Paso 2. Desconecta, recarga y descansa
- Programa un rato de paz y tranquilidad todos los días, para hacer yoga o darte un baño de agua caliente a la luz de las velas.

Paso 3. Profundiza para hallar la paz
- Prueba la meditación, concéntrate en la respiración o utiliza un programa de *biofeedback*, como HeartMath.

Si tienes el gen ApoE4

Aquí tienes un resumen de las acciones en las que te has de concentrar:

1. Sigue un plan alimentario de baja carga glucémica. Evita el azúcar y los hidratos de carbono refinados. Intenta comer los doce alimentos inteligentes a diario para proteger tu función cognitiva.
2. Toma una cantidad moderada de grasa saturada de proteína animal y productos lácteos. Puesto que los genotipos ApoE4 no tienen tanta capacidad para utilizar con eficacia las grasas TCM como combustible, no tienes demasiadas razones para consumir aceite de TCM, aceite de coco y otros productos del coco.
3. Toma ración doble de aceite de pescado. Procura tomar 2 g de DHA y EPA diarios. Las personas con este gen necesitan más aceite de pescado.

4. Haz más ejercicio cada día. Aunque todo el mundo se beneficia de hacer ejercicio, las personas con el gen ApoE4 pueden obtener aún más beneficios.

5. El ayuno parcial intermitente es muy popular en la comunidad de quienes tienen el gen ApoE4.

6. Puesto que las personas con este gen tienen presentan probabilidades de padecer inflamación, vale la pena que se planteen tomar suplementos que la reduzcan, concretamente aceite de pescado y curcumina, y que eviten todos los productos del tabaco.

Para más información, visita el sitio web www.apoe4.info/wp/.

UN ÚLTIMO MENSAJE

Puedes mejorar tu función cerebral desde ahora mismo y evitar o prevenir la pérdida de memoria en el futuro, así que empieza y sé constante. La Solución Óptimo Cerebro no es solamente un programa de quince o treinta días; está diseñado para ser un estilo de vida, que puedas seguir el resto de tu vida.

Sí es cierto, tus genes no los puedes cambiar, pero los mensajes que contienen se pueden modificar. Has de elegir cómo quieres que se expresen. Tu salud actual es una expresión de tu potencial genético, pero eres libre para cambiar de estilo de vida y expresar tus genes de otro modo, a través de una vida saludable, estando en forma, gozando de bienestar emocional y teniendo un propósito.

Puedes mejorar tu lucidez mental y, al mismo tiempo, prevenir e incluso revertir la enfermedad cardiovascular y reducir el riesgo de perder la memoria. Estarás más sano, más en forma, serás más atractivo y empezarás a encontrarte mejor.

RECETAS DE LA SOLUCIÓN ÓPTIMO CEREBRO

DESAYUNOS

El batido de la mañana de Steven

Este es el batido que tomo varios días a la semana. Incluye muchos de los doce alimentos que protegen el cerebro, es rápido y fácil de preparar y de beber, y está muy bueno. Salvo por la proteína en polvo y algún líquido (prefiero leche de almendras sin azúcar), puedes eliminar o sustituir los ingredientes a tu gusto.

Tiempo de preparación: 2 minutos
Raciones: 1

½ taza de kéfir ecológico (yo lo prefiero bajo en grasa)
1 taza de cerezas ecológicas congeladas
½ taza de espinacas congeladas o col kale

20 g de proteína en polvo *whey* (suero de leche), de vainilla o chocolate (o proteína de guisante-arroz, si no tomas leche)
240 ml de leche de almendras sin azúcar

Opcional
1 cucharada de cacao en polvo sin procesar y sin azúcar

Bate todos los ingredientes en una batidora hasta que estén bien triturados y suaves. Disfrútalo.

CALORÍAS:	296
PROTEÍNAS:	30 g
GRASAS:	7 g
HIDRATOS DE CARBONO:	25 g
FIBRA:	5 g
SODIO:	268 mg

Consejo: organízate como si tuvieras un puesto de batidos, para prepararlo rápidamente cada mañana. Yo guardo una mezcla de espinacas congeladas crudas y hojas de kale, junto a un recipiente de fruta congelada. Los ingredientes secos los guardo juntos en un armario que esté cerca de la batidora. Nunca tengo que ponerme a buscar los ingredientes.

Café (o té) con *ghee* ecológico y aceite de TCM

Toma esta bebida para desayunar si estás haciendo el ayuno parcial intermitente. Añadir grasa sin hidratos de carbono, para alargar la duración del ayuno de hidratos de carbono y aumentar la formación de cetonas en el organismo, es un concepto novedoso. A las personas que tienen intolerancia a la lactosa, la pequeña cantidad existente en la mantequilla normal puede provocarles síntomas no deseados. El *ghee* (mantequilla clarificada) básicamente carece de proteína láctea y es la mejor opción. Úsala con precaución a medida que aumentes la dosis de aceite de TCM. Muchos experimentarán síntomas intestinales agudos si empiezan con una dosis de 20 g (1 ½ cucharadas) de aceite de TCM.

Tiempo de preparación: 5 minutos
Raciones: 1 (con 10 mg de aceite de TCM)

1 taza de café ecológico recién hecho
1 ½ cucharadas de *ghee* ecológico (mantequilla clarificada)
5-20 g de aceite de TCM (que viene a ser de 1 cucharadita a 1 ½ cucharadas; se empieza con poca cantidad y se va aumentando gradualmente, ver las páginas 173 y siguientes)

Mientras se hace el café, vierte agua caliente en una batidora para calentar el vaso. Cuando esté listo el café, saca el agua. Bate el café caliente, el *ghee* y el aceite de TCM en la batidora, cerrando bien la tapa para evitar salpicaduras. Bátelo bien y tómatelo enseguida.

CALORÍAS:	237
PROTEÍNAS:	0,5 g
GRASAS:	27 g
HIDRATOS DE CARBONO:	0 g
FIBRA:	0 g
SODIO:	7 mg

Huevos benedictinos con salmón ahumado y espinacas

Este desayuno me encanta porque es delicioso e incluye muchas grasas saludables para el cerebro y pigmentos de plantas. Si no tienes una olla especial para escalfar huevos, es bastante práctico que alguien te ayude cuando tengas que servirlos.

Tiempo de preparación: 25 minutos
Raciones: 2

2 tazas de espinacas congeladas troceadas, previamente descongela

115 g de salmón ahumado, en lonchas finas

4 huevos ecológicos de gallinas criadas en libertad

2 cucharaditas de sal (si no tienes una olla especial para escalfar huevos)

4 cucharaditas de vinagre blanco (si no tienes una olla especial para escalfar huevos)

½ taza de salsa holandesa (página 413, o cómprala hecha)

Cuece las espinacas en una sartén, escúrrelas bien y vuelve a ponerlas en la sartén. Añade el salmón.

Si tienes una olla especial para escalfar huevos, sigue las instrucciones del aparato para escalfar los cuatro huevos a la vez.

Si no tienes una olla especial para escalfar, llena dos cazos de tamaño mediano hasta que el agua cubra unos cinco centímetros en cada uno. Echa una cucharadita de sal y dos cucharaditas de vinagre blanco en cada cazo y ponlos a hervir a fuego lento. Entretanto, rompe dos huevos y ponlos en dos boles pequeños separados, procurando que las yemas no se rompan. Cuando el agua hierva a fuego lento, utiliza el mango de una espátula o cuchara para removerla rápidamente (cada cazo por separado) en una dirección, hasta que el agua forme un remolino. Echa suavemente cada huevo por separado en el centro del remolino; este evitará que la clara del huevo se disperse por todo el cazo. Tapa los cazos y escalfa los huevos (programa el avisador de cocina a cinco minutos; no toques los huevos mientras se están escalfando). Repite el proceso para la segunda tanda de huevos (esta es la razón por la que conviene tener alguien que te ayude si estás preparando más de una ración).

Mientras se escalfan los huevos, calienta un poco las espinacas, el salmón ahumado y la salsa holandesa.

Divide las espinacas templadas en dos montoncitos, uno para cada plato. Luego añade las lonchas de salmón. Cuando estén listos los huevos, sácalos del agua con una espumadera, pon dos huevos encima de cada montoncito de espinacas con un trozo de salmón ahumado y alíñalo con la salsa holandesa. Sírvelo inmediatamente.

CALORÍAS:	499
PROTEÍNAS:	29 g
GRASAS:	41 g
HIDRATOS DE CARBONO:	4,5 g
FIBRA:	1 g
SODIO:	993 mg

Frittata con corazones de alcachofa, tomates secados al sol y espinacas

Este sencillo plato puede servir para el desayuno, el almuerzo o la cena. Las alcachofas tienen muchas vitaminas, fibra y minerales, y la crema agria aporta una dosis de probióticos. Si prefieres no poner lácteos, elimina la crema agria y el queso, y adórnalo con hierbas frescas.

Tiempo de preparación: 15 minutos
Tiempo de horneado: 20 minutos
Raciones: 4

2 cucharadas de aceite de oliva virgen extra, y un poco más para el recipiente de horno
1 cebolla dulce mediana troceada
½ cucharadita de sal marina
½ cucharadita de pimienta negra molida
1 cucharadita de mezcla de hierbas italianas
1 taza de corazones de alcachofa (en aceite de oliva) escurridos

¼ de taza de tomates secados al sol troceados
4 tazas de espinacas frescas troceadas
8 huevos grandes ecológicos de gallinas criadas en libertad
¼ de taza de crema agria ecológica
½ taza de queso gruyer ecológico rallado

Precalienta el horno a 190 °C. Engrasa la cara interna del recipiente de horno con aceite de oliva.

Calienta la sartén para salteados a fuego medio. Añade las dos cucharadas de aceite, la cebolla, la sal, la pimienta y las hierbas italianas y saltéalo todo de dos a tres minutos, removiendo de vez en cuando, hasta que la cebolla se ablande. Echa los corazones de alcachofa, los tomates y las espinacas, y sofríe de tres a cuatro minutos más, hasta que las espinacas estén hechas. Saca la sartén del fuego. Bate los huevos en un bol junto con la crema agria. Luego mezcla los huevos con las verduras en el recipiente de horno. Cúbrelo con el queso rallado. Hornéalo veinte minutos o hasta que los huevos hayan cuajado. Sírvelo caliente o déjalo enfriar, y cómelo a temperatura ambiente o frío.

CALORÍAS:	323
PROTEÍNAS:	18 g
GRASAS:	23 g
HIDRATOS DE CARBONO:	10 g
FIBRA:	3 g
SODIO:	728 mg

Panqueques de almendra y coco

Esta es una opción saludable para preparar panqueques prescindiendo del azúcar y de la típica harina. La harina de almendra (conocida también como almendra molida) es una opción sin gluten que puedes encontrar en la mayor parte de los supermercados importantes. Sírvelos con frutos del bosque frescos y, para las ocasiones especiales, con un poco de nata montada o sirope de savia.

Tiempo de preparación: de 5 a 10 minutos
Tiempo de cocción: de 5 a 10 minutos
Raciones: de 2 a 3 (unos 6 panqueques medianos)

1 taza de harina de almendra (almendra molida)
¼ de taza de copos de coco sin azúcar
½ cucharadita de levadura en polvo sin aluminio
1/16 de cucharadita de sal
½ taza de leche de almendras sin azúcar
½ cucharadita de extracto de vainilla puro

3 huevos grandes ecológicos de gallinas criadas en libertad batidos
1 cucharada de *ghee* ecológico (mantequilla clarificada)
2 o 3 cucharadas de mantequilla de almendra
1 o 2 tazas de frutos del bosque frescos, al gusto.

Opcional

2 cucharadas de sirope de arce   2 cucharadas de crema agria
                                        ecológica

Mezcla la harina de almendra, el coco, la levadura en polvo y la sal en un bol grande. Mezcla la leche de almendras, la vainilla y los huevos batidos en un bol aparte. Haz un hueco en los ingredientes secos y vierte en él la mezcla de huevos. Remuévelo bien.

Calienta una sartén a fuego medio. Echa el *ghee* y deja que se derrita. Pon la mezcla de los panqueques en la sartén con un cucharón y deja que se haga de tres a cinco minutos. Dale la vuelta y déjalo cocer otros dos o cuatro minutos, hasta que se quede dorado.

Calienta la mantequilla de almendra hasta que quede templada y échala encima de cada dos panqueques. Adórnalos con frutos del bosque y sírvelos. Para las ocasiones especiales, mezcla el sirope de arce con la mantequilla de almendra cuando se derrita, o puedes echarte un poco de crema agria encima de los panqueques.

CALORÍAS:	478
PROTEÍNAS:	18 g
GRASAS:	38 g
HIDRATOS DE CARBONO:	23 g
FIBRA:	8 g
SODIO:	151 mg

Bol de yogur con frutos del bosque

Es un básico, pero rápido y sabroso, y se puede tomar también como tentempié. Utiliza cualquier fruto del bosque o frutos secos que te gusten. El edulcorante y el coco son opcionales.

Tiempo de preparación: 5 minutos
Raciones: 2

1 taza de yogur natural ecológico
1 taza de frutos del bosque
frescos

¼ de taza de frutos secos
troceados

Opcional

1 o 2 cucharaditas de xilitol o estevia (para una ocasión especial, miel)

1 o 2 cucharaditas de coco rallado sin azúcar

Mezcla todos los ingredientes en un bol y ya está listo para servir.

CALORÍAS:	201
PROTEÍNAS:	8 g
GRASAS:	11 g
HIDRATOS DE CARBONO:	20 g
FIBRA:	4 g
SODIO:	76 mg

TENTEMPIÉS

Guacamole

El guacamole no se conserva mucho tiempo, así que prepara la cantidad que te vayas a comer. Es una crema fantástica para mojar verduras crudas, pero también es perfecta para untar (puedes sustituir la mayonesa por el guacamole). Yo lo prefiero con cilantro, pues le da un sabor más auténtico, aunque el perejil también va bien.

Tiempo de preparación: 10 minutos
Raciones: 2 o más

1 aguacate Hass mediano
2 cucharadas de zumo de lima recién hecho
2 cucharadas de cebolla dulce picada

2 cucharadas de tomate picado
1/8 de cucharadita de sal marina
½ cucharadita de pimentón en polvo

1/8 de cucharadita de pimienta de cayena (o al gusto)

1/4 de taza de cilantro fresco troceado

Para mojar

1 pepino mediano, cortado a rodajitas

1 pimiento morrón rojo, cortado a tiras de poco más de 1 cm

Pela el aguacate, quítale el hueso y aplástalo. Mezcla bien el aguacate con el resto de los ingredientes, menos el pepino y el pimiento morrón.

Si no lo sirves inmediatamente, échale más zumo de lima por la superficie y tápalo (ponlo en un recipiente hermético). El zumo de lima retrasará la oxidación del guacamole. Cuando esté listo para servir, utiliza las rodajas de pepino y las tiras de pimiento morrón para mojar.

CALORÍAS:	161
PROTEÍNAS:	2 g
GRASAS:	15 g
HIDRATOS DE CARBONO:	8 g
FIBRA:	7 g
SODIO:	140 mg

Salmón con rodajas de pepino y alcaparras para untar

Este preparado para untar es muy sabroso y sus ingredientes pueden controlar los niveles de azúcar en la sangre y nutrir el cerebro. El salmón en lata va muy bien para preparar esta receta.

Tiempo de preparación: de 5 a 10 minutos
Raciones: 2 o más

100 g de salmón cocido (del grosor de una baraja de cartas)

1 tallo de apio mediano

¼ de taza de perejil italiano troceado

¼ de cucharadita de pimienta negra molida

½ taza de hummus

Para servir

1 pepino mediano a rodajas

2 cucharadas de alcaparras escurridas

Mezcla el salmón, el apio, el perejil, el pimiento y el hummus en un bol. Para servirlo, esparce las rodajitas de pepino por el plato. Pon el preparado de salmón encima de cada rodajita y añade las alcaparras.

CALORÍAS:	219
PROTEÍNAS:	19 g
GRASAS:	10 g
HIDRATOS DE CARBONO:	15 g
FIBRA:	5 g
SODIO:	539 mg

Alitas de pollo con salsa Búfalo

Puedes servir este plato en tu próxima fiesta o reunión para ver un acontecimiento deportivo. Los ingredientes de esta salsa búfalo son buenos para tu cerebro, porque contienen grasas saludables, hierbas y pigmentos de plantas.

Tiempo de preparación: de 10 a 15 minutos

Tiempo de horneado: de 40 a 45 minutos

Raciones: 4

24 alitas de pollo ecológico criado en libertad

½ cucharadita de salsa de tomate

1 cucharada de levadura en polvo sin aluminio

½ cucharadita de sal marina fina

¼ de cucharadita de pimienta negra molida

¼ de taza de aceite de oliva virgen extra

6 dientes de ajo medianos machacados y picados

1 cucharadita de mezcla de hierbas italianas

1 cucharadita de pimentón en polvo

½ cucharadita de cayena (o al gusto)

Precalienta el horno a 200 °C. Pon las alitas de pollo en un bol con la levadura en polvo, la sal y la pimienta negra, mezcla bien los ingredientes y luego colócalos en una bandeja de horno. Hornéalas de treinta y cinco a cuarenta minutos, hasta que el pollo esté dorado.

Entretanto, mezcla el aceite, la salsa de tomate, el ajo, las hierbas italianas, el pimentón y la cayena en otro bol.

Baja la temperatura del horno a 175 °C. Echa las alitas de pollo en el bol con la salsa y remuévelas hasta que estén bien empapadas. Vuelve a colocarlas en la bandeja de horno y hornéalas doce minutos más.

CALORÍAS:	523
PROTEÍNAS:	32 g
GRASAS:	42 g
HIDRATOS DE CARBONO:	4 g
FIBRA:	1 g
SODIO:	549 mg

Crema de alubias blancas, coliflor y avellana para mojar

Esta crema es ideal para mojar verduras crudas. Las alubias envasadas facilitan todavía más su preparación (si las cueces tú mismo, utiliza dos tazas de alubias cocidas).

Tiempo de preparación: de 10 a 15 minutos
Tiempo de horneado: 30 minutos
Raciones: 3 tazas

½ cabeza de coliflor, cortada en floretes de unos 2 cm (unas 2 tazas)

2 cucharadas de aceite de aguacate

½ taza de avellanas

4 dientes de ajo medianos, machacados y picados

Una lata de 425 g de alubias blancas cocidas, aclaradas y escurridas

2 cucharadas de aceite de oliva virgen extra

½ cucharadita de sal marina

¼ de taza de caldo de verduras bajo en sodio (o agua)

Precalienta el horno a 190 °C. Pon los floretes de coliflor en una bandeja de horno y échales el aceite de aguacate. Hornéalos durante veinte minutos. A los veinte minutos baja la temperatura del horno a 175 °C.

Pon las avellanas en un recipiente de horno y hornéalas diez minutos. Al mismo tiempo, saca la coliflor, añádele el ajo y vuelve a poner la bandeja en el horno durante diez minutos.

En un robot de cocina, bate la coliflor al horno, las avellanas, las alubias, el aceite de oliva, la sal y el caldo de verduras. Bátelo bien hasta que tenga una textura cremosa. Sírvela caliente o fría de la nevera.

CALORÍAS:	247
PROTEÍNAS:	8 g
GRASAS:	16 g
HIDRATOS DE CARBONO:	20 g
FIBRA:	5 g
SODIO:	205 mg

Salmón ahumado con endivias

Esta es otra manera de disfrutar del salmón rico en omega 3. También puedes obtener nutrientes adicionales, incluyendo DHA, si utilizas algas marinas (como el alga *nori*) para envolver el salmón, en lugar de hacerlo con las hojas de endivia.

Tiempo de preparación: 15 minutos
Raciones: 2

8 hojas de endivia medianas
(u hojas de algas de 7 x 10 cm)
450 g de salmón ahumado, dividido en 8 tiras finas
1 aguacate Hass mediano, pelado, sin hueso y cortado en
8 rodajas

8 cucharaditas de crema agria
ecológica
2 cucharaditas de perejil italiano
fresco troceado

Separa las hojas de endivia y colócalas en una fuente de servir. Pon un trozo de salmón ahumado en cada hoja y una rodaja de aguacate, cúbrelas con una cucharadita de crema agria y adórnalas con el perejil.

Si vas a usar algas, coloca las hojas sobre una superficie de trabajo y pon los ingredientes en el mismo orden. Envuelve o dobla el alga como gustes, para hacer un rollito de salmón y ponerlo en el plato.

CALORÍAS:	412
PROTEÍNAS:	32 g
GRASAS:	26 g
HIDRATOS DE CARBONO:	18 g
FIBRA:	14 g
SODIO:	1.400 mg

SOPAS

Sopa de aguacate y espárragos

Esta es una sopa ligera de sabor delicado, que contiene muchas grasas buenas para el cerebro, vitamina C, fibra y pigmentos saludables de plantas. Para convertirla en una comida completa, añade dos tazas de alubias blancas cocidas cuando eches el aguacate. Es una sopa que se puede tomar caliente o fría.

Tiempo de preparación: 15 minutos
Raciones: 4

2 tazas de caldo de verduras bajo en sodio
340 g de espárragos frescos, sin las puntas duras de los tallos, cortados a trozos de 2,5 cm
½ cebolla blanca mediana troceada
1 cucharadita de zumo de limón recién hecho

½ cucharadita de pimienta negra molida
¼ de taza de crema agria ecológica
2 aguacates Hass medianos, pelados, deshuesados y cortados a daditos de poco más de 1 cm

Echa el caldo de verduras en una olla y ponlo a hervir. Cuando hierva, añade los espárragos y la cebolla, baja el fuego a temperatura media y déjalo hervir de diez a doce minutos, hasta que los espárragos estén tiernos. Entretanto, reparte el aguacate cortado en los boles de sopa.

Cuando ya estén listos los espárragos, echa la sopa caliente en una batidora. Añade el zumo de limón, la pimienta y la crema agria y bátelo hasta conseguir una textura suave. Echa la sopa caliente encima del aguacate y sírvela enseguida. Para tomarla fría, prepara la sopa y ponla en la nevera durante veinticuatro horas. Corta el aguacate justo antes de servirlo, divídelo en los boles y echa la sopa fría.

CALORÍAS:	207
PROTEÍNAS:	4 g
GRASAS:	16 g
HIDRATOS DE CARBONO:	16 g
FIBRA:	8 g
SODIO:	197 mg

Sopa de alubias negras

Esta sopa es especialmente buena cuando se prepara con alubias cocidas en casa, aunque las envasadas son más prácticas y fáciles de usar. Algunos cocineros tienen por costumbre hervir alubias una o dos veces a la semana, para tenerlas siempre a mano. Si las usas precocinadas, puedes tener esta suave sopa en la mesa en menos de treinta minutos. Esta sopa está repleta de pigmentos vegetales, fibra, nutrientes y probióticos buenos para el cerebro.

Tiempo de preparación: de 15 a 20 minutos
Tiempo de cocción lenta: 10 minutos
Raciones: 6

- 8 tazas (o 4 latas de 425 g) de alubias negras cocidas, aclaradas y escurridas
- 1 cucharada de aceite de aguacate
- 1 cebolla dulce mediana troceada
- 2 tallos de apio medianos, cortados a tacos
- 1 cucharadita de sal marina
- 1 cucharadita de orégano seco
- 1 cucharadita de pimentón
- ½ cucharadita de copos de pimientos rojos
- 1 pimiento morrón rojo mediano troceado
- 1 pimiento morrón verde mediano troceado
- 4 dientes de ajo, machacados y picados
- 425 g de tomates troceados (unas 2 tazas)
- 2 tazas de caldo de verduras bajo en sodio

Aderezo:
- 2 cucharadas de crema agria ecológica
- 2 cucharadas de cilantro fresco troceado

Cuando estén listas las alubias, calienta una olla grande a fuego medio-alto. Echa el aceite, la cebolla, el apio, la sal, el orégano y el pimentón y saltéalo todo de dos a tres minutos, removiendo de vez en cuando, hasta que la cebolla se ablande. Añade los copos de pimiento rojo y los pimientos morrones y rehógalos un par de minutos más. Sigue removiendo de vez en cuando.

Añade el ajo, los tomates, el caldo de verduras y las alubias a la olla y dale un hervor suave. Baja el fuego a temperatura media y deja que se cueza a fuego lento durante diez minutos. Reparte la sopa en los boles y adórnala con la crema ácida (una cucharada en cada bol) y el cilantro.

CALORÍAS:	363
PROTEÍNAS:	21 g
GRASAS:	4,5 g
HIDRATOS DE CARBONO:	62 g
FIBRA:	21 g
SODIO:	490 mg

Sopa de miso

Esta sabrosa sopa refuerza la función del sistema inmunitario y es una excelente fuente de probióticos, que aporta hasta ciento veinte cepas. Ligera y salada, es una buena opción para un primer plato. El miso amarillo es dulce y cremoso, mientras que el miso rojo es más fuerte y salado; compra el que más se adapte a tu gusto. Hay muchos tipos y tamaños de algas; elige las que sean más convenientes para ti.

Tiempo de preparación: 15 minutos
Raciones: 2

3 tazas de agua
1 taza de setas *shiitake*, cortadas a trozos que quepan en la boca
2 ajos medianos, machacados y picados
Una hoja de algas de 10 x 10 cm (como el alga *kombu, wakame*

o *nori*), cortada a tiritas o cuadraditos
112 g de tofu *silken* ecológico, cortado a taquitos
2 cebolletas medianas, cortadas a tacos
2 cucharadas de miso rojo o amarillo

Pon a hervir el agua y las setas *shiitake* en una olla. Baja el fuego para que se hagan a fuego lento. Añade el ajo, las algas, el tofu y las cebolletas y deja hervir la sopa a fuego lento de cinco a siete minutos, hasta que se ablanden las setas. Pon el miso en un bol pequeño aparte y déjalo allí hasta que lo necesites.

Cuando haya terminado la cocción, saca un cuarto de taza de líquido con un cucharón y ponlo en el bol donde está la pasta de miso, para que esta se disuelva totalmente. Echa la mezcla de miso en la olla, apaga el fuego y sirve la sopa.

CALORÍAS:	86
PROTEÍNAS:	6 g
GRASAS:	1 g
HIDRATOS DE CARBONO:	12 g
FIBRA:	3 g
SODIO:	675 mg

PLATOS PRINCIPALES

Curri de garbanzos, tomate y okra

Este plato de sabor intenso lleva especias que favorecen la función cerebral, como el jengibre, la canela y el curri, y es estupendo para comer las sobras al día siguiente. Puedes usar okra fresca o congelada (si la usas congelada, descongélala antes o dale unos minutos más de tiempo de cocción).

Tiempo de preparación: 20 minutos
Raciones: 4

2 cucharadas de aceite de nueces de macadamia (o aceite de almendra o de aguacate)

1 cebolla dulce mediana troceada

Un trozo de unos 3 cm de jengibre fresco, pelado y cortado a tiritas

2 cucharadas de mezcla de curri

½ cucharadita de canela en polvo

850 g (dos frascos de 425 g) de tomate troceado

4 dientes de ajo de tamaño mediano, machacados y picados

850 g (dos frascos de 425 g) de garbanzos cocidos, aclarados y escurridos

4 tazas de okra (fresca o congelada), cortada a trozos de unos 2 cm

Calienta una sartén para salteados a fuego medio-alto. Echa el aceite y la cebolla y rehógala durante dos minutos, removiendo de vez en cuando. Baja el fuego a temperatura media y echa el jengibre, la mezcla curri, la canela, el tomate, el ajo, los garbanzos y la okra. Cuécelo todo de siete a diez minutos hasta que esté lista la okra. Sirve este plato inmediatamente.

CALORÍAS:	157
PROTEÍNAS:	5 g
GRASAS:	8 g
HIDRATOS DE CARBONO:	21 g
FIBRA:	7 g
SODIO:	22 mg

Sopa de curri y coco tailandesa

Esta sopa, con sus sabores característicos, se puede servir como plato vegetariano con tofu, o bien con pollo o gambas en lugar de tofu. Si puedes encontrar galangal fresco (jengibre tailandés), es mejor que el jengibre fresco. Si no puedes encontrar citronela, el plato sigue estando muy bueno sin ella. Utiliza más o menos pasta de curri rojo, según lo que te guste el picante.

Tiempo de preparación: 15 minutos
Tiempo de cocción lenta: 20 minutos
Raciones: 6

1 cucharada de aceite de aguacate

2 chalotas medianas, cortadas a tacos

1½ tazas de boniato, pelado y cortado a tacos de 1 cm (1 boniato pequeño o mediano)

2 dientes de ajo de tamaño mediano, machacados y picados

2 cucharaditas de pasta de curri rojo (al gusto, según lo que te guste el picante)

2 cucharadas de *tamari*

3 tazas de caldo de verduras bajo en sodio

2 tallos de citronela (de 8 o 10 cm), cortados a lo largo

Jengibre fresco (o galangal), cortado a tacos de unos 3 cm, pelado y cortado a rodajas de unos 3 cm

1½ tazas de floretes de brócoli, cortados a trozos del tamaño de un bocado

425 g de leche coco en lata (que no tenga BPA, a ser posible)

Piel y zumo de lima ecológica de tamaño mediano

450 g de tofu blando, cortado a taquitos

2 cucharadas de albahaca fresca troceada (o albahaca tailandesa)

Calienta una olla grande a temperatura media. Echa el aceite y las chalotas y saltéalas de dos a tres minutos. Luego añade el boniato, el ajo, la pasta de curri, el *tamari*, el caldo de verduras, la citronela y el jengibre y sube el fuego hasta que empiece a hervir. Cuando veas burbujas, baja el fuego a temperatura mínima y deja cocer diez minutos. Agrega el brócoli y deja que hierva a temperatura mínima, otros cinco minutos, hasta que el boniato y el brócoli estén tiernos, pero sin que se deshagan.

Añade la leche de coco, la piel y el zumo de lima, el tofu y la albahaca y deja hervir la sopa otros cinco minutos. Saca los trozos de citronela y jengibre y tíralos. Sirve la sopa en boles.

CALORÍAS:	242
PROTEÍNAS:	7 g
GRASAS:	18 g
HIDRATOS DE CARBONO:	15 g
FIBRA:	2 g
SODIO:	426 mg

Suflé de espinacas y setas *shiitake*

Este puede que sea el suflé más sencillo de preparar. Las espinacas aportan la base, y aunque el suflé no subirá como su versión clásica, las espinacas evitan que se baje. Es esencial que uses huevos ecológicos de gallinas criadas en libertad para preparar este plato. Las almendras y las yemas de huevo ecológicas aportan grasas favorables para el cerebro, mientras que las espinacas también proporcionan una buena dosis de antioxidantes y nutrientes protectores.

Tiempo de preparación: 30 minutos
Tiempo de horneado: de 30 a 35 minutos
Raciones: 4

2 cucharaditas de aceite de almendra y algo más para el plato
1 cebolla dulce mediana, cortada a tacos
225 g (unas 2 tazas) de setas *shiitake*, sin los tallos, cortadas a tacos muy pequeños
½ cucharadita de sal marina
½ cucharadita de pimienta negra molida
1 cucharadita de mezcla de hierbas italianas

300 g de espinacas congeladas (aproximadamente una caja), descongeladas y bien escurridas
2 cucharadas de mantequilla salada ecológica
½ taza de harina de almendras (almendra molida)
1 taza de vino blanco seco
¾ de taza de queso rallado Comté ecológico (gruyer)
7 huevos grandes ecológicos de gallinas criadas en libertad

Aderezo
2 cucharadas de queso parmesano rallado

2 cucharadas de almendra laminada

Precalienta el horno a 200 °C. Engrasa el recipiente de cerámica para el suflé (1,5 l de capacidad, de unos 10 cm de alto y 23 de diámetro) con el aceite de almendra.
Calienta una sartén para salteados a fuego medio-alto. Echa el aceite y la cebolla y remueve, de vez en cuando, durante dos minutos,

hasta que la cebolla se ablande. Echa las setas, la sal, la pimienta y las hierbas italianas. Sigue rehogando y removiendo, de vez en cuando, hasta que las setas se ablanden, unos tres o cuatro minutos. Añade las espinacas. Remueve, baja el fuego y deja que se hagan durante un minuto. Sácalo del fuego y deja la sartén aparte.

Calienta una olla a fuego medio. Échale la mantequilla y la harina removiendo, hasta que la mezcla esté suave y se espese. Baja el fuego al mínimo. Agrega el vino blanco y deja que se haga a fuego lento, removiendo hasta que la mezcla se convierta en una salsa espesa. Añade el queso Comté, sácalo del fuego y agrega la mezcla de verduras.

Separa las claras de las yemas de los huevos con cuidado. Procura que no te caiga nada de yema en las claras. Bate las yemas y echa las verduras.

Monta las claras de huevo con una varilla para montar claras de mano o con una batidora de alta velocidad, hasta que queden lo bastante densas como para que formen picos. Mezcla una cuarta parte de las claras montadas con las verduras; esto hará que la mezcla sea más ligera y menos pegajosa. A continuación, vuelve a mezclar las verduras con el resto de las claras montadas. Es normal que se formen algunos grumos, por lo que no debes intentar mezclarlo más, porque eso hará que el aire de las claras montadas desaparezca y el suflé no subirá.

Pon cuidadosamente la mezcla del suflé en el recipiente previamente engrasado. Cúbrela con el queso parmesano y la almendra laminada.

Hornéalo de treinta a treinta y cinco minutos, hasta que puedas insertar un pincho largo o un cuchillo fino hasta el centro sin que salga manchado. Sírvelo inmediatamente. El suflé debe estar húmedo por el centro, pero no líquido, en cuyo caso vuelve a ponerlo en el horno otros cinco minutos. Córtalo a cuartos y sírvelo.

CALORÍAS:	511
PROTEÍNAS:	24 g
GRASAS:	36 g
HIDRATOS DE CARBONO:	14 g
FIBRA:	5 g
SODIO:	603 mg

Tofu con especias y piña acompañado de verduras rehogadas

Marina las rodajas de tofu en una mezcla agridulce para conseguir más sabor. Esta receta incluye una cucharadita de salsa de curri rojo, pero la cantidad es a tu gusto, usa más si te gusta el picante. A mí me gusta sustituirla por la salsa *sriracha* para cambiar de sabor. No hagas demasiado las verduras para que tengan ese agradable toque crujiente típico de este plato.

Tiempo de preparación: 30 minutos
Tiempo de horneado: 40 minutos
Raciones: 3

Marinada de tofu

- 450 g de tofu ecológico extrafirme a rodajas (corta un bloque vertical por la mitad y, luego, córtalo a lo ancho a trozos de unos 2 cm)
- 1 cucharadita de salsa de curri rojo (al gusto, hasta 1 cucharada)
- 1 cucharadita de pimentón
- 1 cucharada de jengibre fresco rallado o picado, pelado
- 4 dientes de ajo de tamaño mediano, machacados y picados
- 2 cucharadas de salsa *tamari*
- 1 cucharada de vinagre de arroz
- 2 cucharadas de aceite de sésamo tostado
- 225 g de piña troceada escurrida (si es envasada, y sin azúcar)

Rehogado

2 cucharadas de aceite de aguacate

1 cebolla roja mediana, cortada a lo largo en láminas

2 tazas de floretes de coliflor, cortados a trozos que quepan en la boca

1 pimiento morrón amarillo, cortado a lo largo en láminas

1 taza de vainas de tirabeque blanco

1 cucharadita de salsa *tamari*

¼ de taza de caldo de verduras bajo en sodio (o agua)

¼ de cucharadita de copos de pimiento rojo (al gusto, hasta ½ cucharadita)

1 cucharada de semillas de sésamo

Precalienta el horno a 176 °C. Mezcla los trozos de tofu con la salsa de curri rojo, el pimentón, el jengibre, el ajo, el *tamari*, el vinagre y el aceite de sésamo en un bol de cristal. Marínalo en la nevera de treinta minutos a doce horas.

Después de marinarlo, ponlo en una bandeja de horno con borde. Adereza la marinada echando el ajo y el jengibre encima del tofu. Hornéalo treinta minutos.

A los treinta minutos, saca la bandeja del horno (la marinada debería estar seca, pero no quemada). Añade la piña, remueve suavemente con las tiras de tofu y mezcla la piña con la salsa. Vuelve a poner la bandeja en el horno y hornea la mezcla diez minutos más. Entretanto, calienta una sartén para salteados a fuego medio-alto. Echa el aceite de aguacate y la cebolla y saltéalas dos minutos, removiendo de vez en cuando, hasta que se ablanden. Añade la coliflor y saltéala dos minutos más. Agrega el pimiento morrón, los tirabeques, el *tamari*, el caldo de verduras y los copos de pimiento rojo. Baja el fuego al mínimo, cubre la sartén y cuece a fuego lento, de cuatro a cinco minutos más, hasta que se ablanden las verduras, pero sin que estén demasiado hechas. Saca las verduras del fuego, sírvelas con el tofu con piña y adorna el plato con semillas de sésamo.

CALORÍAS:	459
PROTEÍNAS:	21 g
GRASAS:	27 g
HIDRATOS DE CARBONO:	34 g
FIBRA:	7 g
SODIO:	668 mg

Pastel de nueces pecanas

Este sencillo y elegante entrante vegetariano se puede servir solo o con salsa de setas (ver la página 414). Puedes sustituir las nueces pecanas o las nueces por almendras o avellanas.

Tiempo de preparación: 20 minutos
Tiempo de horneado: de 25 a 30 minutos
Raciones: 4

2 cucharadas de aceite de almendra (o de aguacate)

4 tazas de setas, cortadas a tacos

1 cebolla dulce mediana, cortada a tacos

½ cucharadita de sal marina

½ cucharadita de pimienta negra molida

2 tallos de apio medianos, cortados a tacos

¼ de taza de albahaca fresca troceada

¼ de taza de perejil italiano fresco troceado

1 cucharadita de orégano seco

½ taza de vino de Oporto

6 huevos batidos grandes ecológicos y de gallinas criadas en libertad

1 taza de nueces pecanas o nueces, finalmente cortadas

1 taza de queso Comté (o gruyer) ecológico

Precalienta el horno a 200 °C. Engrasa un molde de pan de 20 x 10 cm con aceite de almendra o bien ponle papel de horno. Calienta el aceite en una sartén para saltear a fuego medio-alto. Echa las setas, la cebolla, la sal y la pimienta y rehógalas de tres a cuatro minutos, removiendo de vez en cuando, hasta que la cebolla esté transparente y las setas se hayan ablandado. Añade el apio, la albahaca, el perejil y el orégano, y rehógalos otros tres minutos, removiendo de vez en cuando. Baja el fuego al mínimo, agrega el vino de Oporto y cocínalo de dos a cuatro minutos más, hasta que el vino casi se haya evaporado y la salsa se haya espesado. Sácalo del fuego.

Mezcla los huevos, los frutos secos y el queso rallado en un bol, luego añade la mezcla de setas. Echa la mezcla en el molde para hacer pan. Hornéalo de veinticinco a treinta minutos, hasta que puedas pinchar un palillo hasta el centro y salga limpio. Saca el pastel del horno y déjalo reposar cinco minutos, antes de servirlo. Córtalo y sírvelo como si fuera un pastel de carne.

CALORÍAS:	521
PROTEÍNAS:	22 g
GRASAS:	40 g
HIDRATOS DE CARBONO:	14 g
FIBRA:	4 g
SODIO:	476 mg

OPCIONES DE PESCADO Y MARISCO

Tilapia recubierta de almendras

Una capa crujiente de frutos secos combina bien con cualquier tipo de pescado y añade una dosis extra de alimentos que favorecen la función cerebral. Puedes sustituir la tilapia por lenguado, bacalao, halibut o cualquier otro pescado blanco.

Tiempo de preparación: 15 minutos
Tiempo de horneado: 20 minutos
Raciones: 3

Aceite de aguacate para el recipiente para el horno

450 g de filetes de tilapia (u otro pescado blanco: lenguado, bacalao, siluro, platija) aclarado

1 taza de zumo de naranja recién hecho

1 huevo ecológico grande de gallinas criadas en libertad

½ taza de harina de almendra (almendra molida)

¼ de taza de almendras laminadas (o picadas)

½ cucharadita de sal marina

¼ de cucharadita de pimienta negra molida

½ cucharadita de mezcla de hierbas italianas

Precalienta el horno a 200 °C. Engrasa el recipiente para el horno con aceite de aguacate.

Lava los filetes de tilapia, ponlos en un bol con el zumo de naranja y déjalos marinar cinco minutos.

Mientras se marinan los filetes, bate el huevo en un bol y déjalo aparte. En un plato grande, mezcla la harina de almendra, las almendras laminadas, la sal, la pimienta y las hierbas italianas. Saca los filetes del zumo de naranja y sécalos con un papel de cocina. Sumérgelos en el huevo y cúbrelos con la mezcla de harina. Pon los filetes en el recipiente para el horno y hornéalos veinte minutos, hasta que veas que se forman escamas. Sírvelos inmediatamente.

CALORÍAS:	478
PROTEÍNAS:	45 g
GRASAS:	27 g
HIDRATOS DE CARBONO:	15 g
FIBRA:	3 g
SODIO:	482 mg

Langostinos con salsa de curri tailandesa

En un restaurante se servirían encima del arroz, pero con todos los sabores que encontrarás aquí no lo vas a echar en falta (ni tu cerebro tampoco añorará su alta carga glucémica). Puedes sustituir los langostinos por pollo, almejas o tofu y usar cualquier tipo de mantequilla de frutos secos para la salsa de curri. Si usas pollo, asegúrate de que esté bien hecho antes de echarlo a la salsa.

Tiempo de preparación y cocción: 30 minutos
Raciones: 4

Salsa de curri

- 450 g de leche de coco en lata (sin BPA, si es posible)
- 2 cucharadas de mantequilla de almendra
- 2 cucharadas de salsa de chile rojo (al gusto, de 1 a 3 cucharadas; como con la salsa *sriracha*)
- 1 cucharada de salsa de pescado (o salsa de ostras, o prescinde de ella si no la tienes en casa)
- 2 cucharadas de zumo de lima recién hecho
- ¾ de taza de piña fresca, cortada a trozos grandes (o una lata de 225 g sin azúcar, escurrida)
- 2 dientes de ajo de tamaño mediano, machacados y picados
- 1 cucharada de albahaca fresca troceada (o albahaca tailandesa)
- 2 tallos de citronela; corta 3 cm de la base y divídelo en dos piezas de 3 cm
- ½ taza de caldo de verduras bajo en sodio

Salteado

- 2 cucharadas de aceite de nueces de macadamia (o de aguacate, almendra u otro aceite de frutos secos)
- 850 g de langostinos grandes
- ½ cucharadita de sal marina
- 1 cebolla mediana, cortada a lo largo en tiras finas
- 2 zanahorias medianas a rodajas finas
- ½ taza de caldo de verduras bajo en sodio
- 2 tazas de brócoli, cortado a rodajas
- 1 pimiento morrón rojo mediano, cortado a trozos que quepan en la boca
- 1 taza de vainas de tirabeque blanco

Adorno

- 2 cucharadas de cilantro fresco troceado

Mezcla la leche de coco, la mantequilla de almendra, la salsa de chile, la salsa de pescado, el zumo de lima, la piña, el ajo, la albahaca, la citronela y el caldo de verduras en una olla. Dale un hervor suave y baja el fuego, para que los ingredientes se hagan a fuego lento y se espese la salsa.

Entretanto, calienta un *wok* o una sartén de saltear grande a fuego medio-alto. Echa el aceite, los langostinos y la sal y saltéalos durante unos minutos, removiendo a menudo, hasta que estén bien hechos. Saca los langostinos del *wok* y déjalos aparte.

En el mismo *wok* a fuego medio-alto, echa la cebolla y las zanahorias y saltéalas de dos a tres minutos, hasta que se ablande la cebolla. Añade el caldo de verduras y el brócoli y saltéalo todo otros tres minutos, removiendo de vez en cuando. Agrega el pimiento morrón y los tirabeques, sigue removiendo con frecuencia y haz las verduras hasta que estén al dente. Saca los tallos de citronela de la salsa de curri y tíralos. Vuelve a poner los langostinos en la salsa de curri que todavía está en el fuego, baja la temperatura a media-baja y deja el *wok* otros tres o cuatro minutos en el fuego. Sírvelo en boles y adórnalo con cilantro fresco.

CALORÍAS:	647
PROTEÍNAS:	53 g
GRASAS:	35 g
HIDRATOS DE CARBONO:	33 g
FIBRA:	5 g
SODIO:	871 mg

Pinchos de langostinos

Puedes preparar estos sencillos pinchos de langostinos también con pollo o carne de vaca. Haz algunos de más para tenerlos a mano otro día en que necesites una comida rápida, porque son excelentes como sobras. Corta las verduras en trozos generosos, pero que quepan en la boca, procurando que sean de un tamaño uniforme, para ensartarlas fácilmente en los pinchos. Sírvelos con la vinagreta Masley de la casa (página 417) o usa una vinagreta balsámica preparada.

Tiempo de preparación: de 15 a 20 minutos
Tiempo de marinar: de 20 minutos a 2 horas
Tiempo en la parrilla: de 7 a 10 minutos
Raciones: 2

450 g de langostinos grandes crudos, pelados, sin venas, aclarados y escurridos

1 cebolla dulce mediana, cortada a tacos de unos 3 cm

6 setas de tamaño mediano, cortadas por la mitad (o cuarteadas, si son grandes)

3 cucharadas de aceite de oliva virgen extra (o aceite de aguacate)

3 cucharadas de vinagre balsámico

¼ de cucharadita de sal marina

½ cucharadita de pimienta negra molida

1 cucharadita de mezcla de hierbas italianas

4 dientes de ajo de tamaño mediano, machacados y picados

1 pimiento morrón verde mediano, cortado a tacos de unos 3 cm

1 pimiento morrón rojo mediano, cortado a tacos de unos 3 cm

225 g de espinacas frescas

3 cucharadas de vinagreta balsámica (preparada o ver página 417)

Utiliza un bol grande para poner los langostinos, la cebolla, las setas, el aceite, el vinagre, la sal, la pimienta negra, las hierbas italianas, los ajos y los pimientos morrones, y deja marinar los ingredientes, de veinte minutos a dos horas. Remueve de vez en cuando. Calienta la parrilla a fuego medio-alto. Ensarta los langostinos y las verduras en los pinchos, alternando los ingredientes. Coloca los pinchos encima de la parrilla y añádeles un poco más de marinada. Tira el resto de la marinada

Deja los pinchos de seis a ocho minutos en la parrilla, hasta que los langostinos estén hechos (dales la vuelta a los tres o cuatro minutos). Entretanto, mezcla las espinacas con la vinagreta y divídelas en los distintos platos. Cuando estén hechos los pinchos, saca los langostinos y las verduras del pincho y colócalos encima de la ensalada de espinacas.

CALORÍAS:	594
PROTEÍNAS:	53 g
GRASAS:	32 g
HIDRATOS DE CARBONO:	28 g
FIBRA:	6 g
SODIO:	933 mg

Salmón con piña salteado con salsa teriyaki

La mayoría de las personas preparan el salmón asado o a la parrilla, pero saltearlo es muy fácil y más rápido. Suelo usar salmón salvaje congelado envasado al vacío, que se puede comprar durante todo el año. El salmón real (*chinuc*), el rojo (*sockeye*) y el plateado (*coho*) son mis favoritos, y todos tienen abundantes ácidos grasos omega 3 que nutren el cerebro. Si está congelado, descongela primero los filetes, acláralos y marínalos en zumo de naranja de cinco a diez minutos, así se va el sabor a pescado (incluso con el pescado fresco, puede que también prefieras marinarlo). También se puede usar zumo de piña.

Tiempo de preparación: 20 minutos
Raciones: 2

450 g de filetes de salmón salvaje, cortados a tiras de unos 3 cm
1½ cucharadas de *tamari*
2 dientes de ajo de tamaño mediano, machacados y picados
¼ de cucharadita de pimienta negra molida

1 cucharada de vinagre de arroz
1 taza de piña, cortada a trocitos (si es en lata, 225 g, sin azúcar y bien escurrida)
1 cucharada de aceite de aguacate

Pon las tiras de salmón en zumo de naranja o de piña durante cinco minutos, para refrescarlas; luego tira el zumo. Marina las tiras de salmón en un bol con el *tamari*, los ajos, la pimienta, el vinagre y la piña, durante veinte minutos, removiendo de vez en cuando. Saca el salmón, sécalo con papel de cocina y déjalo aparte. Guarda la marinada.

Calienta una sartén para salteados a fuego medio-alto. Echa el aceite y luego el salmón. Añade el resto de la marinada y de la piña encima del pescado. Saltéalo por ambos lados, de cuatro a cinco minutos, hasta que esté un poco dorado. Sírvelo inmediatamente.

CALORÍAS:	473
PROTEÍNAS:	49 g
GRASAS:	21 g
HIDRATOS DE CARBONO:	22 g
FIBRA:	1 g
SODIO:	848 mg

Vieiras a la parrilla con salsa pesto

¿Quién ha dicho que el pesto solo es para la pasta? Esta receta es una forma ideal de saborear el pesto y disfrutar de los saludables beneficios de los frutos del mar. Puedes usar vieiras congeladas y descongelarlas antes de usar, si no las encuentras frescas. Para preparar la salsa pesto, a mí me gusta usar la albahaca de mi jardín (ver la receta en la página 412), pero también puedes utilizar una salsa pesto preparada. Una observación sobre los cítricos: siempre que uses piel de lima, limón u otro cítrico, que sea ecológico para evitar los pesticidas que quedan en la piel.

Tiempo de preparación: 10 minutos
Tiempo de asado: 8 minutos
Raciones: 2

Aceite de aguacate para el recipiente de horno
450 g de vieiras lavadas y secadas con papel de cocina
2 cucharadas de salsa pesto (página 412 o preparada)
2 cucharadas de piel de limón rallada (aproximadamente 1 limón ecológico)
2 cucharadas de queso parmesano rallado

Precalienta la parrilla del horno. Engrasa un recipiente de horno con aceite de aguacate.

Echa las vieiras con el pesto en un bol y ponlas en el recipiente de horno. Rocíalas con la ralladura de piel de limón y el queso parmesano. Déjalas ocho minutos, hasta que estén un poco doradas y hechas.

Sírvelas sobre un lecho de col kale troceada o espinacas o con verduras frescas al gusto.

CALORÍAS:	296
PROTEÍNAS:	42 g
GRASAS:	10 g
HIDRATOS DE CARBONO:	7 g
FIBRA:	1 g
SODIO:	577 mg

OPCIONES DE AVE

Pastel de carne de pavo a la italiana

Suele ser más fácil encontrar pavo ecológico criado en libertad que vacuno o cerdo alimentado con pasto, y el pavo está buenísimo con esta receta. Los copos de avena integral gruesos son una estupenda alternativa, sin gluten y con baja carga glucémica, a las migas de pan.

Tiempo de preparación: 15 minutos
Tiempo de horneado: 50 minutos   **Raciones:** 4

1 cucharada de aceite de aguacate y un poco más para los
recipientes

1 cebolla blanca mediana
troceada

2 tazas de setas troceadas

450 g de carne picada de pavo
ecológico criado en libertad

2 huevos ecológicos grandes de
gallinas criadas en libertad

1 taza de copos de avena integrales gruesos

½ taza de vino tinto seco

1 cucharada de mezcla de hierbas italianas

4 dientes de ajo de tamaño mediano, machacados y picados

½ cucharadita de sal marina

1¼ tazas de salsa marinara
(marinera)

2 cucharadas de queso parmesano rallado

Precalienta el horno a 190 °C. Engrasa un molde de pan de 20 x 10 cm con aceite de aguacate.

Calienta una sartén para salteados a fuego medio-alto. Echa el aceite, la cebolla y las setas y saltea la mezcla removiéndola de vez en cuando, durante unos dos o tres minutos, hasta que la cebolla se vuelva transparente.

Mientras tanto, en un bol grande, mezcla el pavo, los huevos, la avena, el vino tinto, las hierbas italianas, el ajo, la sal y un cuarto de taza de salsa marinara y mézclalo bien. Añade la cebolla salteada y las setas al bol y mézclalas con el resto de los ingredientes. Vierte la mezcla en el molde. A continuación, vierte el resto de salsa marinara sobre la mezcla, y échale queso parmesano por encima. Hornéalo durante cincuenta minutos (la temperatura interna del pastel debería alcanzar al menos los 73 °C). Déjalo reposar diez minutos antes de servirlo.

CALORÍAS:	436
PROTEÍNAS:	31 g
GRASAS:	20 g
HIDRATOS DE CARBONO:	28 g
FIBRA:	3 g
SODIO:	814 mg

Pollo salteado con brócoli y setas

Los muslos de pollo son ideales para preparar este salteado. Son más baratos y, normalmente, más sabrosos que las pechugas. Las setas shiitake son algo más caras, pero tienen más sabor y beneficios para la salud que los típicos champiñones blancos.

Tiempo de preparación: 20 minutos
Raciones: 2

2 cucharadas de *ghee* ecológico (mantequilla clarificada)
450 g de muslos de pollo ecológico de aves criadas en libertad, cortados a tacos de unos 2 cm
½ cucharadita de sal marina
¼ de cucharadita de pimienta negra molida
1 cucharadita de tomillo seco
½ cebolla dulce mediana, cortada a tiras largas

2 tazas de setas a rodajas (prefiero las *shiitake*)
2 calabacines amarillos pequeños (calabacín normal), troceados a tacos
2 tazas de brócoli a rodajas
½ taza de perejil italiano fresco troceado
4 dientes de ajo de tamaño mediano, machacados y picados

Calienta una sartén de saltear a fuego medio-alto. Echa el *ghee*, el pollo, la sal, la pimienta y el tomillo y saltéalo todo durante unos cuatro minutos, hasta que el pollo esté ligeramente dorado. Añade la cebolla, las setas y los calabacines. Tapa la sartén y déjalo cocer de dos a tres minutos, hasta que las cebollas y las setas empiecen a ablandarse. Añade el brócoli, vuelve a tapar la sartén y cocínalo de dos a tres minutos más, removiendo de vez en cuando, hasta que el brócoli esté casi al dente. Baja el fuego al mínimo, agrega el ajo y el perejil y cuécelo destapado, un par de minutos más, removiendo. Sírvelo inmediatamente.

CALORÍAS:	457	HIDRATOS DE CARBONO:	17 g
PROTEÍNAS:	51 g	FIBRA:	5 g
GRASAS:	21 g	SODIO:	767 mg

Gallinas de Cornualles asadas con hierbas mediterráneas y calabaza violín

Cuando compres aves enteras, como pavo, pollo o estas gallinas asadas, procura que sean criadas en libertad y alimentadas ecológicamente. Esta elegante combinación es fácil de preparar, porque puedes asar las gallinas y la calabaza —una importante fuente de vitamina A— al mismo tiempo. El aceite de oliva y el romero hacen que este plato sea especialmente sabroso y saludable para el cerebro.

Tiempo de preparación: 10 minutos
Tiempo de asado: 60 minutos
Raciones: 2

2 gallinas de Cornualles medianas criadas en libertad y alimentadas ecológicamente
2 cucharadas de aceite de oliva virgen extra
2 cucharadas de mezcla de hierbas italianas secas
1 cucharada de romero fresco troceado
½ cucharadita de sal marina
½ cucharadita de pimienta negra molida
1 calabaza violín mediana, cortada por la mitad a lo largo, sin semillas
2 cucharadas de mantequilla ecológica
½ cucharadita de canela en polvo

Precalienta el horno a 200 °C. Cubre las gallinas con el aceite, las hierbas italianas, el romero, un cuarto de cucharadita de sal y la pimienta. Colócalas en un recipiente de horno. Hornéalas de cincuenta a sesenta minutos, hasta que la piel se vea dorada y su temperatura interna alcance los 74 °C. Sácalas del horno y ponlas en una tabla de cortar. Déjalas reposar diez minutos antes de cortarlas. Puedes preparar la calabaza al mismo tiempo. Coloca las dos mitades en otro recipiente de horno bocarriba, es decir, con la piel en contacto con el recipiente. Añade una cucharada de mantequilla a cada cavidad y rocíales canela en polvo y el resto de la sal, ¼ de cucharadita. Hornea la calabaza hasta que esté tierna, pero sin que se deshaga, unos sesenta minutos.

CALORÍAS:	604
PROTEÍNAS:	51 g
GRASAS:	34 g
HIDRATOS DE CARBONO:	26 g
FIBRA:	2 g
SODIO:	700 mg

Curri de pollo

Las especias aromáticas de este pollo al curri protegerán tu cerebro, a la vez que sus sabores deleitarán tu paladar. Puedes usar aceite de almendra o de aguacate, si no tienes aceite de nueces de macadamia. El cilantro es lo más típico, pero el perejil italiano también puede servir.

Tiempo de preparación: 30 minutos
Raciones: 2

2 cucharadas de aceite de nueces de macadamia (o almendra, o aguacate)

450 g de muslos deshuesados de pollo ecológico criado en libertad, cortado a tiras

½ cebolla roja mediana, cortada a lo largo, a rodajas finas

2 cucharadas de curri en polvo

1 cucharadita de pimentón

¼ de cucharadita de cayena (al gusto)

1 cucharadita de jengibre en polvo (o 1 cucharada de jengibre fresco pelado y rallado)

¼ de cucharadita de sal marina

¼ de cucharadita de pimienta negra molida

½ coliflor mediana, cortada a trozos que quepan en la boca

1 taza de guisantes (congelados o frescos, sin vaina)

½ taza de caldo de pollo ecológico bajo en sodio

1 taza de yogur ecológico natural

¼ de taza de cilantro fresco o perejil italiano troceado

Calienta una sartén de saltear a fuego medio-alto. Echa una cucharada de aceite y el pollo y saltéalo, removiendo de vez en cuando, durante cinco minutos, hasta que esté ligeramente dorado por todas partes. Saca el pollo de la sartén y ponlo en un bol. Echa el resto del aceite en la sartén y saltea la cebolla con el curri en polvo, el pimentón, la cayena, el jengibre, la sal y la pimienta negra, durante dos minutos, removiendo de vez en cuando. Añade la coliflor, tapa la sartén y deja que se haga durante tres o cuatro minutos más, hasta que esté al dente. Baja el fuego a medio-bajo. Agrega el pollo, los guisantes y el caldo de pollo y cocínalo a fuego lento, durante cuatro o cinco minutos, hasta que el pollo esté totalmente hecho. Apaga el fuego, echa el yogur y sírvelo adornado con cilantro.

CALORÍAS:	583
PROTEÍNAS:	58 g
GRASAS:	25 g
HIDRATOS DE CARBONO:	33 g
FIBRA:	10 g
SODIO:	816 mg

Pato con salsa de cerezas

El pato no suele ser un plato muy popular, quizás porque pensamos que es difícil de preparar y, por consiguiente, lo consideramos una especialidad de restaurante. La verdad es que no cuesta hacerlo en casa y es bastante saludable. Esta receta, con sus cerezas, tiene muchos sabores y es una buena opción para cambiar y no comer siempre pollo y pavo.

Tiempo de preparación: 20 minutos
Raciones: 2

2 pechugas de pato ecológico (200 g) criado en libertad, partidas por la mitad
¼ de cucharadita de sal marina
¼ de cucharadita de pimienta negra molida
2 cucharaditas de aceite de aguacate
½ cebolla dulce mediana troceada fina

1/3 de taza de caldo de pollo ecológico y bajo en sodio (o caldo de verduras bajo en sodio)
18 cerezas rojas ecológicas, cortadas por la mitad y deshuesadas (frescas o congeladas, previamente descongeladas)
3 cucharadas de vino de Oporto
1 cucharada de vinagre balsámico

Con un cuchillo afilado, haz unos cortes en la piel de cada pechuga, de unos 2 cm, haciendo unos dibujos adiamantados (no cortes la carne). Sécalas con papel de cocina y aderézalas con sal y pimienta. Calienta una sartén grande a fuego medio-alto. Echa el aceite, luego el pato con la piel hacia abajo. Tapa la sartén y déjalo cocer de cuatro a seis minutos, hasta que la piel esté ligeramente dorada y crujiente. Dales la vuelta a las pechugas, baja el fuego a temperatura media y sigue cocinándolas hasta que estén doradas y hechas, otros cuatro o seis minutos. Las pechugas tienen que alcanzar una temperatura interna de 74 °C. Ponlas en una tabla de cortar, tápalas con papel de aluminio para que se mantengan calientes y déjalas reposar durante diez minutos.

Mientras tanto, echa la cebolla en la misma sartén, que tendrá los jugos de las pechugas, y ponla a calentar, removiéndola de vez en cuando, durante un par de minutos. A continuación añade el caldo de pollo, las cerezas, el vino y el vinagre. Sube el fuego a medio-alto y llévalo al punto de ebullición, removiendo a menudo, hasta que la salsa se espese, de cinco a siete minutos.

Corta el pato a rodajas finas. Distribúyelas en los platos o bandeja de servir. Échales la salsa por encima y sírvelo.

CALORÍAS:	396	HIDRATOS DE CARBONO:	14 g
PROTEÍNAS:	41 g	FIBRA:	2 g
GRASAS:	13 g	SODIO:	119 mg

Pollo al vino de Marsala

Esta receta está sacada de la clásica de pollo al vino de Marsala, pero con muslos de pollo para que sea más sabrosa y con harina de almendra para evitar el gluten y que tenga un índice glucémico más bajo que el plato tradicional, que está hecho con harina de trigo.

Tiempo de preparación: 10 minutos
Tiempo de cocción: 20 minutos
Raciones: 2

½ taza de harina de almendra (almendra molida)
1 cucharadita de pimentón
½ cucharadita de sal marina
¼ de cucharadita de pimienta negra molida
¼ de cucharadita de pimienta de cayena
1 cucharadita de tomillo seco
1 cucharadita de orégano seco
450 g de muslos de pollo ecológico criado en libertad deshuesados
1 cucharada de aceite de aguacate

2 cucharadas de ghee ecológico (mantequilla clarificada)
3 tazas de setas (shiitake, si puede ser), cortadas por la mitad y a rodajas
2/3 de taza de vino de Marsala
¼ de taza de caldo de pollo ecológico bajo en sodio
2 dientes de ajo de tamaño mediano, machacados y picados
¼ de taza de hierbas frescas para adornar (perejil y cebollinos), troceadas finas

En un bol poco profundo, mezcla la harina de almendra, el pimentón, la sal, la pimienta negra, la cayena, el tomillo y el orégano. Pasa el pollo por la mezcla de harina, para rebozarlo y sacúdelo para eliminar el exceso de harina. Deja a un lado el resto de la mezcla para rebozar.

Calienta una sartén grande a fuego medio-alto. Echa el aceite y una cucharada de ghee, luego cuece el pollo hasta que esté dorado por ambos lados, unos tres minutos por cada lado. Pon el pollo medio hecho en una bandeja.

Echa la cucharada de *ghee* restante a la sartén y añade las setas; remueve con frecuencia, hasta que estas hayan soltado su líquido y estén ligeramente doradas. Agrega una o dos cucharadas de harina aderezada y remueve durante uno o dos minutos. Añade el vino de Marsala y hazlo hervir un poco, removiendo para que se espese. Cuando el vino se haya reducido a la mitad, al cabo de unos tres minutos, echa el caldo de pollo y déjalo cocer tres o cuatro minutos más, hasta que se espese la salsa. Baja el fuego a temperatura media y echa el pollo a medio hacer y el ajo a la sartén. Cocínalo, unos cinco o seis minutos, hasta que el pollo esté totalmente hecho y la temperatura interna alcance los 74 °C. Adórnalo con hierbas frescas antes de servir.

CALORÍAS:	689
PROTEÍNAS:	54 g
GRASAS:	42 g
HIDRATOS DE CARBONO:	12 g
FIBRA:	4 g
SODIO:	825 mg

Solomillo de pavo con especias de Oriente Medio

El pavo es una alternativa sabrosa al pollo y es bastante económico, pero muchas personas todavía siguen comprando pollo por costumbre. La mezcla de especias de esta receta reduce la inflamación y mejora el control del azúcar en la sangre.

Tiempo de marinar: de 20 a 60 minutos
Preparación y cocinado: 15 minutos
Raciones: 2

450 g de solomillos de pavo ecológico criado en libertad, cortados a rodajas de unos 3 cm
2 cucharadas de aceite de
aguacate
2 cucharadas de zumo de limón
recién hecho
¼ de cucharadita de cardamomo
½ cucharadita de comino en
polvo

½ cucharadita de cúrcuma en
polvo
¼ de cucharadita de canela en
polvo
¼ de cucharadita de sal marina
¼ de cucharadita de pimienta
negra
2 ajos de tamaño mediano, machacados y picados
¼ de taza de menta fresca
troceada

Marina las tiras de pavo de veinte a sesenta minutos con 1 cucharada de aceite, el zumo de limón, las especias, la sal, la pimienta y
el ajo.

Calienta una sartén para saltear a fuego medio-alto. Echa el resto
del aceite, luego el pavo, y saltéalo todo hasta que el pavo esté un
poco dorado por ambos lados (dale unas cuantas vueltas hasta que
se haga del todo). Sácalo de la sartén, adórnalo con la menta y sírvelo inmediatamente.

CALORÍAS:	456
PROTEÍNAS:	43 g
GRASAS:	30 g
HIDRATOS DE CARBONO:	2 g
FIBRA:	0 g
SODIO:	935 mg

OTRAS OPCIONES DE CARNE

Cordero asado con verduras

Compra cordero ecológico, alimentado con pasto y que haya pastado en libertad. Para esta receta te interesa el corte francés (con
ello me refiero al proceso de eliminar la carne y el cartílago extra

que tienen las costillas, para que los huesos parezcan asas; puedes hacerlo tú mismo o pedirle al carnicero que lo haga por ti).

Tiempo de preparación: 15 minutos
Tiempo de horneado: 40 minutos
Raciones: 3

450 g de costillas de cordero (mejor con corte francés)
1 cucharada de *ghee* (mantequilla clarificada) a temperatura ambiente
2 cucharadas de romero, tomillo y salvia frescos (o una mezcla similar), bien troceados
½ cucharadita de sal marina
¼ de cucharadita de pimienta negra molida
½ cebolla dulce mediana troceada
1 hinojo mediano troceado en piezas de unos 3 cm
2 zanahorias medianas troceadas en piezas de unos 3 cm
2 remolachas medianas peladas y troceadas en piezas de unos 2 cm
1 cucharada de aceite de aguacate

Precalienta el horno a 176 °C. Engrasa el cordero con *ghee*, y luego échale las hierbas, la sal y la pimienta. Déjalo aparte.

Mezcla las verduras troceadas con el aceite en un recipiente de horno. Coloca el cordero, con la parte grasa hacia arriba, en el centro del recipiente rodeado de las verduras. Cuando la remolacha empiece a desprender su jugo rojo, o bien la horneas en otro recipiente separado o la colocas a un lado del mismo recipiente. Hornéalo todo de cuarenta a cincuenta minutos a media altura del horno. (El Departamento de Agricultura de Estados Unidos recomienda, por motivos de seguridad, que la temperatura final interna del cordero alcance, al menos, 63 °C, para los que les gusta medio o bien hecho, aunque para los que lo prefieren medio o poco hecho, la temperatura debería ser de 54 o 57 °C). Cuando la temperatura interna sea cinco grados inferior a la deseada, pon el horno en la función de asar y déjalo otros dos o tres minutos, para que la grasa quede crujiente. Sácalo del horno, ponlo en la bandeja de servir, tápalo con papel de aluminio y déjalo reposar cinco o diez minutos.

Sírvelo en una bandeja o en platos individuales con verduras alrededor de las costillas.

CALORÍAS:	467
PROTEÍNAS:	48 g
GRASAS:	24 g
HIDRATOS DE CARBONO:	15 g
FIBRA:	5 g
SODIO:	572 mg

Solomillo con pimiento, cebolla y ensalada mixta

Compra carne de vacuno ecológica, de animales alimentados con pasto, para este plato de fácil preparación. Los pimientos morrones (de todos los colores) aportan sabor crujiente, así como una buena dosis de saludables vitaminas C y A. Te aconsejo el pimiento rojo para un bonito contraste con el verde, pero puedes usarlo amarillo o naranja y realizar las combinaciones que desees.

Tiempo de preparación: 25 minutos
Raciones: 2

1 cucharada de ghee ecológico (mantequilla clarificada)
340 g de solomillo de ternera
1 cucharadita de orégano seco
1 cucharadita de sal marina
½ cucharadita de pimentón
½ cucharadita de comino en polvo
¼ de cucharadita de pimienta negra molida
1 cebolla dulce mediana, cortada a rodajas finas

1 pimiento morrón rojo mediano (o de cualquier color intenso), cortado a rodajas finas
1 pimiento morrón verde mediano, cortado a rodajas finas
2 cucharadas de aceite de oliva virgen extra
1 cucharada de vinagre balsámico
4 tazas de verduras variadas

Calienta una sartén para saltear a fuego alto. Añade el *ghee* y echa sobre el filete la mitad del orégano, la sal, el pimentón, el comino y la pimienta negra. Marca el filete en la sartén y dale la vuelta hasta que ambos lados estén un poco dorados. Baja el fuego a temperatura media-alta y hazlo al punto que te guste. Saca el filete de la sartén, cúbrelo y déjalo aparte. En la misma sartén, echa la cebolla, los pimientos y el resto del orégano, la sal, el pimentón, el comino y la pimienta negra y saltéalo todo unos dos minutos, removiendo de vez en cuando.

Saca la sartén del fuego, echa el aceite de oliva y el vinagre y mezcla las verduras hechas, el *ghee* y la grasa de la carne. Corta el filete transversal a la veta en lonchas finas de entre menos de 1 cm y 1,5 cm. Mezcla las verduras con la cebolla y la salsa. Coloca las tiras de filete encima.

CALORÍAS:	537
PROTEÍNAS:	71 g
GRASAS:	21 g
HIDRATOS DE CARBONO:	14 g
FIBRA:	4 g
SODIO:	686 mg

Chuletas de cerdo con hierbas italianas y setas

Cada vez es más fácil encontrar cerdo alimentado con pasto y al que se le ha dado una dieta ecológica, sin pesticidas ni hormonas. Utiliza champiñones blancos o marrones, como los *crimini* o *portobello baby*, para este reconfortante y sencillo plato. Sírvelos con las verduras que te gusten, y para darle un toque probiótico, añade chucrut. No tienes que hacer demasiado el cerdo, puede quedar ligeramente rosado, solo asegúrate de que el centro esté al menos a 63 °C.

Tiempo de preparación: 15 minutos
Raciones: 2

2 chuletas de cerdo, de 170-225 g, ecológico
2 cucharadas de aceite de almendra (o de aguacate)
1 cucharada de mezcla de hierbas italianas
1 cucharadita de pimentón
½ cucharadita de sal marina
¼ de cucharadita de pimienta negra molida
½ cebolla dulce mediana, cortada a rodajas finas
2 tazas de setas, cortadas a tacos
2 cucharadas de caldo de verduras bajo en sodio (o caldo de pollo ecológico bajo en sodio, vino blanco o agua)
¾ de taza de crema agria ecológica

Seca las chuletas con papel de cocina. Engrásalas con 1 cucharada de aceite y añádeles las hierbas italianas, el pimentón, la sal y la pimienta. Calienta una sartén para saltear a fuego medio-alto. Echa la cucharada de aceite restante a la sartén. Añade las chuletas y saltéalas unos tres o cuatro minutos por cada lado, hasta que estén doradas y su temperatura interna alcance los 63 °C.

Sácalas de la sartén y cúbrelas con papel de aluminio. Baja la temperatura de la sartén a medio y echa la cebolla y las setas con el caldo de verdura. Saltéalas tres o cuatro minutos, hasta que se ablande la cebolla. Añade la crema agria a la salsa. Pon la salsa de cebolla y setas sobre las chuletas en una fuente y sírvelas.

CALORÍAS:	613
PROTEÍNAS:	71 g
GRASAS:	32 g
HIDRATOS DE CARBONO:	7 g
FIBRA:	2 g
SODIO:	709 mg

ACOMPAÑAMIENTOS

Ensalada mixta

Esta es una ensalada que combina bien con casi cualquier cosa, y que puedes adaptar realizando tus propias mezclas de hortalizas. Por ejemplo, en lugar de zanahoria, garbanzos y corazones de alcachofas, puedes usar dos o tres tazas de cualquier mezcla de verduras que te gusten (prueba una mezcla de brócoli, pepino, alcaparras, coliflor o apio). Sírvela con la vinagreta Masley de la casa (página 417) o con más aceite de oliva y tu vinagre favorito.

Tiempo de preparación: 10 minutos
Raciones: 2

Ensalada
4 tazas de verduras ecológicas
1 zanahoria pequeña rallada
½ taza de garbanzos cocidos, aclarados y escurridos
½ taza de corazones de alcachofa troceados

Aliño
2 cucharadas de aceite de oliva virgen extra
1 ½ cucharadas de vinagre de vino tinto
1 diente de ajo pequeño, machacado y picado
1/8 de cucharadita de sal marina
1/8 de cucharadita de pimienta negra molida

Adorno
4 tomatitos *cherry* medianos cortados a cuartos
½ o 1 aguacate mediano, pelado, deshuesado y cortado a rodajas
2 cucharadas de almendras laminadas

Mezcla las verduras, la zanahoria, los garbanzos y los corazones de alcachofa en un bol de ensaladas. Mezcla los ingredientes del aliño y échalo a la ensalada. Adórnala con los tomates, el aguacate y las almendras y sírvela.

CALORÍAS:	381
PROTEÍNAS:	9 g
GRASAS:	28 g
HIDRATOS DE CARBONO:	30 g
FIBRA:	14 g
SODIO:	466 mg

Col kale con pimiento morrón y ajo

La nutritiva col kale se cocina muy bien, especialmente cuando se acompaña de setas y pimientos morrones. También puedes preparar esta receta con espinacas o acelgas.

Tiempo de preparación: de 10 a 15 minutos
Raciones: 2

1 cucharada de aceite de oliva virgen extra
2 tazas de setas cortadas a rodajas (como *portobello baby*)
1 cucharadita de mezcla de hierbas italianas
¼ de cucharadita de sal marina

1 pimiento morrón rojo mediano, cortado a rodajas
2 tazas de col kale troceada
2 dientes de ajo tamaño mediano, machacados y picados
¼ de taza de caldo de verduras bajo en sodio (o agua)

Calienta una sartén de saltear grande a fuego medio. Añade el aceite, las setas, las hierbas italianas y la sal y saltéalo todo durante tres minutos, removiendo de vez en cuando, hasta que las setas se ablanden. Agrega el pimiento morrón y cocínalo dos minutos. Incorpora la col kale, el ajo y el caldo de verduras y tapa la sartén. Sácala del fuego cuando la kale se haya ablandado, al cabo de unos dos o tres minutos. Sírvela inmediatamente.

CALORÍAS:	172
PROTEÍNAS:	8 g
GRASAS:	8 g
HIDRATOS DE CARBONO:	23 g
FIBRA:	5 g
SODIO:	400 mg

Ensalada de queso de cabra con espinacas y remolacha

La remolacha mejora la circulación sanguínea en el cerebro, mientras que las espinacas y las nueces aportan beneficios cognitivos adicionales y son deliciosas con la remolacha y el queso de cabra.

Tiempo de preparación: 15 minutos
Tiempo de horneado: 40 minutos
Raciones: 4

4 remolachas medianas, peladas sin demasiado esmero, cortadas a taquitos de unos 2 cm
4 cucharadas de aceite de oliva virgen extra
¼ de cucharadita de sal marina fina
¼ de cucharadita de pimienta negra molida

1 cucharadita de mezcla de hierbas italianas
4 tazas de espinacas *baby* crudas, prelavadas y escurridas
2 cucharaditas de vinagre balsámico
115 g de queso de cabra ecológico
60 g de nueces, sin cáscara y tostadas

Precalienta el horno a 190 °C. Pon la remolacha con dos cucharadas de aceite, la sal, la pimienta y las hierbas italianas en un recipiente de horno y hornéala unos cuarenta minutos, hasta que esté tierna, pero sin que se deshaga.

Cuando la remolacha esté hecha, sácala del horno y déjala enfriar unos minutos. Añade las espinacas con el resto del aceite y el vinagre y sírvelas en platos individuales. Para cada ración, añade remolacha y queso de cabra y nueces por encima.

CALORÍAS:	360
PROTEÍNAS:	10 g
GRASAS:	32 g
HIDRATOS DE CARBONO:	12 g
FIBRA:	4 g
SODIO:	367 mg

Brócoli con salsa de limón

Esta receta es una sabrosa forma de obtener una ración de hortalizas verdes que favorecen la función cerebral. Es mejor prepararla con brócoli fresco, pero si no tienes otra opción puedes usarlo congelado. En lugar de utilizar los floretes, corta el brócoli a lo largo, en secciones en forma de cruz, de algo más de 1 cm de grosor. La salsa de limón agria de esta receta sirve para una variedad de acompañamientos o también con el pescado.

Tiempo de preparación: 5 minutos
Tiempo de cocción: 5 minutos
Raciones: 2

4 tazas de brócoli cortado a rodajas (a lo largo, grosor de poco más de 1 cm)
1 cucharada de mantequilla salada ecológica
1 cucharada de aceite de oliva virgen extra
1 cucharadita de finas hierbas (o mezcla de hierbas italianas)
Piel y zumo de ½ limón ecológico
¼ de cucharadita de sal marina

Prepara el brócoli al vapor durante tres o cinco minutos, hasta que se ablande, pero que esté al dente. Mientras tanto, calienta la mantequilla, el aceite, las hierbas, la piel y el zumo de limón y la sal, en un cazo pequeño a temperatura media-baja, durante dos minutos, hasta que la mantequilla se haya mezclado con el aceite y la piel de limón. Coloca el brócoli en un bol y añade la salsa de limón antes de servirlo.

CALORÍAS:	176
PROTEÍNAS:	5 g
GRASAS:	13 g
HIDRATOS DE CARBONO:	13 g
FIBRA:	5 g
SODIO:	368 mg

Garbanzos al curri con espinacas

Estos garbanzos son un aromático plato vegetariano en sí mismo, aunque también pueden ser un acompañamiento sencillo. Puedes utilizar curri preparado o hacer tu propia mezcla con comino, cilantro, cardamomo, cúrcuma, canela y chile (las especias recién molidas son mucho más aromáticas y dan mucho más sabor). Personalmente, prefiero yogur bajo en grasa, pero si es ecológico, puedes usar uno de cualquier porcentaje de grasa.

Tiempo de preparación: 15 minutos
Raciones: 2

1 cucharada de aceite de aguacate
½ cebolla dulce mediana, cortada a tacos
1/3 de cucharadita de sal marina
425 g de garbanzos cocidos, aclarados y escurridos (1 frasco o 2 tazas de garbanzos cocidos en casa)

1 cucharada de jengibre fresco pelado y rallado
1 o 2 cucharadas de curri en polvo (al gusto)
1½ tazas de espinacas cocidas (unos 550 g congeladas) y escurridas
½ taza de yogur ecológico

Calienta una cazuela a fuego medio-alto. Échale el aceite, la cebolla y la sal y saltéala durante dos o tres minutos. Baja el fuego a temperatura media. Añade los garbanzos, el jengibre y el curri en polvo y cocínalos a fuego lento de cuatro a cinco minutos, removiendo de vez en cuando. Incorpora las espinacas y cocínalas de dos a tres minutos, hasta que se ablanden. Saca la cazuela del fuego, añade el yogur y sírvelos.

CALORÍAS:	463
PROTEÍNAS:	26 g
GRASAS:	14 g
HIDRATOS DE CARBONO:	67 g
FIBRA:	21 g
SODIO:	632 mg

Alcachofas al vapor con crema para mojar de chalota y limón

Las alcachofas tienen mucha fibra y nutrientes; además son divertidas de comer. Busca alcachofas firmes, pesadas y verdes, de tamaño mediano, que tengan las hojas centrales compactas. Si te haces tu propia mayonesa, prepárala con grasa saludable, como aceite de aguacate o de almendras. La cocción al vapor de las alcachofas dependerá de lo grandes que sean; cuanto más grandes, más tardan.

Tiempo de preparación: 5 minutos
Tiempo de cocción al vapor: de 25 a 45 minutos (de 15 a 20 minutos en una olla a presión)
Raciones: 2

2 alcachofas frescas enteras (procura que sean firmes, pesadas, verdes y de tamaño mediano, con hojas centrales compactas)
1 taza de agua o más si es necesario

½ cucharadita de granos de pimienta enteros

½ cucharadita de sal marina

Crema para mojar

¼ de taza de mayonesa ecológica o hecha en casa

1 cucharada de zumo de limón fresco

2 cucharaditas de mostaza de Dijon

1 chalota pequeña cortada a taquitos finos (o 1 cucharada de cebollinos frescos troceados)

1/8 de cucharadita de sal marina

Lava las alcachofas y, si quieres, puedes recortar las puntas punzantes. Corta los tallos de la base, sácales las hojas y córtalos a rodajitas. Pon el agua en una olla (u olla a presión) con los granos de pimienta y la sal, y coloca una cesta para cocer al vapor. Echa suficiente agua como para que llegue a la base de la cesta, si es necesario.

Pon las alcachofas en la cesta, apoyadas sobre su base. Tápalas y dales un ligero hervor de entre veinticinco y cuarenta y cinco minutos (entre quince y veinte minutos en la olla a presión), hasta que las hojas inferiores se desprendan fácilmente y su base se pueda pinchar con un tenedor. Sigue echando agua para continuar con la cocción al vapor.

Mientras tanto, mezcla la mayonesa con el zumo de limón, la mostaza, la chalota y la sal. Coloca la mezcla en la nevera para que vaya tomando sabor mientras se cuecen las alcachofas.

CALORÍAS:	267
PROTEÍNAS:	4 g
GRASAS:	22 g
HIDRATOS DE CARBONO:	15 g
FIBRA:	7 g
SODIO:	437 mg

Nota: *las alcachofas se pueden servir frías o calientes. Para comer la carne de las hojas, tira de ellas de una en una. Moja la base de la hoja en la salsa. Ponte la base en la boca y tira de ella entre tus dientes, para consumir la* *parte blanda y pulposa de la hoja. Tira el resto de la hoja. Para comerte el corazón, sácale la parte central vellosa y tírala, y ya te podrás comer la base de la alcachofa, cortada a trozos.*

Ensalada de lentejas

Las lentejas son una excelente fuente de fibra, proteínas y folatos mixtos, y mejoran el control del azúcar en la sangre. Se hacen rápido y no es necesario ponerlas en remojo, a diferencia de otras legumbres más grandes. Revísalas mientras las aclaras bajo el agua, para eliminar cualquier posible piedrecita que pueda haber quedado de la cosecha. Consejo: cuando uses apio, no tires las hojas al limpiar los tallos. Utilízalas como hierbas aromáticas frescas: trocéalas finas y añádelas al plato para realzar su sabor.

Tiempo de preparación: 15 minutos
Tiempo de cocción lenta: 25 minutos
Raciones: 4

1 cucharada de aceite de aguacate
½ cebolla dulce mediana, cortada fina
1 zanahoria mediana a taquitos
2 tallos de apio de tamaño mediano, cortados a tacos (separar las hojas del tallo)
1 cucharadita de mezcla de hierbas italianas

¼ de cucharadita de pimienta de cayena (al gusto)
1 taza de lentejas secas verdes
2 dientes de ajos de tamaño mediano, machacados y picados
2 tazas de caldo de verduras bajo en sodio (ver la página 415, o caldo de pollo ecológico y bajo en sodio)
2 tomates medianos troceados

Aliño

2 cucharadas de aceite de oliva virgen extra
1 cucharada de piel de limón ecológico
2 cucharadas de zumo de limón recién hecho

½ taza de perejil italiano fresco, cortado a trozos (mezclado con las hojas de apio que hemos separado antes)

Calienta el aceite de aguacate en una olla grande a fuego medio. Echa la cebolla, la zanahoria, los tallos de apio, las hierbas italianas y la cayena y saltéalo todo durante tres o cuatro minutos, hasta que la cebolla se vuelva transparente. Déjalo aparte.

Mientras tanto, aclara las lentejas en agua, revísalas para sacar cualquier posible piedrecita que haya quedado y escúrrelas. Echa las lentejas, el ajo y el caldo de verduras a la olla, donde están las verduras rehogadas. Dales un hervor inicial suave, tápalas y baja el fuego al mínimo para que se hagan a fuego lento hasta que estén tiernas, no desechas (la cocción tarda de veinte a treinta y cinco minutos; echa más agua o caldo si ves que se empiezan a secar). Cuela el exceso de líquido con un colador y pon las lentejas y verduras cocidas en un bol para servir. Añade los tomates troceados.

Mientras las lentejas se hacen a fuego lento, pon en un bol pequeño el aceite de oliva, la piel de limón, el zumo de limón y el perejil. Mezcla este aliño con la ensalada de lentejas. Sírvela inmediatamente o ponla en la nevera y tómala fría.

CALORÍAS:	276
PROTEÍNAS:	12 g
GRASAS:	12 g
HIDRATOS DE CARBONO:	34 g
FIBRA:	9 g
SODIO:	309 mg

Judías verdes con romero y vinagreta

Este es un acompañamiento sencillo con judías verdes frescas y que combina bien con casi cualquier plato principal. Aunque las judías verdes se cuecen fácilmente, también puedes hacerlas un poco al vapor o escaldarlas antes. Sírvelas con un poquito de zumo de limón, aceite de oliva y sal marina o añádelas a una ensalada verde fría.

Tiempo de preparación: 15 minutos
Raciones: 4

1 cucharada de aceite de aguacate
1 cebolla dulce mediana, cortada fina a lo largo
½ cucharadita de sal marina
4 tazas de judías verdes, sin tallos
1 cucharada de romero fresco troceado

4 dientes de ajo grandes, machacados y picados
2 cucharadas de caldo de verduras bajo en sodio (o agua)
1 cucharada de aceite de oliva virgen extra
1 cucharada de vinagre balsámico

Calienta una sartén para saltear a fuego medio-alto. Echa el aceite de aguacate, la cebolla y la sal y saltéala unos dos minutos, hasta que se ablande. Añade las judías verdes y el romero, tapa la sartén y remuévelas de vez en cuando, durante dos minutos más, hasta que las judías verdes estén casi hechas. Baja el fuego a temperatura media-baja. Añade el ajo y el caldo de verduras, remueve y cocínalas unos dos minutos, hasta que estén tiernas.

Pon las judías verdes en un bol de servir junto con el aceite de oliva y el vinagre balsámico y sírvelas.

CALORÍAS:	112
PROTEÍNAS:	2,5 g
GRASAS:	7 g
HIDRATOS DE CARBONO:	12 g
FIBRA:	4 g
SODIO:	292 mg

Delicia de pera, chocolate y frutos secos

Este postre está indicado para tu cerebro; es una sencilla combinación de chocolate negro, frutos secos y fruta. Me encanta la mezcla, pero experimenta para encontrar tus propios sabores favoritos.

Tiempo de preparación: de 10 a 15 minutos
Raciones: 4

115 g de chocolate negro (al menos con un 74 % de cacao)
2 cucharadas de mantequilla sin sal ecológica
60 g de almendras

60 g de nueces pecanas
2 peras medianas Bosc (Kaiser), cortadas a tacos de casi 2 cm
2 manzanas medianas, cortadas a tacos de casi 2 cm

Calienta un cazo pequeño a fuego medio-bajo. Añade el chocolate y la mantequilla y remueve hasta que se fundaN y se mezclen. Sácalo del fuego. Mientras tanto, calienta una sartén para saltear a fuego medio Y tuesta las almendras y las nueces pecanas hasta que estén calientes y desprendan su aroma. Sácalas del fuego y déjalas aparte. Pon las almendras, las pecanas, las peras y las manzanas en un plato. Echa la salsa de chocolate por encima de la fruta y los frutos secos y déjalo enfriar antes de servir.

CALORÍAS:	458
PROTEÍNAS:	7 g
GRASAS:	32 g
HIDRATOS DE CARBONO:	44 g
FIBRA:	10 g
SODIO:	2 mg

Migas de frutas

Este postre siempre lo sirvo con mucha ilusión. Puedes combinar una variedad de frutas (manzanas, peras, melocotones y frutos del bosque) y tiene muchos pigmentos, fibra y grasa, ideales para el cerebro; sin embargo, su carga glucémica es muy baja. Compra fruta ecológica si alguna de las que has elegido está en la lista de «Las doce sucias» del Environmental Working Group (ver la página 335).

Tiempo de preparación: 20 minutos
Tiempo de horneado: 15 minutos
Raciones: 4

¼ de taza de vino de Oporto
¼ de taza de zumo de limón recién hecho
1 cucharada de piel de limón ecológica
2 cucharadas de tapioca de cocción rápida
¼ de cucharadita de canela en polvo

2 manzanas ecológicas medianas, cortadas a taquitos
2 peras medianas, cortadas a taquitos
2 tazas de frutos del bosque ecológicos (congelados o frescos)
½ taza de almendras laminadas

Precalienta el horno a 176 °C. Mezcla en un cazo el vino de Oporto, el zumo de limón, la piel de limón, la tapioca y la canela y ponlo a fuego medio hasta que empiece a hervir. Añade las manzanas y las peras. Remueve de vez en cuando, durante cinco minutos, echa los frutos del bosque, saca el cazo del fuego y vierte su contenido en un recipiente de horno redondo.

Mientras se cuece la fruta, calienta una sartén para saltear a fuego medio. Tuesta las almendras laminadas, hasta que se calienten y desprendan su aroma, pero no dejes que se pongan marrones. Cubre la fruta, que ya está en el molde redondo, con las almendras laminadas tostadas. Hornéalo todo durante quince minutos. Sírvelo en boles pequeños.

CALORÍAS:	253
PROTEÍNAS:	4 g
GRASAS:	6 g
HIDRATOS DE CARBONO:	47 g
FIBRA:	8 g
SODIO:	3 mg

Mousse de chocolate

Este es uno de los postres de mi esposa, y mi favorito. Tiene mucho cacao y café, que refuerzan el cerebro y que aportan un sabor delicioso y variado. Utiliza cacao no procesado para obtener mayor cantidad de flavonoides. Nota: evita consumir varias raciones, pues tiene xilitol, y el exceso de xilitol puede ocasionar trastornos gastrointestinales.

Tiempo de preparación: 15 minutos
Tiempo de enfriamiento: de 1 a 24 horas
Raciones: 6

½ taza de café ecológico recién hecho (expreso o filtrado, descafeinado o normal)
1/3 de taza de xilitol
1/8 de cucharadita de sal marina
115 g de perlas de chocolate (que contengan al menos un 74 % de cacao, o usa una tableta de chocolate negro)

½ taza de cacao en polvo sin procesar y sin azúcar
340 g tofu ecológico silken
3 cucharadas de Gran Marnier (o coñac)
3 cucharadas de piel de naranja rallada

Calienta el café, el xilitol y la sal en un cazo, hasta que empiece a hervir. Mientras tanto, procesa las perlas de chocolate y el cacao en un robot de cocina, hasta que estén bien troceadas, casi en polvo. Mientras el robot está en marcha, vierte lentamente el café caliente y procésalo hasta que se funda con el chocolate. Apaga el robot. Echa el tofu, el Grand Marnier y 2 cucharadas de piel de naranja y bátelo hasta que esté bien mezclado. Vierte la mezcla en seis boles y adórnalos con el resto de la piel de naranja. Ponlo en la nevera, al menos una hora antes de servir, pero puedes tenerlo hasta veinticuatro horas en la nevera.

CALORÍAS:	180
PROTEÍNAS:	5 g
GRASAS:	8 g
HIDRATOS DE CARBONO:	17 g
FIBRA:	3 g
SODIO:	48 mg

SALSAS/CALDOS/ALIÑOS

Salsa pesto

Yo uso la salsa pesto para el pescado, el pollo y las verduras. Se conserva bien una o dos semanas en la nevera, y hasta tres meses en el congelador. Lo único que has de hacer es guardarla en un frasco de vidrio, echarle una fina capa de aceite de oliva virgen extra por encima y cerrarlo herméticamente. Puedes sustituir algunos frutos secos, e incluir nueces y nueces pecanas. Seca bien la albahaca fresca en una centrifugadora de ensalada o con papel de cocina. Usa queso parmesano de alta calidad para conseguir el mejor sabor.

Tiempo de preparación: 15 minutos
Raciones: 24

¼ de taza de piñones
½ taza de almendras, preferiblemente sin piel
3 tazas de hojas de albahaca fresca (sin tallos)
4 dientes de ajo pelados y machacados

½ cucharadita de pimienta negra molida
½ taza de aceite de oliva virgen extra
½ taza de queso parmesano rallado (unos 50 g)
1/8 a ¼ de cucharadita de sal marina (al gusto)

Echa los piñones y las almendras en un robot de cocina y mantén pulsado el botón quince segundos. Añade la albahaca, el ajo y la pimienta y mantén pulsado el botón otros quince segundos. Con el robot en marcha, vierte lentamente el aceite hasta que el pesto esté bien hecho. Añade el queso parmesano y la sal y mantén pulsado un minuto más, hasta que el pesto tenga una textura suave. Añade sal al gusto

CALORÍAS:	70
PROTEÍNAS:	2 g
GRASAS:	7 g
HIDRATOS DE CARBONO:	1 g
FIBRA:	0 g
SODIO:	54 mg

Nota: *los recipientes de almacenaje de vidrio se pueden romper si los pones en el congelador. Para evitarlo, utiliza siempre frascos lisos, deja suficiente espacio entre la tapa y el contenido para que este se pueda expandir y enfría los frascos calientes en la nevera antes de colocarlos en el congelador.*

Salsa holandesa

Esta salsa templada realza verduras sencillas, como el brócoli, con su variado y limpio sabor. Utilízala toda en una comida, porque no se conserva.

Tiempo de preparación: 5 minutos
Raciones: ½ taza

¼ de taza de mantequilla salada ecológica

2 yemas de huevo ecológico de gallinas criadas en libertad

¼ de cucharadita de mostaza de Dijon

1 cucharada de zumo de limón recién hecho

Calienta la mantequilla en un cazo para el baño maría, hasta que se derrita. (Si no tienes este tipo de cazo, caliéntala en un cazo pequeño a fuego mínimo). Echa el resto de los ingredientes y bátelos hasta que se haga la salsa. Mantenla caliente hasta el momento de servirla.

CALORÍAS:	289
PROTEÍNAS:	3 g
GRASAS:	28 g
HIDRATOS DE CARBONO:	11 g
FIBRA:	0,5 g
SODIO:	188 mg

Salsa espesa de setas

Esta salsa solemos servirla en festividades, y combina a la perfección con el pastel de nueces pecanas (página 377). Las sobras se conservan bien en el congelador hasta un mes; sin embargo, si se guarda en la nevera se ha de consumir en un par de días. A mí me gusta prepararla con setas *shiitake* y *portobello baby*, pero puedes hacerla con cualquier tipo de seta.

Tiempo de preparación: 20 minutos
Raciones: 6

2 cucharadas de *ghee* ecológico (mantequilla clarificada)
1 cebolla dulce mediana, troceada
4 tazas de setas cortadas a rodajas (como las *portobello baby*)
1 cucharadita de mezcla de hierbas italianas

2 cucharadas de harina de almendra (almendra molida)
1/3 de taza de vino de Marsala (o cualquier vino seco)
4 dientes de ajo de tamaño mediano, machacados y picados
1 cucharada de *tamari*
2 tazas de caldo de verduras bajo en sodio

Calienta una sartén de saltear grande a fuego medio-alto. Echa el *ghee*, la cebolla y las setas y remueve de vez en cuando, hasta que la cebolla se vuelva transparente y las setas se ablanden, de tres a cuatro minutos. Baja el fuego a temperatura media, añade las hierbas italianas y la harina de almendra y calienta la salsa un par de minutos más. Agrega el vino, el ajo y el *tamari*, removiendo. Deja que se haga a fuego lento durante dos o tres minutos. Añádele el caldo de verduras, sube el fuego y deja que hierva un poco. Baja el fuego y cocínalo cinco minutos más. Sácalo del fuego. Ponlo con cuidado en una batidora y bátelo hasta que adquiera una textura suave. Sirve la salsa inmediatamente. Puedes guardarla en la nevera un máximo de dos o tres días, o en el congelador hasta un mes.

CALORÍAS:	89
PROTEÍNAS:	3 g
GRASAS:	5 g
HIDRATOS DE CARBONO:	7 g
FIBRA:	1 g
SODIO:	267 mg

Caldo de verduras

Suelo guardar las pieles de cebolla y los trocitos que me sobran de cortar las verduras para preparar el caldo de verduras bajo en sodio, que utilizo en muchas de mis recetas.

Tiempo de preparación: 20 minutos
Tiempo de cocción lenta: de 1 a 4 horas
Raciones: 2 l

2 cebollas medianas troceadas
2 tallos de apio medianos troceados

2 tazas de setas cortadas a rodajas (como champiñones o *crimini*)

1 taza de patatas rojas pequeñas
 (o boniatos), cortadas a trozos
 de casi 3 cm
2 zanahorias medianas troceadas
1 taza de tomates troceados

1 cucharada de mezcla de hierbas italianas
1 cucharada de sal marina
½ cucharadita de pimienta negra
 molida
2 l de agua filtrada

Mezcla todos los ingredientes en una olla grande. Llévala al punto de ebullición y baja el fuego. Cuece el caldo a fuego lento de una a cuatro horas. Saca toda la espuma que se hace en la superficie. Cuando esté listo, cuela la mezcla y quédate con el líquido. Tira las verduras. Tómalo enseguida o guárdalo en un recipiente de vidrio. En la nevera se conserva unos pocos días; en el congelador, puede durar meses.

CALORÍAS:	5
PROTEÍNAS:	0 g
GRASAS:	0 g
HIDRATOS DE CARBONO:	0 g
FIBRA:	0 g
SODIO:	402 mg

Nota: *los recipientes de almacenaje de vidrio se pueden romper si los pones en el congelador. Para evitarlo, utiliza siempre frascos lisos, deja suficiente espacio entre la tapa y el contenido para que este se pueda expandir y enfría los frascos calientes en la nevera antes de colocarlos en el congelador.*

Vinagreta Masley de la casa

Este es un aliño rápido, fácil y sabroso que uso con frecuencia. También puedes utilizar aceite de nueces o de pistacho con un vinagre suave.

Raciones: 3

- 3 cucharadas de aceite de oliva virgen extra
- 1 cucharada de vinagre balsámico (o vino tinto o vinagre de champán)
- 1 cucharada de vino blanco seco
- 1 diente de ajo tamaño mediano, machacado y picado
- 1 cucharadita de mezcla de hierbas italianas (o 1 cucharada de hierbas frescas cortadas finas: perejil, tomillo, albahaca, romero)
- ¼ de cucharadita de sal marina
- ¼ de cucharadita de pimienta negra molida

Mezcla todos los ingredientes en un frasco de vidrio con tapa, agítalo y ya puedes usar el aliño. Guárdalo en la nevera; solo se conserva de dos a tres días si lleva ajo y hierbas frescas; si solo es aceite y vinagre, se conservará en la nevera durante meses, pero deja que alcance la temperatura ambiente antes de echarlo en la ensalada, así que tendrás que sacarlo de la nevera veinte minutos antes.

CALORÍAS:	129
PROTEÍNAS:	0 g
GRASAS:	14 g
HIDRATOS DE CARBONO:	1 g
FIBRA:	0 g
SODIO:	178 mg

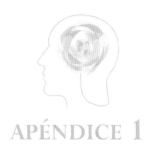

Objetivos de frecuencia cardiaca (FC) por edad

EDAD	OBJETIVO DE ZONA DE FC, 60-85%	FC MÁXIMA MEDIA, 100%
20-29 años	120-170 p.p.m.	200 p.p.m.
30-34 años	114-162 p.p.m.	190 p.p.m.
35-39 años	111-157 p.p.m.	185 p.p.m.
40-44 años	108-153 p.p.m.	180 p.p.m.
45-49 años	105-149 p.p.m.	175 p.p.m.
50-54 años	102-145 p.p.m.	170 p.p.m.
55-59 años	99-140 p.p.m.	165 p.p.m.
60-64 años	96-136 p.p.m.	160 p.p.m.
65-69 años	93-132 p.p.m.	155 p.p.m.
70-74 años	90-128 p.p.m.	150 p.p.m.
75-79 años	87-123 p.p.m.	145 p.p.m.
+ de 80 años	84-119 p.p.m.	140 p.p.m.

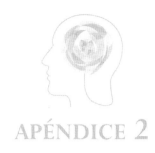

Absorción de la curcumina

La curcumina es de muy difícil absorción. Algunas empresas de nutracéuticos le han añadido pimienta negra (bioperina) a la curcumina, para favorecer su absorción; sin embargo, la pimienta negra puede tener algunos ligeros efectos secundarios gastrointestinales molestos, y tampoco se sabe a ciencia cierta en qué grado aumenta la absorción (algunos científicos dicen que su efecto es mínimo).

Combinar la curcumina con triglicéridos de cadena media y lecitina ha demostrado que aumenta su absorción espectacularmente, en comparación con la forma estándar de la curcumina seca. Algunos estudios parecen indicar que casi la aumenta treinta veces más. Visita www.Dr.Masley.com/resources para más detalles sobre el producto.

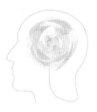

Agradecimientos

Hay muchas personas que han colaborado en la creación de este libro y les estoy profundamente agradecido por su ayuda.

Mil gracias a mi agente literaria, Celeste Fine, y a su colaborador John Mass: ambos fueron mi inspiración para seleccionar este tema y me guiaron en el proceso de elaboración de este libro.

Mi agradecimiento especial a Victoria Wilson, mi redactora jefe de Knopf, por saber valorar este libro desde el principio, orientarme de forma magistral y trabajar para garantizar que transmita un poderoso e importante mensaje. También me siento afortunado de haber tenido la oportunidad de trabajar con Becky Cabaza, una escritora de talento y con mucha experiencia, que me ha ayudado a organizar información compleja y conceptos técnicos transformándolos en un texto de lectura fácil y que promueve el debate.

Gracias a Karen Roth y Rachelle Benzarti, que trabajan en la biblioteca médica del hospital Morton Plant, de Clearwater (Florida), por ayudarme a buscar miles de artículos que han sido esenciales para el contenido de este libro.

Mi extenso equipo de colaboradores ha sido una maravillosa fuente de ideas y apoyo. Mi agradecimiento especial a JJ Virgin, Karl Krummenacher, Alan Christianson, Leanne Ely, Ellyne Lonergan, Alan Foster y los miembros de mi JJ Virgin Mastermind y comunidad Mindshare Summit.

Varios compañeros de profesión concertaron entrevistas conmigo para hablar del material relacionado con este libro. Mi especial agradecimiento a David Perlmutter, Daniel Amen, Anna Cabecca, Pedram Shojai, Emeran Mayer y David Asprey.

En los últimos veinte años, numerosas organizaciones han respaldado mis investigaciones, entre las que se encuentran el Colegio Estadounidense de Nutrición, la Asociación Estadounidense para del Corazón, el Hospital Morton Plant y Group Health Cooperative ['cooperativa del grupo de salud']; igualmente, he contado con la colaboración de médicos como Richard Roetzheim, Douglas Schocken, Tom Gualtieri, Lucas Masley y Angie Presby. Les doy las gracias por su tiempo y su consideración. También he recibido la ayuda de un grupo que ha probado y revisado muchas de las recetas de este libro. Pero la que más, mi esposa, Nicole, que ha probado todas las recetas. También quisiera dar las gracias a mis hijos, Marcos y Lucas Masley, a Brooke Masley, y a Evelyn Odegaard, Susan Thomas, Peggy y Arpad Masley, Joseph Pellicer, Kelvie Johnson, Patti Razor y Burck Schultz, por sus comentarios y ayuda para cocinar y probar las distintas recetas.

También quisiera extender mi agradecimiento a mis pacientes. No solo se han brindado a participar en los estudios que he realizado en mi clínica, aportándome valiosos datos, sino que me han ayudado a convertir esta información técnica en lenguaje común y corriente, para ayudar a las personas a gozar de mayor lucidez mental; sus esfuerzos y triunfos siguen siendo de gran inspiración para mí. Mi equipo médico actual, del Centro para la Salud Óptima Masley, me ha ayudado mucho en la creación del manuscrito. Mi especial agradecimiento a Angie Presby, Jessica Maguire, Claudia

Marin, Michael Bologna y Nicole Masley, y mi más que especial agradecimiento a mi coordinadora de oficina, Kim Escarraz, que ha desempeñado un papel primordial apoyándome en todo lo que hago.

Por último, gracias a mi adorable esposa, Nicole. No solo me ha ayudado en mis investigaciones, en el cuidado de los pacientes y a escribir las recetas, sino que siempre me respalda en todas las facetas de mi vida.

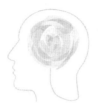

Lista de recursos
Óptimo Cerebro

T al como he prometido, esta es mi lista de recursos y sitios web que te ayudarán a mejorar tu rendimiento mental y prevenir la pérdida de memoria.

Sitio web

Para recibir información actualizada y unirte a la comunidad *online*, entra en www.DrMasley.com e introduce tu nombre y tu correo electrónico, es gratis.

Masley Optimal Health Center 900
Carillon Parkway, Suite 201
St. Petersburg, FL 33716
www.clinic.DrMasley.com
Teléfono gratuito desde Estados Unidos: 844-300-2973

Herramientas de información

Para información relacionada con la prueba del grosor íntima-medio carotídeo (GIMC), los puntos de humeo del aceite, la prueba del gluten, la curcumina, el entrenamiento de fuerza, la prueba de condición física, el mercurio y la terapia de quelación, la meditación y HeartMath, entra en www.DrMasley.com/resources.

Productos y suplementos

Para productos educativos y suplementos de alta calidad, entra en www.DrMasleyStore.com.

Alimentos y sitios de compra

Enlaces para:

- Thrive Market: descuentos en productos y condimentos naturales, como la harina de almendra, el aceite de aguacate, el aceite de oliva virgen extra, las hierbas aromáticas y las especias.
- Vital Choice Seafood: un sitio estupendo para comprar productos del mar limpios.
- ButcherBox: un lugar para comprar proteína animal limpia.

Entra en www.DrMasley.com/resources.

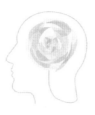

Notas

1. LAS CAUSAS DE LA PÉRDIDA DE MEMORIA

1. **El grupo de intervención, sin embargo, mejoró:** S. C. Masley y col., «Efficacy of Exercise and Diet to Modify Markers of Fitness and Wellness», *Alternative Therapies in Health and Medicine* 14, 2008, pp. 24-29.
2. **Las personas que están vacunadas:** R. Verrealt y col., «Past Exposure to Vaccines and Subsequent Risk of Alzheimer's Disease», *Canadian Medical Association Journal* 165, 2001, pp. 1495-1498; y A. C. Voordouw y col., «Annual Revaccination Against Influenza and Mortality Risk in Community Dwelling Elderly Persons», *Journal of the American Medical Association* 292, 2004, pp. 2089-2095.
3. **Una condición que se conoce como resistencia a la insulina:** R. Williamson, A. McNeilly y C. Sutherland, «Insulin Resistance in the Brain: And Old-Age or New-Age Problem?», *Biochemical Pharmacology* 84, 2012, pp. 737-745; y S. Cetinkalp, I. Y. Simsir y S. Ertek, «Insulin Resistance in Brain and Possible Therapeutic Approaches», *Current Vascular Pharmacology* 12, 2014, pp. 553-564.
4. **Aquellos con los niveles más altos de resistencia:** A. A. Willette y col., «Association of Insulin Resistance with Cerebral Glucose Uptake in Late Middle-Aged Adults at Risk for Alzheimer disease», *JAMA*

Neurology 72, 2015, pp. 1013-1020. Ver también L. D. Baker y col., «Insulin Resistance Is Associated with Alzheimer-like Reductions in Regional Cerebral Glucose Metabolism for Cognitively Normal Adults with Pre- Diabetes or Early Type 2 Diabetes», *Archives of Neurology* 68, 2011, pp. 51-57; y T. Matsuzaki y col., «Insulin Resistance Is Associated with the Pathology of Alzheimer's Disease», *Neurology* 75, 2010, pp. 764-770.

5. **El azúcar en la sangre no está controlado:** P. K. Crane y col., «Glucose Levels and Risk of Dementia», *New England Journal of Medicine* 369, 2013, pp. 540-548; y E. Ronnemaa y col., «Impaired Insulin Secretion Increases the Risk of Alzheimer Disease», *Neurology* 71, 2008, pp. 1065-1071.

6. **Melissa Schilling:** M. A. Schilling, «Unraveling Alzheimer's: Making Sense of the Relationship between Diabetes and Alzheimer's Disease», *Journal of Alzheimer's Disease* 51, 2016, pp. 961-977.

7. **El Estudio de Maastricht:** P. J. Spauwen y col., «Effects of Type 2 Diabetes on 12-Year Cognitive Change», *Diabetes Care* 36, 2013, pp. 1554-1561.

8. **En estudios con animales:** S. M. de la Monte, «Type 3 Diabetes Is Sporadic Alzheimer's Disease: Mini-Review», *European Neuropsychopharmacology* 24, 2014, pp. 1954-1960; y S. M. de la Monte y J. R. Wands, «Alzheimer's Disease Is Type 3 Diabetes –Evidence Reviewed», *Journal of Diabetes Science and Technology* 2, 2008, pp. 1101-1113.

9. **El síndrome metabólico refleja:** Ver J. Bajerska y col., «Eating Patterns Are Associated with Cognitive Function in the Elderly at Risk of Metabolic Syndrome from Rural Areas», *European Review for Medical and Pharmacological Sciences* 18, 2014, pp. 3234-3245; B. Misiak, J. Leszek y A. Kiejna, «Metabolic Syndrome, Mild Cognitive Impairment and Alzheimer's Disease –The Emerging Role of Systemic Low-Grade Inflammation and Adiposity», *Brain Research Bulletin* 89, 2012, pp. 144-149; G. M. Pasinetti y J. Eberstein, «Metabolic Syndrome and the Role of Dietary Lifestyles in Alzheimer's Disease», *Journal of Neurochemistry* 106, 2008, pp. 1503-1514; y C. Raffaitin y col., «Metabolic Syndrome and Risk for Incident Alzheimer's Disease or Vascular Dementia», *Diabetes Care* 32, 2009, pp. 169-174.

10. **Estudio de Kaiser Permanente:** P. E. Casey y col., «Controlling High Blood Pressure», *Permanente Journal* 10, 2006. pp. 13-16.

11. **Estudio de Honolulu-Asia sobre el Envejecimiento:** L. J. Launer y col., «Midlife Blood Pressure and Dementia: The Honolulu-Asia Aging Study», *Neurobiology of Aging* 21, 2000, pp. 49-55.

12. **En el famoso Estudio de Rotterdam:** R. F. de Bruijn y col., «The Potential for Prevention of Dementia Across Two Decades: The Prospective, Population-Based Rotterdam Study», *BMC Medicine* 13, 2015, p. 132.

13. **Estudios de seguimiento:** A. Ott y col., «Association of Diabetes Mellitus and Dementia: The Rotterdam Study», *Diabetologia* 39, 1996, pp. 1392-1397.

14. **Nuestra base de datos clínicos:** S. C. Masley, L. V. Masley y T. Gualtieri, «Cardiovascular Biomarkers and Carotid IMT Scores as Predictors of Cognitive Function», *Journal of the American College of Nutrition* 33, 2014, pp. 63-69.

2. ¿Cómo estás de lucidez mental?

1. **Algunas de las preguntas que incluye son:** la lista completa de preguntas, ver http://www.dementiatoday.com/wp-content/uploads/2012/06 MiniMentalStateExamination.pdf.

2. **Pacientes de setenta y ochenta años:** Levy, «Study: Concussions Lead to Increased Dementia Risk in Older Adults», *HealthLine*, 29 de octubre de 2014.

3. **En 2014, publiqué un trabajo:** S. C. Masley, L. V. Masley y T. Gualtieri, «Cardiovascular Biomarkers and Carotid IMT Scores as Predictors of Cognitive Function», *Journal of the American College of Nutrition* 33, 2014, pp. 63-69.

4. **El genotipo ApoE2:** R. Chouinard-Watkins y M. Plourde, «Fatty Acid Metabolism in Carriers of Apolipoprotein E Epsilon 4 Allele: Is It Contributing to Higher Risk of Cognitive Decline and Coronary Heart Disease?», *Nutrients* 6, 2014, pp. 4452-4471. Ver también J. Dose y col., «ApoE Genotype and Stress Response –A Mini Review», *Lipids in Health and Disease* 15, 2016; y S. Egert, G. Rimbach y P. Huebbe, «ApoE Genotype: From Geographic Distribution to Function and Responsiveness to Dietary Factors», *Proceedings of the Nutrition Society* 71, 2012, pp. 410-424.

5. **Controlar tu azúcar en la sangre:** A. Hofman y col., «Atherosclerosis, Apolipoprotein E, and Prevalence of Dementia and Alzheimer's Disease in the Rotterdam Study», *Lancet* 349, 1997, pp. 151-154; y M. A. Schilling, «Unravelling Alzheimer's: Making Sense of the Relationship Between Diabetes and Alzheimer's Disease», *Journal of Alzheimer's Disease* 51, 2016, pp. 961-977.

6. **Retrasar su inicio:** R. Brookmeyer, S. Gray y C. Kawas, «Projections of Alzheimer's Disease in the United States and the Public Health Impact

of Delaying Disease Onset», *American Journal of Public Health* 88, 1998, pp. 1337-1342.

Segunda parte: la Solución Óptimo Cerebro

1. **El estudio FINGER de Finlandia:** T. Ngandu y col., «A 2 Year Multido-main Intervention of Diet, Exercise, Cognitive Training, and Vascular Risk Monitoring Versus Control to Prevent Cognitive Decline in At-Risk Elderly People (FINGER): A Randomised Control Panel», *Lancet* 385 (2015): 2255-2263.
2. **Cuando empezaron con el programa del doctor Bredesen:** E. Bredesen, «Reversal of Cognitive Decline: A Novel Therapeutic Program», *Aging* , 2014, pp. 707-717.
3. **Un enfoque variado es lo que parece más prometedor:** Baumgart y col., «Summary of the Evidence on Modifiable Risk Factors for Cognitive Decline and Dementia», *Alzheimer's and Dementia*, 2015, pp. 718-726.
4. **Elecciones alimentarias saludables para el corazón:** «Prevention and Risk of Alzheimer's and Dementia», Alzheimer's Association (sin fecha), http://www.alz.org/ research/science/alzheimers_prevention_ and_risk.asp#exercise.

3. Estimula tu cerebro con los 12 Alimentos Inteligentes

1. **En un estudio realizado en Australia:** E. L. Wightman y col., «Dietary Nitrate Modulates Cerebral Blood Flow Parameters and Cognitive Performance in Humans: A Double-Blind, Placebo-Controlled, Crossover Investigation», *Physiology and Behavior* 149, 2015, pp. 149-158.
2. **Mayor ingesta de dichos ácidos coincide:** V. A. Andreeva y col., «Cognitive Function After Supplementation with B Vitamins and Long-Chain Omega 3 Fatty Acids: Ancillary Findings from the SU.FOL.OM3 Randomized Trial», *American Journal of Clinical Nutrition* 94, 2011, pp. 278-286; E. Y. Chew y col., «Effect of Omega 3 Fatty Acids, Lutein/Zeaxanthin, or Other Nutrient Supplementation on Cognitive Function», *JAMA* 314, 2015, pp. 791-801; L. K. Lee y col., «Docosahexaenoic Acid-Concentrated Fish Oil Supplementation in Subjects with Mild Cognitive Impairment (MCI): A 12-Month Randomised, Double-Blind, Placebo-Controlled Trial», *Psychopharmacology* 225, 2013, pp. 605-612; M. C. Morris y col., «Fish Consumption and Cognitive Decline with Age in a Large Community Study», *Archives of Neurology* 62,

2005, pp. 1849-1853; K. A. Page y col., «Medium-Chain Fatty Acids Improve Cognitive Function in Intensively Treated Type 1 Diabetic Patients and Support in Vitro Synaptic Transmission During Acute Hypoglycemia», *Diabetes* 58, 2009, pp. 1237-1244; B. Qin y col., «Fish Intake Is Associated with Slower Cognitive Decline in Chinese Older Adults», *Journal of Nutrition* 144, 2014, pp. 1579-1585; K. W. Shepard y C. L. Cheatham, «Omega 6 to Omega 3 Fatty Acid Ratio and Higher-Order Cognitive Functions in 7-to 9-Year-Olds: A Cross-Sectional Study», *American Journal of Clinical Nutrition* 98, 2013, pp. 659-667; L. Shinto y col., «A Randomized Placebo-Controlled Pilot Trial of Omega 3 Fatty Acids and Alpha Lipoic Acid in Alzheimer's Disease», *Journal of Alzheimer's Disease* 38, 2014; J. Thomas y col., «Omega 3 Fatty Acids in Early Prevention of Inflammatory Neurodegenerative Disease: A Focus on Alzheimer's Disease», *BioMed Research International* 2015, 2015; H. Tokuda y col., «Low Doses of Long-Chain Polyunsaturated Fatty Acids Affect Cognitive Function in Elderly Japanese Men: A Randomized Controlled Trial», *Journal of Oleo Science* 64, 2015, pp. 633-644; O. Van de Rest y col., «ApoE4 and the Associations of Seafood and Long-Chain Omega 3 Fatty Acids with Cognitive Decline», *Neurology* 86, 2016, pp. 2063-2070; A. V. Witte y col., «Long-Chain Omega 3 Fatty Acids Improve Brain Function and Structure in Older Adults», *Cerebral Cortex* 24, 2013, pp. 3059-3068; y Y. Zhang y col., «Intake of Fish and Polyunsaturated Fatty Acids and Mild- to Severe Cognitive Impairment Risks: A Dose-Response Meta-Analysis of 21 Cohort Studies», *American Journal of Clinical Nutrition* 103, 2016, pp. 330-340.

3. **Los suplementos puros y de alta calidad:** D. Swanson, R. Block y S. A. Mousa, «Omega 3 Fatty Acids EPA and DHA: Health Benefits Throughout Life», *Advances in Nutrition* 3, 2012, pp. 1-7; N. Sinn y col., «Effects of n-3 Fatty Acids, EPA v. DHA, on Depressive Symptoms, Quality of Life, Memory and Executive Function in Older Adults with Mild Cognitive Impairment: A 6-Month Randomised Controlled Trial», *British Journal of Nutrition* 107, 2012, pp. 1682-1693; y J. Allaire y col., «Randomized, Crossover, Head-to-Head Comparison of EPA and DHA Supplementation to Reduce Inflammation Markers in Men and Women: The Comparing EPA to DHA Study», *American Journal of Clinical Nutrition,* 2016.

4. **Los niños parecen beneficiarse:** W. Stonehouse, «Does Consumption of LC Omega 3 PUFA Enhance Cognitive Performance in Healthy School-Aged Children and Throughout Adulthood? Evidence from Clinical Trials», *Nutrients* 6, 2014, pp. 2730-2758.

5. **En el elogiado estudio Predimed-Navarra:** H. Martínez-Lapiscina y col., «Mediterranean Diet Improves Cognition: The PREDIMED-NA-VARRA Randomized Trial», *BMJ*, 2012, consultado en Internet.

6. **Con o sin nueces:** S. M. Poulose, M. G. Miller y B. Shukitt-Hale, «Role of Walnuts in Maintaining Brain Health with Age», *Journal of Nutrition* 144, 2014, pp. 5615-5665; y P. Pribis y col., «Effects of Walnut Consumption on Cognitive Performance in Young Adults», *British Journal of Nutrition* 107, 2012, pp. 1393-1401.

7. **Incluir arándanos negros en la alimentación infantil:** A. R. Whyte y col., «Cognitive Effects Following Acute Wild Blueberry Supplementation in 7- to 10-Year-Old Children», *European Journal of Nutrition* 55, 2016, pp. 2151-2162.

8. **Adultos mayores mostraron mejoría:** R. Krikorian y col., «Blueberry Supplementation Improves Memory in Older Adults», *Journal of Agricultural and Food Chemistry* 58, 2010, pp. 3996-4000.

9. **Se ha comprobado que los arándanos negros:** Y. Zhu y col., «Blueberry Opposes B-Amyloid Peptide-Induced Microglial Activation via Inhibition of p44/42 Mitogen-Activation Protein Kinase», *Rejuvenation Research* 11, 2008, pp. 891-901.

10. **Tomar cacao mejora:** *Ibid*.

11. **Tomar cacao a diario durante ocho semanas:** D. Mastroiacovo y col., «Cocoa Flavanol Consumption Improves Cognitive Function, Blood Pressure Control, and Metabolic Profile in Elderly Subjects: The Cocoa, Cognition, and Aging (CoCoA) Study –A Randomized Controlled Trial», *American Journal of Clinical Nutrition* 101, 2015, pp. 538-548.

12. **El cacao negro no procesado:** M. Alonso-Alonso, «Cocoa Flavanols and Cognition: Regaining Chocolate in Old Age?», *American Journal of Clinical Nutrition* 101, 2015, pp. 423-424.

13. **Estudio de la Salud de los Médicos:** C. Matsumoto y col., «Chocolate Consumption and Risk of Diabetes Mellitus in the Physicians' Health Study», *American Journal of Clinical Nutrition* 101, 2015, pp. 362-367.

14. **La cafeína favorece el procesamiento de la información:** S. Haller y col., «Acute Caffeine Administration Effect on Brain Activation Patterns in Mild Cognitive Impairment», *Journal of Alzheimer's Disease* 41, 2014, pp. 101-112.

15. **Una relación de curva en J:** L. Wu, D. Sun y Y. He, «Coffee Intake and the Incident Risk of Cognitive Disorders: A Dose-Response Meta-Analysis of Nine Prospective Cohort Studies», *Clinical Nutrition* 36, 2016, pp. 730-736.

16. **Y en Japón, en un estudio:** K. Sugiyama y col., «Association Between Coffee Consumption and Incident Risk of Disabling Dementia in Elderly Japanese: The Ohsaki Cohort 2006 Study», *Journal of Alzheimer's Disease* 50, 2016, pp. 491-500.

17. **Menor declive cognitivo:** M. N. Vercambre y col., «Caffeine and Cognitive Decline in Elderly Women at High Vascular Risk», *Journal of Alzheimer's Disease* 35, 2013, pp. 413-421; y L. Arab, F. Khan y H. Lam, «Epidemiologic Evidence of a Relationship Between Tea, Coffee, or Caffeine Consumption and Cognitive Decline», *Advances in Nutrition* 4, 2013, pp. 115-122.

18. **Incluso el café descafeinado:** D. A. Camfield, «A Randomised Placebo-Controlled Trial to Differentiate the Acute Cognitive and Mood Effects of Chlorogenic Acid from Decaffeinated Coffee», *PLoS One,* 9 de diciembre de 2013, consultado en Internet.

19. **Si te gusta el café:** para más información, ver L. F. Araujo y col., «Inconsistency of Association Between Coffee Consumption and Cognitive Function in Adults and Elderly in a Cross- Sectional Study (ELSA-Brasil)», *Nutrients* 7, 2015, pp. 9590-9601; F. L. Dodd y col., «A Double-Blinded, Placebo-Controlled Study Evaluating the Effects of Caffeine and L-Theanine Both Alone and in Combination on Cerebral Blood Flow, Cognition and Mood», *Psychopharmacology* 232, 2015, pp. 2563-2576; y Q. P. Liu y col., «Habitual Coffee Consumption and Risk of Cognitive Decline/Dementia: A Systematic Review and Meta-Analysis of Prospective Cohort Studies», *Nutrition* 32, 2016, pp. 628-636.

20. **97 mg de L-teanina:** T. Giesbrecht y col., «The Combination of L–theanine and Caffeine Improves Cognitive Performance and Increases Subjective Alertness», *Nutritional Neuroscience* 13, 2010, pp. 283-290. Ver también S. J. Einother y V. E. Martens, «Acute Effects of Tea Consumption on Attention and Mood», *American Journal of Clinical Nutrition* 98, 2013, pp. 17005-17085; y D. J. White y col., «Anti-Stress, Behavioural and Magnetoencephalography Effect of an L-Theanine Based Nutrient Drink: A Randomised, Double-Blind, Placebo-Controlled, Crossover Trial», *Nutrients* 8, 2016, pp. 53.

21. **Los resultados de los que metabolizaban lento:** *JAMA* y *Archives Journals,* «Coffee Consumption Linked to Increased Risk of Heart Attack for Persons with Certain Gene Variation», *Science Daily,* 2006, consultado en Internet.

22. **Las personas que consumen alcohol:** M. A. Collins y col., «Alcohol in Moderation, Cardioprotection, and Neuroprotection: Epidemiological

Considerations and Mechanistic Studies», *Alcoholism: Clinical and Experimental Research* 33, 2009, pp. 206-219.

23. **Residentes de la ciudad de Nueva York:** Y. Gu y col., «Alcohol Intake and Brain Structure in a Multiethnic Elderly Cohort», *Clinical Nutrition* 33, 2014, pp. 662-667.

24. **En Australia, investigadores:** O. P. Almeida y col., «Alcohol Consumption and Cognitive Impairment in Older Men», *Neurology* 82, 2014, pp. 1038-1044.

25. **En un estudio realizado en Holanda:** A. C. J. Nooyens y col., «Consumption of Alcoholic Beverages and Cognitive Decline at Middle Age: The Doestinchem Cohort Study», *British Journal of Nutrition* 111, 2014, pp. 715-723.

26. **En Francia, investigadores:** E. Kesse-Guyot y col., «A Healthy Dietary Pattern at Midlife Is Associated with Subsequent Cognitive Performance», *Journal of Nutrition* 142, 2012, pp. 909-915.

27. **El ajo:** V. B. Gupta, S. S. Indi y K. S. J. Rao, «Garlic Extract Exhibits Antiamyloidogenic Activity on Amyloid-Beta Fibrillogenesis: Relevance to Alzheimer's Disease», *Phytotherapy Research* 23, 2009, pp. 111-115.

28. **La canela:** B. Qin, K. S. Panickar y R. A. Anderson, «Cinnamon: Potential Role in the Prevention of Insulin Resistance, Metabolic Syndrome, and Type 2 Diabetes», *Journal of Diabetes Science and Technology* 4, 2010, pp. 685-693.

29. **Tienen la puntuación más alta:** H. Wang y col., «Oxygen Radical Absorbing Capacity of Anthocyanins», *Journal of Agricultural and Food Chemistry* 45 (1997): 304-309. Ver también D. Li y col., «Purified Anthocyanin Supplementation Reduces Dyslipidemia, Enhances Antioxidant Capacity, and Prevents Insulin Resistance in Diabetic Patients», *Journal of Nutrition* 145, 2015, pp. 742-748.

30. **Comer legumbres puede mejorar:** D. J. Jenkins y col., «Rate of Digestion of Foods and Postprandial Glycaemia in Normal and Diabetic Subjects», *BMJ* 281, 1980, pp. 14-17; y V. Mohan y col., «Effects of Brown Rice, White Rice, and Brown Rice with Legumes on Blood Glucose and Insulin Responses in Overweight Asian Indians: A Randomized Controlled Trial», *Diabetes Technology and Therapeutics* 16, 2014, pp. 317-325.

31. **El microbioma intestinal:** ver, por ejemplo, B. Caracciolo y col., «Cognitive Decline, Dietary Factors and Gut-Brain Interactions», *Mechanisms of Ageing and Development* 136, 2014, pp. 59-69.

32. **Aumento de peso:** A. V. Hart, «Insights into the Role of the Microbiome in Obesity and Type 2 Diabetes», *Diabetes Care* 38, 2015, pp. 159-165.

33. **El ácido gástrico es esencial:** http://www.medscape.com/viewarticle /858909; y C. Bavishi y H. L. Dupont, «Systematic Review: The Use of Proton Pump Inhibitors and Increased Susceptibility to Enteric Infection», *Alimentary Pharmacology and Therapeutics* 34, 2011, pp. 11-12.

34. **Martha Clare Morris:** M. C. Morris y col., «MIND Diet Slows Cognitive Decline with Aging», *Alzheimer's and Dementia* 11, 2015, pp. 1015-1022.

35. **Cuando combinas grasa saturada:** A. Chait y F. Kim, «Saturated Fatty Acids and Inflammation: Who Pays the Toll?», *Arteriosclerosis, Thrombosis, and Vascular Biology* 30, 2010, pp. 692-693; M. Funaki, «Saturated Fatty Acids and Insulin Resistance», *Journal of Medical Investigation* 56, 2009, pp. 88-92; y M. A. R. Vinolo y col., «Regulation of Inflammation by Short Chain Fatty Acids», *Nutrients* 3, 2011, pp. 858-876.

36. **Centro Medico de Asuntos para los Veteranos:** A. J. Hanson y col., «Effect of Apolipoprotein E Genotype and Diet on Apolipoprotein E Lipidation and Amyloid Peptides», *JAMA Neurology* 70, 2013, pp. 972-980.

37. **Comer más grasa saturada:** D. D. Wang y col., «Association of Specific Dietary Fats with Total and Cause-Specific Mortality», *JAMA Internal Medicine* 176, 2016, pp. 1134-1145; y S. J. Nicholls y col., «Consumption of Saturated Fat Impairs the Anti-Inflammatory Properties of High-Density Lipoproteins and Endothelial Function», *Journal of the American College of Cardiology* 48, 2006, pp. 715-720.

38. **La dieta mediterránea:** Y. Gu y col., «Mediterranean Diet and Brain Structure in a Multiethnic Elderly Cohort», *Neurology* (21 de octubre de 2015), consultado en Internet; Y. Gu y col., «Mediterranean Diet, Inflammatory and Metabolic Biomarkers, and Risk of Alzheimer's Disease», *Journal of Alzheimer's Disease* 22, 2010, pp. 483-492; A. Knight, J. Bryan y K. Murphy, «Is the Mediterranean Diet a Feasible Approach to Preserving Cognitive Function and Reducing Risk of Dementia for Older Adults in Western Countries? New Insights and Future Directions», *Ageing Research Reviews* 25, 2016, pp. 85-101; A. Knight y col., «A Randomised Controlled Intervention Trial Evaluating the Efficacy of a Mediterranean Dietary Pattern on Cognitive Function and Psychological Wellbeing in Healthy Older Adults: The Medley Study», *BMC Geriatrics* 15, 2015, pp. 55; M. Luciano y col., «Mediterranean-Type Diet and Brain Structural Change from 73 to 76 Years in Scottish

Cohort», *Neurology* 88, 2017, pp. 1-7; C. Samieri y col., «Mediterranean Diet and Cognitive Function in Older Age: Results from the Women's Health Study», *Epidemiology* 24, 2013, pp. 490-499; C. Valls-Pedret y col., «Mediterranean Diet and Age-Related Cognitive Decline: A Randomized Clinical Trial», *JAMA Internal Medicine* 175, 2015, pp. 1094-1103; H. Wengreen y col., «Prospective Study of Dietary Approaches to Stop Hypertension and Mediterranean-Style Dietary Patterns and Age- Related Cognitive Change: The Cache County Study on Memory, Health and Aging», *American Journal of Clinical Nutrition* 98, 2013, pp. 1263-1271; y X. Ye y col., «Mediterranean Diet, Health Eating Index–2005, and Cognitive Function in Middle-Aged and Older Puerto Rican Adults», *Journal of the Academy of Nutrition and Dietetics* 113, 2013, pp. 276-281.

4. Más formas de alimentar tu cerebro

1. **Mujeres de mediana edad con sobrepeso**: D. J. Lamport y col., «A Low Glycaemic Load Breakfast Can Attenuate Cognitive Impairments Observed in Middle Aged Obese Females with Impaired Glucose Tolerance», *Nutrition, Metabolism and Cardiovascular Diseases* 24, 2014, pp. 1128-1136; y A. Nilsson, K. Radeborg y I. Bjorck, «Effects of Differences in Post-prandial Glycaemia on Cognitive Functions in Healthy Middle-Aged Subjects», *European Journal of Clinical Nutrition* 63, 2009, pp. 113-120. Ver también S. Seetharaman y col., «Blood Glucose, Diet-Based Glycemic Load and Cognitive Aging Among Dementia-Free Older Adults», *Journals of Gerontology. Series A, Biological Sciences and Medical Sciences* 70, 2015, pp. 471-479.

2. **La respuesta de cada persona al azúcar en la sangre**: N. R. Matthan y col., «Estimating the Reliability of Glycemic Index Values and Potential Sources of Methodological and Biological Variability», *American Journal of Clinical Nutrition, 2016*, en Internet.

3. **El ayuno parcial intermitente**: I. Amigo y A. J. Kowaltowski, «Dietary Restriction in Cerebral Bioenergetics and Redox State», *Redox Biology* 2, 2014, pp. 296-304.

4. **Ayuno intermitente en los ratones**: M. P. Mattson, W. Duan y Z. Guo, «Meal Size and Frequency Affect Neuronal Plasticity and Vulnerability to Disease: Cellular and Molecular Mechanisms», *Journal of Neurochemistry* 84, 2003, pp. 417-431; Amigo y Kowaltowski, «Dietary Restriction»; y G. Pani, «Neuroprotective Effects of Dietary Restriction:

Evidence and Mechanisms», *Seminars in Cell and Developmental Biology* 40, 2015, pp. 106-114.

5. **Este método de alternar el ayuno:** M. P. Wegman y col., «Practicality of Intermittent Fasting in Humans and Its Effect on Oxidative Stress and Genes Related to Aging and Metabolism», *Rejuvenation Research* 18, 2015, pp. 162-172.

6. **Los que siguieron la dieta muy pobre en hidratos de carbono:** Krikorian y col., «Dietary Ketosis Enhances Memory in Mild Cognitive Impairment», *Neurobiology of Aging*, 2012, pp. 425.e19-425.e27.

7. **Samuel Henderson:** S. T. Henderson y J. Poirier, «Pharmacogenetic Analysis of the Effects of Polymorphisms in APOE, IDE and IL1B on a Ketone Body Based Therapeutic on Cognition in Mild to Moderate Alzheimer's Disease: A Randomized, Double-Blind, Placebo-Controlled Study», *BMC Medical Genetics* 12, 2011, pp. 137; y S. T. Henderson y col., «Study of the Ketogenic Agent AC-1202 in Mild to Moderate Alzheimer's Disease: A Randomized, Double-Blind, Placebo-Controlled, Multicenter Trial», *Nutrition and Metabolism* (Londres) 6, 2009, p. 31.

8. **El principal componente oleoso:** Y. Nonaka y col., «Lauric Acid Stimulates Ketone Body Production in the KT-5 Astrocyte Cell Line», *Journal of Oleo Science* 65, 2016, pp. 693-699.

9. **El aceite de coco:** W. M. A. D. B. Fernando y col., «The Role of Dietary Coconut for the Prevention and Treatment of Alzheimer's Disease: Potential Mechanisms of Action», *British Journal of Nutrition* 114, 2015, pp. 1-14.

5. Nutrientes básicos para la salud del cerebro

1. **Los niveles bajos de vitamina D:** J. W. Miller y col., «Vitamin D Status and Rates of Cognitive Decline in a Multiethnic Cohort of Older Adults», *JAMA Neurology* 72 (2015): 1295-1303. Ver también C. Annweiler y col., «"Vitamin D and Cognition in Older Adults": Updated International Recommendations», *Journal of Internal Medicine* 277, 2015, pp. 45-57; y A. K. Gangwar y col., «Role of Vitamin-D in the Prevention and Treatment of Alzheimer's Disease», *Indian Journal of Physiology and Pharmacology* 59, 2015, pp. 94-99.

2. **Tienen el cerebro más grande:** B. Hooshmand y col., «Vitamin D in Relation to Cognitive Impairment, Cerebrospinal Fluid Biomarkers, and Brain Volumes», *Journals of Gerontology. Series A, Biological Sciences and Medical Sciences* 69, 2014, pp. 1132-1138.

3. **Tratar a adultos con vitamina B$_{12}$:** N. L. Van der Zwaluw y col., «Results of 2-Year Vitamin B Treatment on Cognitive Performance», *Neurology* 83, 2014, pp. 2158-2166. Ver también E. L. Doets y col., «Vitamin B$_{12}$ Intake Status and Cognitive Function in Elderly Patients», *Epidemiologic Reviews* 35, 2013, pp. 2-21; S. J. Eussen y col., «Effect of Oral Vitamin B-12 with or without Folic Acid on Cognitive Function in Older People with Mild Vitamin B-12 Deficiency: A Randomized, Placebo-Controlled Trial», *American Journal of Clinical Nutrition* 84, 2006, pp. 361-370; C. Castillo-Lancellotti y col., «Serum Folate, Vitamin B12 and Cognitive Impairment in Chilean Older Adults», *Public Health Nutrition* 18, 2015, pp. 2600-2608; D. Moorthy y col., «Status of B-12 and B-6 but Not of Folate, Homocysteine, and the Methylenetetrahydrofolate Reductase C677T Polymorphism Are Associated with Impaired Cognition and Depression in Adults», *Journal of Nutrition* 142, 2012, pp. 1554-1560; R. Clarke y col., «Effects of Homocysteine Lowering with B Vitamins on Cognitive Aging: Meta-Analysis of 11 Trials with Cognitive Data on 22,000 Individuals», *American Journal of Clinical Nutrition* 100, 2014, pp. 657-666; y M. S. Morris, «The Role of B Vitamins in Preventing and Treating Cognitive Impairment and Decline», *Advances in Nutrition* 3, 2012, pp. 801-812.

4. **Consumir aceite de pescado rancio:** B. B. Albert y col., «Fish Oil Supplements in New Zealand Are Highly Oxidised and Do Not Meet Label Content of n-3 PUFA», *Scientific Reports* 5, 2014.

5. **Magnesio L-treonato al día:** G. Liu y col., «Efficacy and Safety of MMFS–01, a Synapse Density Enhancer, for Treating Cognitive Impairment in Older Adults: A Randomized, Double-Blind, Placebo-Controlled Trial», *Journal of Alzheimer's Disease* 49, 2016, pp. 971-990. Ver también U. Grober, J. Schmidt y K. Kisters, «Magnesium in Prevention and Therapy», *Nutrients* 7, 2015, pp. 8199-8226.

6. **La doctora Katherine Cox:** K. H. M. Cox, A. Pipingas y A. B. Scholey, «Investigation of the Effects of Solid Lipid Curcumin on Cognition and Mood in a Healthy Older Population», *Journal of Psychopharmacology* 29, 2015, pp. 642-651.

7. **La curcumina reducía los niveles:** S. J. Kim y col., «Curcumin Stimulates Proliferation of Embryonic Neural Progenitor Cells and Neurogenesis in the Adult Hippocampus», *Journal of Biological Chemistry* 283, 2008, pp. 14497-14505. Ver también L. Baum y col., «Six-Month Randomized, Placebo-Controlled, Double-Blind, Pilot Clinical Trial of Curcumin in Patients with Alzheimer Disease», *Journal of Clinical Psychopharmacology* 28, 2008, pp. 110-113; N. Brondino y col., «Curcumin as a

Therapeutic Agent in Dementia: A Mini Systemic Review of Human Studies», *Scientific World Journal* 2014, 2014.; D. Chin y col., «Neuroprotective Properties of Curcumin in Alzheimer's Diseas –Merits and Limitations», *Current Medicinal Chemistry* 20, 2013, pp. 3955-3985; R. A. DiSilvestro y col., «Diverse Effects of a Low Dose Supplement of Lipidated Curcumin in Healthy Middle Aged People», *Nutrition Journal* 11 (2012): 79; y K. G. Gooze y col., «Examining the Potential Clinical Value of Curcumin in the Prevention and Diagnosis of Alzheimer's Disease», *British Journal of Nutrition* 115, 2016, pp. 449-465.

8. **No reveló ninguna mejoría en la memoria:** J. M. Ringman y col., «Oral Curcumin for Alzheimer's Disease: Tolerability and Efficacy in a 24-Week Randomized, Double-Blind, Placebo-Controlled Study», *Alzheimer's Research and Therapy* 4, 2012, p. 43.

9. **Restricción prolongada de calorías:** G. Pani, «Neuroprotective Effects of Dietary Restriction: Evidence and Mechanisms», *Seminars in Cell and Developmental Biology* 40, 2015, pp. 106-114.

10. **Efecto inmediato de tomar resveratrol:** E. L. Wightman y col., «Effects of Resveratrol Alone or in Combination with Piperine on Cerebral Blood Flow Parameters and Cognitive Performance in Human Subjects: A Randomised, Double-Blind, Placebo-Controlled, Cross-Over Investigation», *British Journal of Nutrition* 112, 2014, pp. 2013-2213. Ver también G. M. Pasinetti y col., «Roles of Resveratrol and Other Grape-Derived Polyphenols in Alzheimer's Disease Prevention and Treatment», *Biochimica Biophysica Acta* 1852 (2015): 1202-1208; y A. V. Witte y col., «Effects of Resveratrol on Memory Performance, Hippocampal Function Connectivity, and Glucose Metabolism in Healthy Older Adults», *Journal of Neuroscience* 34, 2014, pp. 7862-7870.

11. **Un pequeño estudio:** R. S. Turner y col., «A Randomised, Double-Blind, Placebo-Controlled Trial of Resveratrol for Alzheimer Disease», *Neurology* 85, 2015, pp. 1383-1391.

12. **De este suplemento:** D. L. Moran y col., «Effects of a Supplement Containing Apoaequorin on Verbal Learning in Older Adults in the Community», *Advances in Mind/Body Medicine* 30, 2016, pp. 4-11.

13. **Coenzima Q10 (CoQ10):** Y. Momiyama, «Serum Coenzyme Q10 Levels as a Predictor of Dementia in a Japanese General Population», *Atherosclerosis* 237, 2014, pp. 433-434; y L. V. Schottlaender y col., «Coenzyme Q10 Levels Are Decreased in the Cerebellum of Multiple-System Atrophy Patients», *PLoS One,* 9 de febrero de 2016, consultado en Internet.

14. **Estudio reciente de pequeño alcance realizado en China:** Y. Y. Zhang, L. Q. Yang y L. M. Geo, «Effect of Phosphatidylserine on Memory in Patients and Rates with Alzheimer's Disease», *Genetics and Molecular Research* 14, 2015, pp. 9325-9333. Ver también M. I. More, U. Freitas y D. Rutenberg, «Positive Effects of Soy Lecithin –Derived Phosphatidylserine Plus Phosphatidic Acid on Memory, Cognition, Daily Functioning, and Mood in Elderly Patients with Alzheimer's Disease and Dementia», *Advances in Therapy* 31, 2014, pp. 1247-1262.

15. **Controversia con la fosfatidilserina:** B. L. Jorissen y col., «The Influence of Soy-Derived Phosphatidylserine on Cognition in Age-Associated Memory Impairment», *Nutrition Neuroscience* 4, 2001, pp. 121-134.

16. **La huperzina A:** J. Y. Jia y col., «Phase I Study on the Pharmacokinetics and Tolerance of ZT-1, a Prodrug of Huperzine A, for the Treatment of Alzheimer's Disease», *Acta Pharmacologia Sinica* 34, 2013, pp. 976-982.

17. **En un estudio aleatorizado, de doce semanas:** Z. Q. Xu y col., «Treatment with Huperzine A Improves Cognition in Vascular Dementia», *Cell Biochemistry and Biophysics* 62, 2012, pp. 55-58.

18. **En una revisión de veinte ensayos:** Yang y col., «Huperzine A for Alzheimer's Disease: A Systematic Review and Meta-Analysis of Randomized Clinical Trials», *PLoS One,* septiembre de 2013, consultado en Internet.

6. Cómo mover tu cuerpo para lograr un Óptimo Cerebro

1. **Hacer ejercicio y la función cerebral:** J. R. Best y col., «Long- Term Effects of Resistance Exercise Training on Cognition and Brain Volume in Older Women», *Journal of the International Neuropsychological Society* 21, 2015, pp. 745-756; R. T. H. Ho y col., «A 3-Arm Randomized Controlled Trial on the Effects of Dance Movement Intervention and Exercises on Elderly with Early Dementia», *BMC Geriatrics* 15, 2015, p. 127; O. Iyalomhe y col., «A Standardized Randomized 6-Month Aerobic Exercise-Training Down-Regulated Pro-Inflammatory Genes, but Up-Regulated Anti- Inflammatory, Neuron Survival and Axon Growth-Related Genes», *Experimental Gerontology* 69, 2015, pp. 159-169; y L. F. Ten Brinke y col., «Aerobic Exercise Increases Hippocampal Volume in Older Women with Probable Mild Cognitive Impairment: A 6-Month Randomized Controlled Trial», *British Journal of Sports Medicine* 49, 2015, pp. 248-254.

2. **En mis investigaciones:** S. C. Masley, R. Roetzheim y T. Gualtieri, «Aerobic Exercise Enhances Cognitive Flexibility», *Journal of Clinical Psychology* 16, 2009, pp. 186-193.

3. **Actividad física diaria:** N. T. Lautenschlager y col., «Effect of Physical Activity on Cognitive Function in Older Adults at Risk for Alzheimer Disease», *JAMA* 300, 2008, pp. 1027-1037.

4. **Hacer ejercicio bombea la sangre:** J. N. Barnes, «Exercise, Cognitive Function and Aging», *Advances in Physiology Education* 39, 2015, pp. 55-62.

5. **Prevenir la pérdida de masa muscular:** J. M. Burns y col., «Lean Mass Is Reduced in Early Alzheimer's Disease and Associated with Brain Atrophy», *Archives of Neurology* 67, 2010, pp. 428-433.

6. **Cómo diversas formas de hacer ejercicio afectaban al tamaño del cerebro:** L. F. Ten Brinke y col., «Aerobic Exercise Increases Hippocampal Volume in Older Women with Probable Mild Cognitive Impairment», *British Journal of Sports Medicine* 49, 2015, pp. 248-254.

7. **Mi base de datos clínicos más recientes:** S. C. Masley y col., «Lifestyle Markers Predict Cognitive Function», *Journal of the American College of Nutrition* 36 (8), 2017, pp. 617-623.

8. **En un estudio realizado en Australia:** M. A. F. Singh y col., «The Study of Mental and Resistance Training (SMART) Study-Resistance Training and/or Cognitive Training in Mild Cognitive Impairment: A Randomized, Double-Blind, Double-Sham Controlled Trial», *JAMDA* 15, 2014, pp. 873-880.

9. **En las investigaciones realizadas en mi clínica:** S. C. Masley, L. V. Masley y T. Gualtieri, «Cardiovascular Biomarkers and Carotid IMT Scores as Predictors of Cognitive Function», *Journal of the American College of Nutrition* 33, 2014, pp. 63-69.

10. **Dos estudios a nivel nacional de gran magnitud:** T. S. Church y col., «Effects of Aerobic and Resistance Training on HgbA1C in Type 2 Diabetics», *JAMA* 304, 2010, pp. 2253-2262; y R. J. Sigal y col., «Effects of Aerobic Training, Resistance Training, or Both on Glycemic Control in Type 2 Diabetes», *Annals of Internal Medicine* 147, 2007, pp. 357-369.

11. **El entrenamiento por intervalos mejora el control del azúcar:** S. M. Madsen y col., «High Intensity Interval Training Improves Glycaemic Control and Pancreatic Beta Cell Function of Type 2 Diabetes Patients», *PLoS One,* 2015, consultado en Internet; y I. Almenning y col., «Effects of High Intensity Interval Training and Strength Training on Metabolic, Cardiovascular, and Hormonal Outcomes in Women with

Polycystic Ovary Syndrome», *PLoS One,* 25 de septiembre de 2015, consultado en Internet.

12. **En un estudio realizado en el Reino Unido:** S. O. Shepherd y col., «Low-Volume, High-Intensity Interval Training in a Gym Setting Improves Cardio-metabolic and Psychological Health», *PLoS One,* 24 de septiembre de 2015, consultado en Internet.

13. **La doctora Teresa Liu-Ambrose:** J. R. Best y col., «Long-Term Effects of Resistance Exercise Training on Cognition and Brain Volume in Older Women», *Journal of International Neuropsychological Society* 21, 2015, pp. 745-756.

14. **El taichí ha demostrado:** M. H. Nguyen y A. Kruse, «A Randomized Controlled Trial of Taichí for Balance, Sleep Quality and Cognitive Performance in Elderly Vietnamese», *Clinical Interventions in Aging* 7, 2012, pp. 185-190.

7. Calma tu cerebro

1. **Quienes tienen insomnio:** J. C. Chen y col., «Sleep Duration, Cognitive Decline, and Dementia Risk in Older Women», *Alzheimer's and Dementia* 12, 2016, pp. 21-33; y K. Yaffe y col., «Connections Between Sleep and Cognition in Older Adults», *Lancet Neurology* 13, 2014, pp. 1017-1028.

2. **La meditación puede bajar:** K. E. Innes y col., «Effects of Meditation Versus Music Listening on Perceived Stress, Mood, Sleep, and Quality of Life in Adults with Early Memory Loss: A Pilot Randomized Controlled Trial», *Journal of Alzheimer's Disease* 52, 2016, pp. 1277-1298; N. Wahbeh, E. Goodrich y B. S. Oken, «Internet Mindfulness Meditation for Cognition and Mood in Older Adults: A Pilot Study», *Alternative Therapies in Health and Medicine* 22, 2016, pp. 44-53; R. E. Wells y col., «Meditation's Impact on Default Mode Network and Hippocampus in Mild Cognitive Impairment: A Pilot Study», *Neuroscience Letters* 556, 2013, pp. 15-19; y M. Pratzlich y col., «Impact of Short-Term Meditation and Expectation on Executive Brain Functions», *Behavioural Brain Research* 297, 2016, pp. 268-276.

8. Protege tu cerebro de las toxinas

1. **Doscientas sustancias químicas:** según un informe de Sanjay Gupta, neurocirujano y corresponsal médico jefe de la CNN.

2. **También se ha demostrado:** O'Connor, «BPA in Cans and Plastic Bottles Linked to Quick Rise in Blood Pressure», *New York Times,* diciembre de 2014.

3. **Excederte en el alcohol:** L. A. Hoffman, A. L. Sklar y S. J. Nixon, «The Effects of Acute Alcohol on Psychomotor, Set-Shifting, and Working Memory Performance in Older Men and Women», *Alcohol* 49, 2015, pp. 185-191; y A. M. Day, «Executive Functioning in Alcohol Use Studies: A Brief Review of Findings and Challenges in Assessment», *Current Drug Abuse Reviews* 8, 2015, pp. 26-40.

4. **La doctora Suzanne de la Monte:** M. Tong y col., «Nitrosamine Exposure Causes Insulin Resistance Diseases: Relevance to Type 2 Diabetes Mellitus, NASH, and Alzheimer's Disease», *Journal of Alzheimer's Disease* 17, 2009, pp. 827-844.

5. **Perjuicio que ocasiona el tabaco:** Yalcin y S. de la Monte, «Tobacco Nitrosamines as Culprits in Disease», *Journal of Physiology and Biochemistry*, 2016, pp. 107-120.

6. **Un residuo del DDT:** Robin Reese, «Potential Risk Factor for Alzheimer's: DDT Exposure», *Emory News Center,* 30 de enero de 2014; y J. R. Richardson y col., «Elevated Serum Pesticide Levels and Risk for Alzheimer Disease», *JAMA Neurology*, 2014, pp. 284-290.

7. **En 2012, mis colaboradores y yo:** S. C. Masley, L. V. Masley y T. Gualtieri, «Effect of Mercury Levels and Seafood Intake on Cognitive Function in Middle-Aged Adults», *Integrative Medicine* 11, 2012, pp. 32-40.

8. **Concentraciones de pesticidas en sangre:** D. H. Lee y col., «Association Between Background Exposure to Organochlorinpesticides and the Risk of Cognitive Impairment», *Environment International* 89-90, 2016, pp. 179-184.

9. **Un estudio realizado en Taiwán:** J. N. Lin y col., «Increased Risk of Dementia in Patients with Acute Organophosphate and Carbamate Poisoning», *Medicine* 94, 2015, p. e1187.

9. Un Óptimo Cerebro (más feliz) para toda la vida

1. **La menopausia y la andropausia:** T. C. Castanho y col., «The Role of Sex and Sex-Related Hormones in Cognition, Mood and Well-Being in Older Men and Women», *Biological Psychology* 103, 2014, pp. 158-166; C. E. Gleason y col., «Effects of Hormone Therapy on Cognition and Mood in Recently Postmenopausal Women: Findings from the Randomized, Controlled KEEPS-Cognitive and Affective Study», *PLoS*

Medicine, 2 de junio de 2015.; Y. Hara, «Estrogen Effects on Cognitive and Synaptic Health over the Lifecourse», *Physiological Reviews* 95, 2015, pp. 785-807; A. McCarrey y S. M. Resnick, «Postmenopausal Hormone Therapy and Cognition», *Hormones and Behavior* 74, 2015, pp. 167-172; H. Pintana, N. Chattipakorn y S. Chattipakorn, «Testosterone Deficiency, Insulin-Resistant Obesity and Cognitive Function», *Metabolic Brain Disorders* 30, 2015, pp. 853-876.

2. **Dos estudios han demostrado:** J. E. Manson y A. M. Kaunitz, «Menopause Management –Getting Clinical Care Back on Track», *New England Journal of Medicine* 374, 2016, pp. 803-806; y H. N. Hodis y col., «Vascular Effects of Early Versus Late Postmenopausal Treatment with Estradiol», *New England Journal of Medicine* 374, 2016, pp. 1221-1231.

3. **El estradiol oral aumenta:** S. Masley, «The Truth About Estrogen Therapy After Menopause», *Healthier Talk,* 14 de abril de 2016.

4. **La terapia de sustitución de testosterona parece:** R. Sharma y col., «Normalization of Testosterone Level Is Associated with Reduced Incidence of Myocardial Infarction and Mortality in Men», *European Heart Journal* 36, 2015, pp. 2706-2715.

5. **Un estudio longitudinal de la Universidad Rush:** K. A. Skarupski y col., «Longitudinal Association of Vitamin B-6, Folate, and Vitamin B-12 with Depressive Symptoms Among Older Adults over Time», *American Journal of Clinical Nutrition* 92, 2010, pp. 330-335.

6. **El investigador alemán:** S. Kühn y col., «Playing Super Mario Induces Structural Brain Plasticity: Gray Matter Changes Resulting from Training with a Commercial Video Game», *Molecular Psychiatry* 19, 2014, pp. 265-271.

7. **Doctora Susanne Jaeggi:** S. M. Jaeggi y col., «The Role of Individual Differences in Cognitive Training and Transfer», *Memory and Cognition* 42, 2014, pp. 464-480.

8. **Los investigadores han descubierto que los adultos que viven en hogares bilingües:** Judith F. Kroll, Susan C. Bobb y Noriko Hoshino, «Two Languages in Mind. Bilingualism as a Tool to Investigate Language, Cognition, and the Brain», *Sage Journals* 23, n.º 3, 2014; D. Perani, J. Abutalebi, «Bilingualism, Dementia, Cognitive and Neural Reserve», *Current Opinion in Neurology* 28, 2015, pp. 618-625; http://www.alzheimers.net/12-11-14-bilingualism-delaysalzheimers/; y http://www.alzheimers.net/2013-11-11/speaking-two languages delays dementia/.

9. **Manualidad o actividad artística:** R. O. Roberts y col., «Risk and Protective Factors for Cognitive Impairment in Persons Aged 85 Years and Older», *Neurology* 84, 2015, pp. 1854-1861.

10. **Un idioma nuevo:** L. C. Lam y col., «Intellectual and Physical Activities, but Not Social Activities, Are Associated with Better Global Cognition: A Multi-Site Evaluation of the Cognition and Life-style Activity Study for Seniors in Asia (CLASSA)», *Age and Ageing* 44, 2015, pp. 835-840.

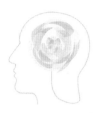

Bibliografía

Allen, M. y col., «Cognitive-Affective Neural Plasticity Following Active-Controlled Mindfulness Intervention», *Journal of Neuroscience* 32, 2012, pp. 15601-15610.

Ballesteros, S. y col., «Maintaining Older Brain Functionality: A Targeted Review», *Neuroscience and Biobehavioral Reviews* 55, 2015, pp. 453-477.

Beilharz, J. E., J. Maniam y M. J. Morris, «Diet-Induced Cognitive Deficits: The Role of Fat and Sugar, Potential Mechanisms and Nutritional Interventions», *Nutrients* 7, 2015, pp. 6719-6738.

Bellavia, A. y col., «Differences in Survival Associated with Processed and with Nonprocessed Red Meat Consumption», *American Journal of Clinical Nutrition* 100, 2014, pp. 924-929.

Beydoun, M. A. y col., «Epidemiologic Studies of Modifiable Factors Associated with Cognition and Dementia: Systemic Review and Meta-Analysis», *BMC Public Health* 14, 2014, pp. 643.

_____ «Dietary Antioxidant Intake and Its Association with Cognitive Function in an Ethnically Diverse Sample of US Adults», *Psychosomatic Medicine* 77, 2015, pp. 68-82.

Clare, L. y col., «The Agewell Trial: A Pilot Randomised Controlled Trial of a Behavior Change Intervention to Promote Healthy Ageing and Reduce Risk of Dementia in Later Life», *BMC Psychiatry* 15, 2015, p. 25.

Cederholm, T. N. Salem, Jr. y Jan Palmblad, «W-3 Fatty Acids in the Prevention of Cognitive Decline in Humans», *Advanced Nutrition* 4, 2013, pp. 672-676.

Cheng, P. F. y col., «Do Soy Isoflavones Improve Cognitive Function in Post-menopausal Women? A Meta-Analysis», *Menopause* 22, 2015, pp. 198-206.

Cooper, C. y col., «Modifiable Predictors of Dementia in Mild Cognitive Impairment: A Systematic Review and Meta-Analysis», *American Journal of Psychiatry* 172, 2015, pp. 323-334.

Cooper, J. K. «Nutrition and the Brain: What Advice Should We Give?», *Neurobiology of Aging* 35, 2014, pp. 579-583.

Creegan, R. y col., «Diet, Nutrients and Metabolism: Cogs in the Wheel Driving Alzheimer's Disease Pathology?», *British Journal of Nutrition* 113, 2015, pp. 1499-1517.

De la Monte, S. M. y col., «Epidemiological Trends Strongly Suggest Exposures as Etiologic Agents in the Pathogenesis of Sporadic Alzheimer's Disease, Diabetes Mellitus, and Non-Alcoholic Steatohepatitis», *Journal of Alzheimer's Disease* 17, 2009, pp. 519-529.

De la Monte, S. M. y M. Tong, «Brain Metabolic Dysfunction at the Core of Alzheimer's Disease», *Biochemical Pharmacology* 88, 2014, pp. 548-559.

Eshkoor, S. A., «Mild Cognitive Impairment and Its Management in Older People», *Clinical Interventions in Aging* 10, 2015, pp. 687-693.

Galasko, D. R. y col., «Antioxidants for Alzheimer's Disease. A Randomized Clinical Trial with Cerebrospinal Fluid Biomarker Measures», *Archives of Neurology* 69, 2012, pp. 836-841.

Gano, L. B., M. Patel y J. M. Rho, «Ketogenic Diets, Mitochondria, and Neurological Diseases», *Journal of Lipid Research* 55, 2014, pp. 2211-2228.

Gil, S. S. y D. Seitz, «Lifestyles and Cognitive Health, What Older Individuals Can Do to Optimize Cognitive Outcomes», *Journal of the American Medical Association* 314, 2015, pp. 774-775.

Gillette-Guyonnet, S., M. Secher y B. Vellas, «Nutrition and Neurodegeneration: Epidemiological Evidence and Challenges for Future Research», *British Journal of Clinical Pharmacology* 75, 2013, pp. 738-755.

Gleason, C. E. y col., «Cognitive Effects of Soy Isoflavones in Patients with Alzheimer's Disease», *Journal of Alzheimer's Disease* 47, 2015, pp. 1009-1019.

Guyot, E. y col., «Evidence of a Cumulative Effect of Cardiometabolic Disorders at Midlife and Subsequent Cognitive Function», *Age and Ageing* 44, 2015, pp. 648-654.

Harcombe, Z. y col., «Evidence from Randomised Controlled Trials Did Not Support the Introduction of Dietary Fat Guidelines in 1977 and 1983: A Systematic Review and Meta-Analysis», *Open Heart* 2, 2015.

Hazzouri, A. Z. A. y K. Yaffe, «Arterial Stiffness and Cognitive Function in the Elderly», *Journal of Alzheimer's Disease* 42, 2014, pp. s503-s514.

Hermanussen, M., «Stature of Early Europeans», *Hormones* 175, 2003, pp. 175-178.

Hermida, A. P. y col., «The Association Between Late-Life Depression, Mild Cognitive Impairment and Dementia: Is Inflammation the Missing Link?», *Expert Review of Neurotherapeutics* 12, 2012, pp. 1339-1350.

Howes, M. J. R. y M. S. J. Simmonds, «The Role of Phytochemicals as Micronutrients in Health and Disease», *Current Opinion* 17, 2014, pp. 558-566.

Jiao, J. y col., «Effect of n-3 PUFA Supplementation on Cognitive Function Throughout the Life Span from Infancy to Old Age: A Systematic Review and Meta-Analysis of Randomized Controlled Trials», *American Journal of Clinical Nutrition* 100, 2014, pp. 1422-1436.

Kantor, E. D. y col., «Lifestyle Factors and Inflammation: Associations by Body Mass Index», *PloS One,* 2 de julio de 2013.

Kean, R. J. y col., «Chronic Consumption of Flavanone-Rich Orange Juice Is Associated with Cognitive Benefits: An 8-Week, Randomized, Double-Blind, Placebo-Controlled Trial in Healthy Older Adults», *American Journal of Clinical Nutrition* 101, 2015, pp. 506-514.

Kelly, J. y col., «Effects of Short-Term Dietary Nitrate Supplementation on Blood Pressure, O2 Uptake Kinetics, and Muscle and Cognitive Function in Older Adults», *American Journal of Physiology-Regulatory, Integrative and Comparative Physiology* 304, 2013, pp. 73-83.

Kesse-Guyot, E., L. Fezeu, C. Jeandel y col., «French Adults' Cognitive Performance After Daily Supplementation with Antioxidant Vitamins and Minerals at Nutritional Doses: A Post Hhoc Analysis of the Supplementation in Vitamins and Mineral Antioxidants (SU.VI.MAX) Trial», *American Journal of Clinical Nutrition* 94, 2011, pp. 892-899.

Kim, D. H., y col., «Seafood Types and Age-Related Cognitive Decline in the Women's Health Study», *Journals of Gerontology. Series A, Biological Sciences and Medical Sciences* 68, 2013, pp. 1255-1262.

Knopman, D. S., «Go to the Head of the Class to Avoid Vascular Dementia and Skip Diabetes and Obesity», *Neurology* 71, 2008, pp. 1046-1047.

Langa, K. M., y col., «A Comparison of the Prevalence of Dementia in the United States in 2000 and 2012», *JAMA Internal Medicine* 177, 2016, pp. 51-58.

Langa, K. M. y D. A. Levine, «The Diagnosis and Management of Mild Cognitive Impairment: A Clinical Review», *JAMA* 312, 2014, pp. 2551-2661.

Lara, J. y col., «A Proposed Panel of Biomarkers of Healthy Ageing», *BMC Medicine* 13, 2015, pp. 222.

Lau, F. C., B. Shukitt-Hale y J. A. Joseph, «Nutritional Intervention in Brain Aging: Reducing the Effect», *Sub-Cellular Biochemistry* 42, 2007, pp. 299-318.

Lautenschlager, N. T. y O. P. Almeida, «Physical Activity and Cognition in Old Age», *Current Opinion in Psychiatry* 19, 2006, pp. 190-193.

Lavialle, M. y col., «An (n-3) Polyunsaturated Fatty Acid-Deficient Diet Disturbs Daily Locomotor Activity, Melatonin Rhythm, and Striatal Dopamine in Syrian Hamsters», *Journal of Nutrition* 138, 2008, pp. 1719-1724.

Lin, F. y col., «Fatigability Disrupts Cognitive Processes' Regulation of Inflammatory Reactivity in Old Age», *American Journal of Geriatric Psychiatry* 22, 2014, pp. 1544-1554.

Lomagno, K. A., y col., «Increasing Iron and Zinc in Pre-Menopausal Women and Its Effects on Mood and Cognition: A Systematic Review», *Nutrients* 6, 2014, pp. 5117-5141.

Magrone, T., G. Marzulli y E. Jirillo, «Immunopathogenesis of Neurodegenerative Diseases: Current Therapeutic Models of Neuroprotection with Special Reference to Natural Products», *Current Pharmaceutical Design* 18, 2012, pp. 34-42.

McCaddon, A. y J. W. Miller, «Assessing the Association Between Homocysteine and Cognition: Reflections on Bradford Hill, Meta- Analyses, and Causality», *Nutrition Reviews* 73, 2015, pp. 723-735.

McNeill, G. y col., «Effect of Multivitamin and Multimineral Supplementation on Cognitive Function in Men and Women Aged 65 Years and Over: A Randomised Controlled Trial», *Nutrition Journal* 6, 2007, p. 10.

Millan, M. J., «The Epigenetic Dimension of Alzheimer's Disease: Causal, Consequence, or Curiosity?», *Dialogues in Clinical Neuroscience* 16, 2014, pp. 373-393.

Morris, M. C. y col., «Association of Seafood Consumption, Brain Mercury Level, and APOE e4 Status with Brain Neuropathology in Older Adults», *JAMA* 315, 2016, pp. 489-497.

Na, L. y col., «Mangiferin Supplementation Improves Serum Lipid Profiles in Overweight Patients with Hyperlipidemia: A Double-Blind Randomized Controlled Trial», *Scientific Reports* 5, 2015.

Newport, M. T. y col., «A New Way to Produce Hyperketonemia: Use of Ketone Ester in a Case of Alzheimer's», *Alzheimer's and Dementia* 11, 2015, pp. 99-103.

Nilsson, A. y col., «A Diet Based on Multiple Functional Concepts Improves Cognitive Performance in Healthy Subjects», *Nutrition and Metabolism* 10, 2013, p. 49.

Philip, D. y col., «Dihydrofolate Reductase 19-bp Deletion Polymorphism Modifies the Association of Folate Status with Memory in a Cross-Sectional Multi-Ethnic Study of Adults», *American Journal of Clinical Nutrition* 109, 2015, pp. 1279-1288.

Pinto, C. y A. Subramanyam, «Mild Cognitive Impairment: The Dilemma», *Indian Journal of Psychiatry* 51, 2009, pp. s44-s51.

Presse, N. y col., «Vitamin K Status and Cognitive Function in Healthy Older Adults», *Neurobiology of Aging* 34, 2013, pp. 2777-2783.

Raji, C. A. y col., «Hot Topics in Research: Preventative Neuroradiology in Brain Aging and Cognitive Decline», *American Journal of Neuradiology* 36, 2015, pp. 1803-1809.

Reitz, C. «Genetic Diagnosis and Prognosis of Alzheimer's Disease: Challenges and Opportunities», *Expert Review of Molecular Diagnosis* 15, 2015, pp. 339-348.

Roberts, R. O. y col., «Risk and Protective Factors for Cognitive Impairment in Persons Aged 85 Years and Older», *Neurology* 84, 2015, pp. 1854-1861.

Rodakowski, J. y col., «Non-Pharmacological Interventions for Adults with Mild Cognitive Impairment and Early Stage Dementia: An Updated Scoping Review», *Molecular Aspects of Medicine* 43-44, 2015, pp. 38-53.

Sadehi, A. y col., «The Effect of Diabetes Mellitus on Apoptosis in Hippocampus: Cellular and Molecular», *International Journal of Preventive Medicine* 7, 2016, pp. 57.

Sartori, A. C. y col., «The Impact of Inflammation on Cognitive Function in Older Adults: Implications for Health Care Practice and Research», *Journal of Neuroscience Nursing* 444, 2012, pp. 206-217.

Shah, S. H. y col., «Branched-Chain Amino Acid Levels Are Associated with Improvement in Insulin Resistance with Weight Loss», *Diabetologia* 55, 2012, pp. 321-330.

Shepard, K. W. y C. L. Cheatham, «Executive Functions and the w-6-to-w-3 Fatty Acid Ratio: A Cross-Sectional Study», *American Journal of Clinical Nutrition* 105, 2017, pp. 32-41.

Shinto, L. y col., «A Randomized Placebo-Controlled Pilot Trial of Omega 3 Fatty Acids and Alpha Lipoic Acid in Alzheimer's Disease», *Journal of Alzheimer's Disease* 38, 2014.

Sink, K. M. y col., «Effect of a 24-Month Physical Activity Intervention vs Health Education on Cognitive Outcomes in Sedentary Older Adults», *JAMA* 314, 2015, pp. 781-790.

Smit, R. A. J. y col., «Higher Visit-to-Visit Low-Density Lipoprotein Cholesterol Variability Is Associated with Lower Cognitive Performance, Lower Cerebral Brain Flow, and Greater White Matter Hyperintensity Load in Older Subjects», *Circulation* 134, 2016.

Taniguchi, Y. y col., «Nutritional Biomarkers and Subsequent Cognitive Decline Among Community-Dwelling Older Japanese: A Prospective Study», *Journals of Gerontology, Series A: Biological Sciences and Medical Sciences* 69, 2014, pp. 1276-1283.

Torres, S. J. y col., «Dietary Patterns Are Associated with Cognition Among Older People with Mild Cognitive Impairment», *Nutrients* 4, 2012, pp. 1542-1551.

Traba, J. y col., «Fasting and Refeeding Differentially Regulate NLRP3 Inflammasome Activation in Human Subjects», *Journal of Clinical Investigation* 125, 2015, pp. 4592-4600.

Van de Rest, O. y col., «Dietary Patterns, Cognitive Decline, and Dementia: A Systematic Review», *Advances in Nutrition* 6, 2015, pp. 154-168.

Vega, J. N. y P. A. Newhouse, «Mild Cognitive Impairment: Diagnosis, Longitudinal Course, and Emerging Treatments», *Current Psychiatry Reports* 16, 2014, pp. 490.

Xu, R. B. y col., «Longitudinal Association Between Fasting Blood Glucose Concentrations and First Stroke in Hypertensive Adults in China: Effect of Folic Acid Intervention», *American Journal of Clinical Nutrition* (en la prensa).

Yin, Y., Y. Fan, Y. Lin y col., «Nutrient Biomarkers and Vascular Risk Factors in Subtypes of Mild Cognitive Impairment: A Cross-Sectional Study», *Journal of Nutrition, Health, and Aging* 19, 2015, pp. 39-47.

Zhu, N. y col., «Cognitive Function in a Middle-Aged Cohort Is Related to Higher Quality Dietary Pattern 5 and 25 Years Earlier: The Cardia Study», *Journal of Nutrition, Health, and Aging* 19, 2015, pp. 33-38.

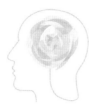

Índice de recetas

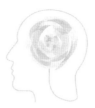

Índice temático

C